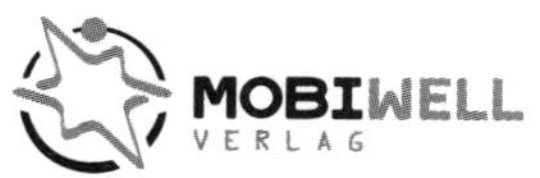
MOBIWELL
VERLAG

Wie die Rückkehr der Theorie über den Stoffwechsel der Tumoren vielversprechende Wege zur Heilung aufzeigt

PARADIGMENWANDEL

DAS NEUE VERSTÄNDNIS VON KREBS NACH HUNDERT JAHREN FORSCHUNG

Travis Christofferson

Travis Christofferson
Paradigmenwandel:
Das neue Verständnis von Krebs nach hundert Jahren Forschung.

Deutsche Erstausgabe, 2016

Übersetzung: Alexandra Kühn, Markus Lebmann
Layout: Inna Kralovyetts
Korrektur: Dorothee Kremer

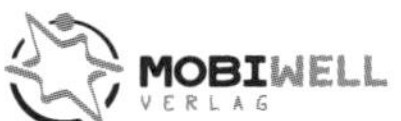

service@mobiwell.com

Titel der Originalausgabe:
„Tripping Over the Truth: The Return of the Metabolic Theory of Cancer
Illuminates a New and Hopeful Path to a Cure“

ISBN: 978-3-944887-31-9

Haftungsausschluss des Verlags

Die in diesem Buch beschriebenen Methoden und Hinweise beruhen auf den Erfahrungen und der Ausbildung des Autors sowie auf den wissenschaftlichen Informationen, wie sie dem aktuellen Stand entsprechen.
Ausgesprochene Empfehlungen sollen keinesfalls als Ersatz für eine sorgfältige ärztliche Untersuchung oder eine Behandlung durch qualifizierte, zugelassene Gesundheitsexperten gelten. Autor und Herausgeber sprechen sich nicht dafür aus, Ihre aktuelle Medikation oder Einnahme von Ergänzungsmitteln zu ändern oder zusätzliche Medikamente oder Ergänzungsmittel anzuwenden, ohne einen Arzt zu Rate zu ziehen. Autor und Herausgeber schließen insbesondere jedwede Haftung aus, die direkt oder indirekt durch den Gebrauch der Informationen in diesem Buch entstehen könnte.

DANKSAGUNG

Tom Seyfried, Pete Pedersen, Young Ko und Dominic D'Agostino: Ich danke euch für eure Großherzigkeit, für euren Mut, eure schöpferischen Gedanken und nicht zuletzt für eure Leidenschaft und Beharrlichkeit.

Als ich meine Frau darum bat, das vorliegende Buch zu lesen, antwortete sie: „Das muss ich gar nicht mehr, ich habe das Buch gelebt." Und so danke ich dir dafür, dass du das Buch gelebt hast, Schatz.

Bei meinen zauberhaften Kindern bedanke ich mich dafür, dass sie genauso sind, wie sie sind. Dass das Prinzip, das dem Leben innewohnt, Atome aus den entlegensten Winkeln unseres Planeten dazu veranlasste, sich zusammenzutun und kleine Menschen wie euch zu formen, die staunen und nachdenken können und einen wunderbaren Sinn für Humor haben – noch dazu, ohne dass ich viel dazu beitragen musste –, erscheint mir nach wie vor verwirrend.

Meiner Lektorin Betty Kelly Sargent danke ich dafür, dass sie dem Buch so gewandt und behutsam den letzten Schliff gegeben hat.

Meinen reizenden Nichten, meiner Schwägerin und Henry, meinem schelmischen Neffen, danke ich.

Meine Eltern, ich liebe euch.

Meinem Freund Joe Pfeiffer rechne ich hoch an, dass er sich stets die Zeit nahm, sich mit mir im Independent Ale House zu treffen und dass ich ihn nach den langen Tagen der Niederschrift dieses Buches bei einem Bier zutexten durfte.

Sowohl der Forscher selbst als auch der Autor von Sachliteratur stützt sich auf die Leistung anderer Menschen. Die Wissenschaftsgeschichte gleicht einem Gebäude, das ständig erweitert wird: Forscher reißen ganze Wände nieder, bauen Räume an oder gießen neue Fundamente. Von Zeit zu Zeit lassen sich Sachbuchautoren blicken und arrangieren die Innenausstattung neu. Diesen „Baumeistern" spreche ich meinen tiefsten Dank aus: Tom Seyfried („Cancer as a Metabolic Disease. On the Origin, Management, and Prevention of Cancer"), Pete Pedersen für seine lebenslange Forschungsarbeit, Young Ko für ihren unermüdlichen Einsatz, Bert Vogelstein und Charles Swanton für ihre herausragende Arbeit, ihre Publikationen und die Bereitschaft, mir etwas von ihrer kostbaren Zeit zu schenken. Was die Raumgestalter betrifft, so danke ich Siddhartha Mukherjee für sein Meisterwerk „Der König aller Krankheiten“: Mehr als jeder andere haben sie die Worte geprägt, die die Krebskrankheit einfangen.

Bei Robert Bazell bedanke ich mich für sein wunderbares Buch „HER-2“ und bei Clifton Leaf für sein unglaublich aufschlussreiches Werk „The Truth in Small Doses“ sowie für seine Ratschläge und freundliche Ermunterung. Ihr seid einfach großartig. Aus den genannten Werken habe ich mich reichlich bedient. Es erschien mir albern, all die Geschichten, denen sich diese großartigen Autoren gewidmet hatten, neu zu erzählen – besonders deshalb, weil sie besser geschildert waren, als ich es jemals zustande brächte –, aber um des chronologischen Aufbaus dieses Buches willen hatte ich keine andere Wahl.

Ich danke Ilona McClintick für ihre unverzichtbaren Ratschläge und George Yu dafür, dass er „an mich geglaubt hat“.

Ihnen, Harrie Verhoeven, danke ich dafür, dass ich die Geschichte von Yvars tapferem Kampf gegen den Krebs aufgreifen durfte. Ich hoffe, sie trägt dazu bei, das Leben anderer zu retten.

An jeden bei Greens: Ich liebe euch, Leute. Danke an Ed und Lisa Engler, Gay Whalin und Alisha Butterfield für das Korrekturlesen einzelner Abschnitte.

Mein besonderer Dank geht an Robb Wolf, der die ganze Sache ins Rollen gebracht hat.

Und schließlich an Brady Christofferson dafür, dass er für mich Geschäftspartner, Herausgeber, Psychologe, Freund und – bevor ich es vergesse – Bruder ist.

Für Blu

Niemals aber kann die Wahrheit einer Theorie erwiesen werden. Denn niemals weiß man, daß auch in Zukunft keine Erfahrung bekannt werden wird, die ihren Folgerungen widerspricht.

– Albert Einstein, 1919

Inhaltsverzeichnis

ANSTELLE EINES VORWORTS

Es gibt nicht viele Wörter, die uns so unter die Haut gehen wie das Wort *Krebs*. Forscher sehen in der Krankheit ein Rätsel, das es noch zu lösen gilt; einen grausamen Killer und einen begnadeten Entfesselungskünstler. Für alle, die bislang verschont geblieben sind, ist sie eine Abstraktion – furchterregend zwar, aber fern. Viele Menschen verfügen über persönliche Erfahrungen mit Krebserkrankungen. Manchmal sind es Geschichten mit glücklichem Ausgang, häufig steht jedoch der Kampf gegen einen Feind im Mittelpunkt, der sich als allzu erbarmungslos erweist, zu gerissen und unnachgiebig, als dass er zurückgedrängt werden könnte. Selbst heute noch ist der vielleicht furchteinflößendste Wesenszug einer *Krebserkrankung* eine alles durchdringende Hilflosigkeit. Wir alle wissen, dass der Krebs wahrscheinlich siegen wird, wenn er nur will.

Die Geschichte der Menschheit handelt von der Eroberung der Natur – davon, wie es uns gelungen ist, die Versorgung mit Nahrung und Wasser sicherzustellen, uns zu schützen und Krankheiten zu bekämpfen. Wir ersinnen Strategien, um gegen unsere Hilflosigkeit vorzugehen. Erst in letzter Zeit sind wir darin richtig gut geworden. In den Tagen, als unsere Vorfahren Höhlen bewohnten, aber auch noch während der gesamten Bronze- und Eisenzeit, war es schon viel, wenn der Mensch seinen 20. Geburtstag erleben durfte. Die Römer vermochten die Lebenserwartung lediglich dem vollendeten dritten Lebensjahrzehnt anzunähern. Noch Anfang des 20. Jahrhunderts wurden die Menschen im Durchschnitt nur an die 31 Jahre alt. In der Zeit allerdings, die seither vergangen ist – in lediglich einem Jahrhundert –, hat sich die durchschnittliche Lebenserwartung weltweit mehr als verdoppelt. Ein erwachsener Mann, der in die westliche Welt hineingeboren wurde, kann heutzutage damit rechnen, ein Alter von ungefähr 76 Jahren zu erreichen, eine Frau sogar 81. Weltweit wird der Mensch im Mittel etwa 67 Jahre alt.

Dass Infektionskrankheiten ihre unheilvollen Kräfte bündelten, reichte bereits aus, um die Lebenserwartung während der längsten Zeiträume in unserer Vergangenheit abgrundtief niedrig zu halten. Als Louis Pasteur die Welt damit konfrontierte, dass es unsichtbare, absonderliche, winzige Lebensformen gibt, die rund um uns herum auf der Lauer liegen und im Schmutz der Großstadt gedeihen können, den die industrielle Revolution hervorgebracht hatte, war Sauberkeit das Gebot der Stunde. Später wurden Impfstoffe entwickelt, und die wundersame Wirkung der Antibiotika folgte auf dem Fuße: „Stoffe, die Taten vollbringen, die jedwede medizinische Erwartungshaltung übertreffen“[1], wie der Nobelpreisträger Peyton Rous es elegant ausdrückte. Schritt für Schritt drängten wir die Kräfte zurück, die uns daran hinderten, unsere natürliche Lebensspanne zu verwirklichen.

Unser Drang, die Fesseln der Natur zu sprengen, ist derart ausgeprägt, dass inzwischen sogar das Überschreiten dieser natürlichen Lebenserwartung möglich erscheint. Mehr und mehr Menschen glauben heute, dass das Altern, laut dem Gerontologen Leonard Hayflick ein „Produkt der Zivilisation“[2], nicht der unvermeidliche Prozess sei, als der er immer gegolten hat. Irgendwann werde man es formen, hinausschieben oder zur Gänze abschalten können. Diese verheißungsvolle Möglichkeit ließ das Altern ins Fadenkreuz einer einfallsreichen neuen Sekte von Molekularbiologen geraten, die keine Grenzen des Erreichbaren anerkennt. Die einzigartige Sehnsucht des Menschen danach, den Jungbrunnen zu entdecken und unsterblich zu sein, scheint nun in greifbarer Nähe. Es ist nur mehr eine Frage der Zeit. Wenn wir ethische oder moralische Bedenken fahren lassen, ist alles keine Zauberei. Es handelt sich bloß um ein weiteres technisches Projekt, vergleichbar mit der Mondlandung. Im wahrsten Sinne des Wortes ist es nur mehr eine Frage der Zeit. Stammzellen, diese wundersamen Funken, die das Feuer der Jugend entzünden, können so manipuliert werden, dass sie Gewebe bilden oder sogar vollständige Organe, um unsere Körperteile zu ersetzen, wenn wir sie abgenutzt haben. Gene könnten in Zukunft optimiert, eingeschaltet und ausgeschaltet werden, sodass wir auf ewige Jugend programmiert sind. Sogar Google träumt mit. Kürzlich wurde das Unternehmen California Life Company (CALICO) gegründet, dessen verkündetes Ziel es ist, die Leistung von Superrechnern zu nutzen, um „das Altern zu bekämpfen und das Problem des Todes aus der Welt zu schaffen“.

Einzig und allein die unbequeme Tatsache, dass es so etwas wie Krebs gibt, steht unserem euphorischen Marsch in Richtung Unsterblichkeit noch im Wege. Krebs ist mit nichts vergleichbar, er ist unser leidenschaftlichster, verwirrendster, wandlungsfähigster und verheerendster Feind. Die Zahlen lügen nicht. In diesem Jahr werden fast 600.000 US-Amerikaner an Krebs sterben. Jeder zweite Mann und eine von drei Frauen wird im Laufe des Lebens mit der Diagnose Krebs konfrontiert werden. Den schöngefärbten Verlautbarungen von Versicherungsmathematikern der Regierung zum Trotz ist die Sterberate bei Krebs heute noch dieselbe wie in den 1950er Jahren. Wir scheinen seinen flüchtigen Panzer einfach nicht durchschlagen zu können, und es liegt beileibe nicht daran, dass wir es nicht versuchen. Die National Institutes of Health (NIH) pulvern mehr Geld in die Krebsforschung als in die Erforschung jeder anderen Krankheit. Ganz zu schweigen davon, dass sich jedes größere Pharmaunternehmen weltweit damit beschäftigt.

Dieses Buch zeichnet meine Entdeckungsreise nach, die der Frage gewidmet war, warum erfolgversprechende Krebstherapien nach wie vor so schwer zu entwickeln sind. Warum treten wir auf der Stelle, wenn es darum geht, Krebs zu behandeln, obwohl wir in einem Jahrhundert des atemberaubenden Fortschritts leben und das Wort *Unsterblichkeit* tatsächlich ernst genommen wird? Die Strahlentherapie, nach wie vor eine der häufigsten Behandlungsmethoden, wurde vor mehr als einem Jahrhundert eingeführt, als Pferdekutschen die Straßen bevölkerten.

Es gibt keinen Mangel an Ideen, um diesen Stillstand zu erklären. Manche vertreten die Meinung, dass das kollektive Versagen von akademischer Welt, Regierung und Industrie ein kulturelles Klima hervorgebracht habe, das Risiken scheut und zu Engstirnigkeit ermutigt. Andere wiederum glauben, dass einfach nicht genügend Forschungsgelder zur Verfügung stünden. Und dann gibt es noch die Ansicht, die Probleme spiegelten die Komplexität der Krankheit an sich wider. Der Krebs ließe sich einfach nicht so leicht in die Karten blicken.

Ich habe versucht, die Antwort auf diese Frage dort zu finden, wo andere nicht gesucht haben – an einem Ort, der abgeschirmt ist durch einen Glassturz aus Dogmen, ausgeprägtem Gruppendenken und institutioneller Trägheit. Es kann gut sein, dass der Grund für den kümmerlichen Fortschritt viel tiefer wurzelt, als wir gedacht haben. Vielleicht ist er fundamental und dazu angetan, unser wissenschaftliches Grundwissen über die Ursache der Krankheit zu erschüttern. Handelt es sich gar um ein Motiv, das untrennbar mit der Wissenschaft verbunden ist? Wer es auch nur in den Mund nimmt, macht sich der Häresie schuldig. Wer es offen ausspricht, erntet Spott und Hohn, wird entlassen und zieht unverhohlenen Zorn auf sich. Aber raus muss es doch: Ist es möglich, dass wir uns geirrt haben? Ist es vorstellbar, dass Krebs gar keine genetische Krankheit ist? Könnte es sein, dass wir drauf und dran sind, den „Krieg gegen den Krebs“ zu verlieren, weil die Forscher einem grundverkehrten wissenschaftlichen Paradigma huldigen und Krebs keine Krankheit ist, die durch beschädigte DNS verursacht wird, sondern vielmehr durch einen beeinträchtigten Stoffwechsel?

Zugegeben, das ist nicht auf meinem Mist gewachsen. Vor ein paar Jahren bin ich in einem Werk mit dem Titel „Cancer as a Metabolic Disease. On the Origin, Management, and Prevention of Cancer“ zufällig auf diese Vorstellung gestoßen. Dr. Thomas Seyfried, der Autor dieses Buches, ist selbstbewusst, mutig, offenherzig und überaus klug. Dennoch stammt die Behauptung, Krebs sei eine Stoffwechselkrankheit, auch nicht von Seyfried, sondern wurde im Jahr 1924 von dem bemerkenswerten deutschen Biochemiker Otto Warburg formuliert, fristete aber für den Rest des Jahrhunderts ein Dasein als Fußnote in den Überblicksartikeln zum Thema Krebs. Weil niemals eine kritische Masse an Unterstützern erreicht wurde, galt die Theorie bald als wunderliche Ansicht eines Außenseiters. Bis zu den 1960er Jahren war sie beinahe vollkommen in Vergessenheit geraten. Als Warburg1970 starb, hätte er seine in die Jahre gekommene Theorie um ein Haar mit ins Grab genommen. Aber Ideen können überdauern und sogar – wie in Warburgs Fall – zu neuem Leben erweckt werden. Wäre Peter („Pete“) Pedersen von der medizinischen Fakultät der Johns Hopkins Universität allerdings nicht auf Warburgs Hypothese gestoßen und hätte er sie darüber hinaus nicht wieder systematisch aufgepäppelt, wäre das endgültige Vergessen wohl unausweichlich gewesen. Pedersen stand in den 70er und 80er Jahren des vorigen Jahrhunderts mit seiner Überzeugung, dass Warburg richtig gelegen habe, ganz allein da.

Otto Warburg hatte folgende Beobachtung gemacht: Krebszellen bedienen sich einer ungewöhnlichen Methode der Energiegewinnung. Sie stutzen die Umwandlung von Glukose (Traubenzucker) in Energie für ihre Zwecke zurecht. Dabei verlassen sie sich nicht auf den effizienten Vorgang der Energieerzeugung durch Atmungsvorgänge, bei denen Sauerstoff benutzt wird, sondern auf einen altertümlichen und höchst ineffizienten Stoffwechselweg, der als Gärung bekannt ist. Im späteren Verlauf seiner Karriere argumentierte Warburg, dass dies die wahre Ursache von Krebserkrankungen sei. Die Fähigkeit, durch oxidative Stoffwechselprozesse Energie zu erzeugen, sei beeinträchtigt und so gingen die Zellen zur Gärung über. Er sagte: „Krebs zeichnet sich vor allen anderen Krankheiten dadurch aus, dass es unzählig viele Krebsursachen gibt … Aber auch für den Krebs gibt es nur eine einzige letzte Ursache. Man ist in der angenehmen Lage, dass man in wenigen Worten zusammenfassend sagen kann, was die letzte Ursache des Krebses ist. Die letzte Ursache des Krebses ist der Ersatz der Sauerstoffatmung der Körperzellen durch eine Gärung."[3]

Im Sommer 2012 veröffentlichte Seyfried sein Buch und machte damit die Öffentlichkeit mit seinen Ideen bekannt. Indem er Warburgs Hypothese ausbaute (und auch auf Pedersens Werk aufbauen konnte), bemerkte Seyfried, dass Krebszellen durchweg eine Beeinträchtigung eines Zellorganells aufwiesen, das als *Mitochondrium* – oder, wenn es sich um mehrere davon handelt, als *Mitochondrien* – bezeichnet wird. In jeder tierischen Zelle, und somit auch in jeder menschlichen, befinden sich normalerweise 1.000 bis 2.000 dieser Organellen. Mitochondrien werden oft als Kraftwerke der Zelle bezeichnet. Sie erzeugen Energie, indem sie Sauerstoffatmung betreiben, um dem Körper auf diese Weise mit dem Kraftstoff zu versorgen, den er benötigt, um zu funktionieren (weiter unten werde ich zeigen, wodurch Mitochondrien beschädigt werden). Die beeinträchtigten Mitochondrien sind nicht in der Lage, genügend Energie für das Überleben der Zelle bereitzustellen und senden Notsignale an den Zellkern aus, sie wählen praktisch die Nummer 112 und bitten darum, Notstromaggregate zu aktivieren. Wenn dieser Notruf einmal getätigt ist und die DNS reagiert hat, ändert sich das gesamte Erscheinungsbild der Zelle. Von nun an weist sie die charakteristischen Eigenschaften einer Krebszelle auf: unkontrolliertes Wachstum, genomische Instabilität (eine erhöhte Wahrscheinlichkeit für Mutationen), Verhinderung des programmierten Zelltods usw. Wahrscheinlich handelt es sich dabei um eine altertümliche Strategie, die sich entwickelte, damit sich Zellen bei vorübergehender Sauerstoffknappheit versorgen konnten. Solche Bedingungen waren zweifellos keine Seltenheit, als sich die ersten Zellen auf unserem Planeten hin zu höherer Komplexität entwickelten – es handelt sich also um einen archaischen Überlebensmechanismus, um ein Überbleibsel unserer evolutionären Vergangenheit. Betrachten wir die Chronologie der Ereignisse im Zeitraffer: Am Anfang stehen Schäden an den Mitochondrien, dann folgt genomische Instabilität, und schließlich kommt es zu Mutationen. Seyfried zufolge läuft alles darauf hinaus, dass die Mutationen in der DNS, die die Krebserkrankung vermeintlich auslösen und steuern, nur eine Begleiterscheinung sind, die die Forscher auf eine jahrzehntelange, viele Milliarden Dollar verzehrende Odyssee geschickt hat. Das ist eine kühne Behauptung, und die Krebsforscher widersprechen Seyfrieds These mehrheitlich. Aber in der Geschichte gibt es nicht wenige Beispiele dafür, dass die Menschheit ausgerechnet in den wichtigen Angelegenheiten für lange Zeit grundfalsch lag.

Denken wir nur an Dr. Barry Marshall, der von der medizinischen Gemeinschaft als Scharlatan gebrandmarkt wurde, weil er behauptete, dass nicht Stress – der allgemein anerkannte, wenn auch schwer durchschaubare Übeltäter – Magengeschwüre verursachen würde, sondern eine unbekannte Bakterienart. Der medizinischen Lehrmeinung zufolge waren Mikroben im sauren Milieu des Magens einfach nicht überlebensfähig. Sobald Marshall davon überzeugt war, das schwer fassbare Bakterium isoliert zu haben, kultivierte er es unbeirrt, bis er einen randvollen Erlenmeyerkolben mit einer trüben Flüssigkeit erhielt, in der sich Milliarden Bakterienzellen tummelten. In einem Akt der Verzweiflung tat er dann, was ihm unumgänglich erschien, um seine Behauptung zu beweisen: Er trank von der Brühe. Das Auftreten des Geschwürs, das sich daraufhin in seinem Magen entwickelte, dokumentierte Marshall in einer medizinischen Fachzeitschrift, wodurch er dem Establishment zweifelsfrei bewies, dass ein Bakterium (als *Helicobacter pylori* bestimmt) Geschwüre verursachen kann. Marshall, der aufgrund seiner befremdlich anmutenden Ansichten lächerlich gemacht worden war, wurde daraufhin mit dem Nobelpreis ausgezeichnet.

Ohne Zweifel ist die überwiegende Mehrheit der Krebsforscher nach wie vor der Ansicht, dass die Ursache für die Krebsentstehung längst geklärt und dieses Kapitel abgeschlossen sei. Ich habe vor, in der Folge zu zeigen, wie ein einzelnes Experiment aus dem Jahr 1976 mehrere Beweislinien zu einer großen einheitlichen Theorie der Karzinogenese durch Mutationen der DNS zusammenführen konnte. Diese somatische Mutationstheorie der Krebsentstehung (SMT) fand allgemeine Anerkennung. Ein weltweites Aha-Erlebnis war die Folge. Man prostete sich zu und klopfte einander auf die Schultern. Nobelpreise wurden vergeben. Der „Krieg gegen den Krebs“ wurde mit neuer Entschlossenheit geführt. Nun schien die Hoffnung auf eine raffiniertere Kriegsführung berechtigt, bei der Medikamente zum Einsatz kommen sollten, die auf die Produkte der Onkogene (krebsauslösende Gene) zielten und ihre Wirkung auf Krebszellen beschränkten, die gesunden Zellen jedoch verschonten. Die Tage der giftigen Chemotherapien und der Strahlenbehandlung würden bald als letzte Überreste einer mittelalterlichen Medizin gelten, in einer Reihe neben Aderlass und Schröpfen.

Jeder Wissenschaftler wird Ihnen bestätigen, dass Theorien nicht für alle Ewigkeit Bestand haben. Es wäre ein Fehler, sich zu dem Glauben verleiten zu lassen, dass Lehrbücher die Bestätigung für eine wissenschaftliche Theorie liefern könnten. Theorien sind flüchtige Gebilde. Sie sind nicht mehr als unsere bestmögliche Annäherung an die Wahrheit in einem vergänglichen Moment inmitten eines unendlichen Kontinuums an Entdeckungen. Nehmen wir nur die Versuche als

Beispiel, die die Physik in ihrem Bemühen, das Universum zu beschreiben, im Laufe der letzten drei Jahrhunderte unternommen hat: Mit seiner klassischen Mechanik etablierte Newton im Jahr 1687 die Grundgesetze des Universums. Das heißt, bis sie 1915 durch Einsteins Relativitätstheorie ersetzt wurde, um uns ein für allemal mit einer endgültigen Beschreibung des Universums auszustatten. Aber auch an Einsteins eleganter und einst unumstrittener Theorie wird nun gekratzt, insofern die kryptische und undurchsichtige Stringtheorie mehr und mehr Gestalt annimmt.

Könnte Warburg richtig gelegen haben? Wir stehen an einer Weggabelung und wissen nur eines mit Bestimmtheit: Unser Verständnis der Krebserkrankung steckt noch immer in den Kinderschuhen.

Als ich mein Bachelorstudium an der Montana State University abschloss, glaubte ich an das, was in den Lehrbüchern geschrieben stand – schließlich war die SMT der Krebsentstehung fest etabliert und durch jahrzehntelanges sorgfältiges Nachdenken und gewissenhaftes Forschen gestützt. Zumindest hatte man mir das so erzählt. Wie jeder andere fragte ich mich jedoch, warum Fortschritte in der Krebstherapie so langsam erzielt werden. Ständig hatte man das Gefühl, der endgültige Durchbruch würde an der nächsten Ecke lauern – nur, um sich dann zu verflüchtigen. Als ich während meines Abschlussjahres an der Universität auf Seyfrieds Buch stieß, fand ich es zweifellos erhellend. Falls Seyfried richtig lag, würde das den fehlenden Fortschritt im Kampf gegen die Krankheit erklären. Ich war nicht restlos überzeugt, aber so fasziniert, dass ich am Ball blieb. Damals beschäftigte ich mich gerade näher mit der neuesten Errungenschaft, die dem Kampf der Regierung gegen Krebs zu verdanken war: mit einem gewaltigen multinationalen Projekt, das vom National Cancer Institute (NCI) finanziert wurde und im Jahr 2006 unter der Bezeichnung The Cancer Genome Atlas (Krebsgenomatlas oder TCGA-Projekt) startete.

Die meisten Forscher, besonders diejenigen an der Spitze des NCI, halten beharrlich an ihrer Überzeugung fest, dass Krebs durch Mutationen in der DNS entstehe. Diese Mutationen werden verdächtigt, der Reihe nach wichtige zelluläre Signalwege durcheinander zu bringen, sodass sich eine Zelle allmählich in einen chaotischen, aggressiven, blindwütigen und angriffslustigen Killer verwandelt. Um Krebs voll und ganz verstehen zu können, sei es also notwendig, das gesamte Genom einer Krebszelle (die gesamte DNS innerhalb der Zelle) zu sequenzieren. Nur so könne man die „maßgeblichen“ Mutationen in der DNS ausfindig machen und katalogisieren. Genau darin besteht das Ziel des Krebsgenomprojekts. Es handelt sich hierbei um das Manhattan Project der Krebsforschung, ein ergebnisorientiertes Unterfangen, das als letzte Schlacht im „Krieg gegen den Krebs“ in die Geschichte eingehen soll. Mit unvorstellbarer Geschwindigkeit und Effizienz ist man in Laboratorien auf der ganzen Welt damit beschäftigt, die DNS-Sequenzen der unterschiedlichsten Krebsformen zu ermitteln.

Im Rahmen des Projekts werden DNS-Sequenzen aus gesunden Zellen mit solchen aus Krebszellen verglichen, um die Mutationen aufzuspüren, die dafür verantwortlich sind, dass bösartige Tumoren entstehen und fortschreiten. Die Forscher werden den Krebs schließlich in seiner Gesamtheit kennen – sie werden direkt ins Antlitz des wandlungsfähigen Feindes blicken. Machen wir uns nichts vor, es hat sich doch abgezeichnet: Könnte man die Forschungen der letzten 100 Jahre im Schnelldurchlauf abspulen, so würden alle vernünftigen Ansätze im Krebsgenomprojekt zusammenfließen, das die führende Rolle übernimmt, wenn es darum geht, die gesammelten Erkenntnisse in erfolgversprechende Therapien umzumünzen. Vorausgesetzt, Krebs wird tatsächlich von Mutationen in der DNS verursacht und gesteuert.

Als ich mich näher mit den Daten beschäftigte, die das Krebsgenomprojekt lieferte, machte ich eine atemberaubende Entdeckung: Nichts ergab einen Sinn. Im Vorfeld der Unternehmung waren die Forscher überwiegend davon ausgegangen, dass die Sequenzen ein übereinstimmendes Muster aus vielleicht drei bis acht mutierten Genen offenlegen würden, das für eine bestimmte Krebsform charakteristisch wäre – eine Signatur, die sich, vergleichbar mit einem Fingerabdruck, zur Identifikation eignete und die man im Handumdrehen in die therapeutischen Praxis einfließen lassen könnte. Das Bild, das die DNS-Sequenzen lieferten, war allerdings alles andere als übereinstimmend. Vielmehr offenbarten die Daten eine mehr oder weniger zufällige Ansammlung von Mutationen – weder eine einzelne Mutation noch eine Kombination aus genetischen Veränderungen führte eindeutig zum Ausbruch der Krankheit. Wenn die SMT der Krebsentstehung durch die Ergebnisse bestätigt werden sollte, mussten Mutationsmuster ausfindig gemacht werden, die die Entwicklung einer bestimmten Krebsform erklärten. Die Ursache musste der Wirkung vorausgehen und sie begreiflich machen. Es war äußerst bedenklich, dass sich die Mutationen, die die Krankheit auslösen und steuern sollten, von Mensch zu Mensch unterschieden – noch dazu in hohem Maße. Es ließ sich weder eine einzelne Mutation noch eine Kombination identifizieren, die eine hinreichende Bedingung für den Ausbruch der Krankheit gewesen wäre. Mit Ausnahme von einigen häufig mutierten Onkogenen erschien das Mutationsmuster durch die Bank zufällig.

Fernab der Begeisterung, die von Medien und Pharmaunternehmen zur Schau gestellt wird, kann man versteckt in den Fachzeitschriften lesen, wie die Forscher die Daten deuten, die dem Projekt entströmen. Ihre Einschätzungen ergeben ein völlig anderes Bild: „gewaltige Auswirkungen auf die Therapie“, „ernüchternde Erkenntnisse“ und „unglaublich komplex“. Dr. David Agus, dem bekannten Onkologen der University of Southern California (der Steve Jobs behandelt hat), war seine Enttäuschung kürzlich anzumerken, als er in einem Vortrag den Vorschlag unterbreitete, dass wir aufhören sollten, diese Krankheit überhaupt verstehen zu wollen. Stattdessen sollten wir lieber Dart-Pfeile werfen, um zufällig auf eine Therapie zu treffen, die vielleicht funktionieren könnte.

An dieser Stelle wurde die Geschichte wirklich interessant. Im Herbst 2012 fing ich an, mit den am Projekt beteiligten Wissenschaftlern per Telefon und E-Mail Kontakt aufzunehmen.

Ich wollte in Erfahrung bringen, ob sie dasselbe wie ich erkennen konnten, oder ob ich die Daten falsch gedeutet bzw. etwas übersehen hatte. Ich stieß auf einen kollektiven Zustand des Schocks und der Verwirrung. Manche gestanden die unglaubliche Regellosigkeit ein und kapitulierten vor der Komplexität der Krankheit, indem sie aus dem Projekt ausschieden – „möglicherweise ist alles zu kompliziert, um dahinterzukommen“. Andere begannen, die SMT abzuändern, damit sie weiterhin einen Sinn ergab. Einige, wie Pedersen und Seyfried, waren schon einen Schritt weitergegangen. Auf jeden Fall war die Gemeinschaft der Krebsforscher insgesamt durcheinander und im Wandel begriffen.

Die Erfolgsquote der Medikamente, die entwickelt wurden, um die vom Krebsgenomprojekt identifizierten Mutationen ins Visier zu nehmen, ist miserabel. Unter den über 700 hergestellten Arzneimitteln befindet sich mit Glivec nur ein einziges, das eine nennenswerte Wirkung auf die Überlebensrate der Krebspatienten hat. Die meisten zielgerichteten Medikamente verlängern das Leben der Betroffenen nur um einige wenige Monate. Manche bringen überhaupt keinen Überlebensvorteil mit sich, obwohl der Behandlungsverlauf mitunter über 100.000 Dollar kostet. Bei Krebsmedikamenten hofft man vergeblich auf ein angemessenes Preis-Leistungs-Verhältnis. Die FDA hat die Latte für die Zulassung niedrig gelegt und verlangt lediglich, dass ein neues Arzneimittel zur Schrumpfung des Tumors führt, ohne dabei den entscheidenden Faktor in Betracht zu ziehen: das Überleben der Patienten. Infolgedessen werden solche Medikamente zugelassen. Man kann darüber denken, wie man will, aber ein Vermögen von einem Patienten für seine Behandlung zu verlangen, ohne dass er auch nur irgendeinen Nutzen daraus zieht, ist unmoralisch. Glivec wurde als

Machbarkeitsbeweis dafür gefeiert, dass der Ansatz, mit zielgerichteten Medikamenten Mutationen ins Visier zu nehmen, richtig sei. Aber aller Wahrscheinlichkeit nach entfaltet Glivec seine Wirkung, indem es Signalwege beeinflusst, die durch den beeinträchtigten Stoffwechsel aktiviert wurden – möglicherweise dadurch, dass der weiter oben erwähnte Anruf in der Notrufzentrale unterbrochen wird.

Warum konnten die zielgerichteten Medikamente nicht halten, was man sich von ihnen versprochen hatte? Erstens ist es dem Krebsgenomprojekt nicht gelungen, Mutationen zu identifizieren, die eindeutig eine bestimmte Krebsform auslösen. Dies hatte zur Folge, dass die Forscher nicht in der Lage waren, geeignete molekulare Ziele aufzuspüren. Zweitens machten die Forscher eine weitere unheilvolle Entdeckung, die einen dunklen Schatten auf alle Hoffnungen warf, bald einen entscheidenden Durchbruch zu erzielen. Aus genetischer Perspektive ist die Entwicklung von Arzneimitteln eine extrem aufreibende Schnitzeljagd. Die Mutationen, auf die die Medikamente wirken sollen, unterscheiden sich nicht nur von einem Patienten zum anderen gewaltig, sondern können auch von einer Zelle zur anderen innerhalb desselben Tumors in spektakulärer Weise abweichen. Deshalb ist die Arzneimittelentwicklung ein überaus beschwerliches Unterfangen. In letzter Konsequenz hat die SMT den Therapieerfolg in vielen Fällen dem Klammergriff des Schicksals überantwortet.

Die Stoffwechseltheorie hingegen eröffnet eine therapeutische Perspektive, da alle Krebsarten als behandelbar gelten, weil sie durchweg über dasselbe erstaunliche Stoffwechselmuster verfügen, ganz gleich, in welchem Gewebe die Erkrankung ausbrechen oder um welche Krebsform es sich im Einzelfall handeln mag. Anstatt auf Mutationen zu zielen, die einmal vorhanden sind, ein andermal aber nicht, gab die Stoffwechseltheorie den Forschern wieder das Heft in die Hand. Sie sorgte dafür, dass Krebs wieder in den Katalog der behandelbaren Krankheiten aufgenommen werden konnte, indem sie uns zu verstehen gibt, dass wir dem Krebs nicht hilflos ausgeliefert sind. Sie brachte die Hoffnung zurück.

Obwohl sie noch weitgehend unbekannt sind und nicht ausreichend gewürdigt werden, konnten Therapien, die von dem Konzept abgeleitet sind, dass Krebs auf einen beeinträchtigten Stoffwechsel zurückzuführen sei, bereits beachtliche Ergebnisse erzielen. Stoffwechseltherapien beruhen auf einer logischen Grundlage: Jede Krebszelle verfügt über denselben Defekt und bietet dieselbe Angriffsfläche, die bearbeitet werden kann. (Im weiteren Verlauf des Buches werde ich auf die vielversprechenden Stoffwechseltherapien, die bislang entwickelt wurden, und auf nicht-toxische Ansätze, die die Inflexibilität der Krebszelle nutzen, ausführlich zu sprechen kommen.) Ein Krebsmedikament, das im Jahr 2000 von Dr. Young Hee Ko in Pedersens Laboratorium an der Johns Hopkins Universität entdeckt wurde, funktioniert wie eine Wärmesuchrakete und greift die Ziele an, die Warburg vor nahezu einem Jahrhundert rot markiert hatte. Bedauerlicherweise wurde der Wirkstoff in einen hitzigen Rechtsstreit verwickelt.

Thomas Seyfried stellte ein vielversprechendes Ernährungsprogramm zusammen, um das Krebswachstum zu verlangsamen, bereits bestehende Therapien zu ergänzen und gleichzeitig Nebenwirkungen zu mildern. Obwohl sie fraglos noch in den Kinderschuhen stecken, sind Stoffwechseltherapien unglaublich verheißungsvoll und haben eindeutig mehr Aufmerksamkeit verdient. Ich hoffe, dass dieses Buch dazu beitragen wird.

Es gibt wenige Anlässe, die derartige Gefühlsausbrüche hervorrufen wie das Infragestellen eines tief verwurzelten Paradigmas – besonders wenn es sich um ein emotional derart aufgeladenes Thema handelt, das so viele Menschen betrifft. Diese Erfahrung durfte ich im Jahr 2013 machen, als ich einen Artikel mit dem Titel „It is cancer biology's Most Fundamental question: What is the origin of cancer" (dt.: Die wichtigste Frage der Krebsforschung: Wodurch wird Krebs verursacht?") verfasst hatte. Der Beitrag wurde im Blog von Robb Wolf, dem bekannten Vertreter der Paläo-Ernährung, veröffentlicht und von Timothy Ferriss, Wolfs gutem Freund, mit Twitter und Facebook verlinkt. Sowohl Wolf als auch Ferriss sind *New-York-Times*-Bestseller-Autoren und eine Art Generation-X-Version des Renaissance-Menschen, beide haben eine große Gefolgschaft. Nachdem ich den Artikel verfasst hatte, war es schwierig für mich, ihn irgendwo unterzubringen. Kein Mensch kannte mich, und niemand war gewillt, das Risiko einer Veröffentlichung einzugehen. Aber Wolf und Ferriss sind anders, sie werden von ihren Ideen angetrieben. Sie zeichnen sich dadurch aus, dass sie um die Ecke denken und das Risiko nicht scheuen. Dies ist die E-Mail, die Wolf an Ferriss sandte:

> *Tim! Ich grüße dich und hoffe, dass alles gut läuft. Ich sende Dir einen Artikel aus der Feder eines Studenten, der sich mit dem Werk eines meiner Lieblingsforscher beschäftigt … Er bespricht eine nichtgenetische Ursache für die Entwicklung von einigen (möglicherweise vielen) Krebsformen. Kurz gesagt, ich würde das WIRKLICH GERNE in meinem Blog veröffentlichen … Der Inhalt ist verdammt gut. ABER … du hast viel mehr Reichweite als ich, und dieses Zeug kann und wird Leben retten. Meiner Meinung nach verdient es die größte Verbreitung, die wir erreichen können. Ich habe ein Interview beigefügt, das ich vor fast zehn Jahren mit Thomas Seyfried (Forscher am*

Boston College) geführt habe, dazu noch einen seiner Artikel über ketogene Ernährung und Gehirntumoren. Als Geschäftsmann würde ich sagen: „Nimm das selbst in die Hand, Robb!" Der Hippie in mir, der die Welt retten will, ist sich jedoch bewusst, dass du viel mehr Veränderung bewirken kannst, falls es sich um etwas handelt, das du gerne veröffentlichen möchtest. Ich hoffe, dass du wohlauf bist. Lass mich bitte wissen, was du darüber denkst.

Sobald der Artikel gepostet war, brachen die Kommentare über uns herein. Die Menschen scheinen in Aufruhr versetzt zu werden, wenn man dogmatische Konzepte in Frage stellt. Manche sind unbefangen und es entspricht ihrem Wesen, neue und andersartige Ideen willkommen zu heißen; andere wiederum sind das genaue Gegenteil davon, sodass sie bereits nach dem ersten Satz eine ablehnende Haltung einnehmen. Etwas, das beide Seiten gemeinsam haben, ist eine beinahe augenblicklich eintretende Bauchreaktion in die eine oder andere Richtung; eine Reaktion, die für gewöhnlich wenig mit den zur Verfügung stehenden Belegen zu tun hat.

Der Artikel war wie ein Streichholz, das eine Flamme entzündet. Aber es gab noch so viel mehr über dieses Thema zu sagen. Ich befand mich erst am Anfang. Es war eine wissenschaftliche Detektivgeschichte, die erzählt werden musste, und sie stand für die nächsten zwei Jahre im Mittelpunkt meiner Interessen. Als ich ein Interview nach dem anderen führte, kristallisierte sich bald heraus, dass die Geschichte weit über die kalten, empirischen Daten hinausgehen würde. Sie drang zur elementarsten Psychologie vor, hatte menschliche Grenzen und wirtschaftliche Interessen zum Inhalt, traf auf die tiefverwurzelten, mächtigen Kräfte des Gruppendenkens … Faktoren, die an die Trägheit der Titanic erinnern. Die Wissenschaft schreitet nicht von einem ekstatischen Erleuchtungserlebnis zum nächsten voran, wie in der Anekdote über Isaac Newton, dem ein Apfel, der ihm auf den Kopf fiel, auf die Sprünge geholfen haben soll. Der wissenschaftliche Fortschritt ist vielmehr wie eine Fackel, die von Menschen getragen wird. Ihre Flamme flackert hin und her, erlischt beinahe, erleuchtet Sackgassen und ist schließlich hilfreich, wenn es darum geht, einen Ausweg zu finden. Sie visiert ihr Ziel nicht schnurstracks an, sondern stolpert der Wahrheit entgegen. Das Wunderbare an der Wissenschaft ist jedoch, dass sich die Wahrheit irgendwann langsam, aber unvermeidlich abzeichnet – ganz gleich, wie holprig der Weg auch sein mag.

Meine wissenschaftliche Pilgerreise gipfelt in diesem Buch. Es setzt sich sowohl mit den wissenschaftlichen als auch den menschlichen Aspekten der Wiederbelebung der Theorie, die Warburg vor so langer Zeit aufstellte, auseinander und bespricht deren tiefgreifende Konsequenzen für die Behandlung von Krebs. Darüber hinaus handelt es von der anhaltenden Herausforderung, die Natur von Krebserkrankungen aus einem anderen Blickwinkel zu ergründen, indem alle verfügbaren Puzzleteile herangezogen und neu zusammengesetzt werden.

Dieses Buch beschäftigt sich mit der beharrlichen Suche nach der wahren Ursache der Krebserkrankung, will das Problem auf seine Kernelemente reduzieren, es in den einfachsten Begriffen definieren und die ausschlaggebenden Vorgänge auf der molekularen Ebene herausfiltern, die zu unkontrolliertem Wachstum führen. Wie der altgediente Krebsforscher Bert Vogelstein gerne sagte: „Lass dich nicht täuschen – wir haben unser Ziel noch nicht erreicht."[4] Agus meint, wir sollten gar nicht erst versuchen, die Krankheit zu verstehen, da sie zu komplex sei. Andere schlagen dieselben Töne an. Wir sollten lernen, die Krankheit zu behandeln, ohne sie zu verstehen. Doch ich denke, dass die Frage nach den Ursachen der Krebserkrankung lohnend ist. Warum sollten wir auf jeden Fall versuchen, das Geheimnis des Krebses zu lüften? Um Krebs zu heilen, müssen wir ihn zuerst kennen. Wenn wir etwas aus unserem Kampf gegen Krankheiten gelernt haben, dann ist es die Erkenntnis, dass es keinen Fortschritt ohne Einsicht gibt.

In diesem Buch wird eine Geschichte erzählt, eine Interpretation des fortgesetzten Bemühens der Menschheit, die Ursache für die Entstehung von Krebs zu enthüllen. Es handelt sich um eine der wichtigsten Herausforderungen, denen sich die Menschheit stellen muss. Dies ist eine Geschichte der Entdeckungen und der Hoffnung.

1 WIE ES DAZU KOMMEN KONNTE, DASS KREBS ALS GENETISCHE KRANKHEIT ERACHTET WIRD

Diesem außergewöhnlichen Menschen, der sein Leben gänzlich in den Dienst der Wissenschaft gestellt hatte, gelangen im Verlauf seiner über sechs Jahrzehnte währenden Forschertätigkeit zahlreiche grundlegende Entdeckungen auf dem Gebiet der Zellbiologie und Biochemie. In einer Ära, die viele bedeutende Wissenschaftler hervorbrachte, war er einer der großen Pioniere der Biologie. Im Vorwort zu ihrem Buch „Thermodynamics" verglichen Lewis und Randall das Gebäude der Wissenschaft mit einer Kathedrale, die ihre Entstehung nur wenigen Architekten, aber vielen Handwerkern verdankt. Auch Warburg gehört zu der kleinen Gruppe solch wirklicher Architekten seiner Generation.[1]

– Hans Krebs: „Otto Warburg. Zellphysiologe, Biochemiker, Mediziner, 1883-1970"

Kaminkehrerjungen

Als Percivall Pott durch die Straßen von London spazierte, konnte er nur vermuten, in wessen Dung er soeben getreten war. Der Mist konnte von Kühen, Ziegen oder Pferden stammen, womöglich handelte es sich auch um irgendein Potpourri. Der Gestank war schauderhaft – besonders deshalb, weil man damals dachte, Seuchen würden durch Gerüche übertragen. Wir blicken auf das Jahr 1775, und es sollte beinahe noch ein ganzes Jahrhundert vergehen, bis Pasteur die Ängste der Menschen zerstreuen konnte, indem er Mikroben und nicht Gerüche als die Schuldigen auswies.

Pott hätte nicht hierher kommen müssen. Als Wundarzt wirkte er im Großen und Ganzen fernab des Elends der Massen, die in London Einzug hielten, als sich die industrielle Revolution ausbreitete. Er war nur deshalb hier, weil ihn eine Frage quälte, die ihn einfach nicht ruhen ließ. In dem gedämpften Licht konnte er Menschen erkennen, die in Bretterbuden gepfercht waren, zu zehnt in einem Raum. Sie schliefen auf Sägespänen, die ihnen ein wenig Schutz boten vor dem feuchten und schmutzigen Boden. Das Geschrei von Babys durchbohrte die beißende Luft.

Aus einer der Bretterbuden tauchte plötzlich ein Mädchen auf, zückte ein Streichholz und entzündete eine Straßenlaterne. Nur einen Steinwurf entfernt von hier sollte einige Jahre später eine Streichholzfabrik eröffnen, in der fast ausschließlich Mädchen wie sie eine Anstellung fanden. Für die Produktion verwendete man weißen Phosphor. Die Dämpfe der ätzenden Substanz drangen in die Körper der Mädchen und lösten eine Krankheit aus, die man als Phosphornekrose bezeichnete. Anfangs machte sie sich durch Zahnschmerzen bemerkbar. Bald schmerzte der gesamte Kiefer, begann zu faulen und strömte den nekrotischen Gestank der Verwesung aus. Um eine sichere Diagnose zu stellen, brachten Ärzte die Mädchen in einen dunklen Raum, wo die befallenen Knochen in grünlich-weißer Farbe leuchteten. Wundärzte wie Pott konnten das Leben der Mädchen nur dadurch retten, dass sie die phosphoreszierenden Knochen rasch entfernten. Andernfalls drohte umgehendes Organversagen und somit der Tod.

Aus einer anderen Bretterbude drang ein krampfartiges, schwindsüchtiges Husten an seine Ohren. Mit diesem Geräusch war er vertraut, es bedeutete Tuberkulose. Fast jeder in der Londoner Innenstadt litt daran. Potts bedeutendster Forschungsbeitrag war diesem Leiden gewidmet. Er beschrieb, wie sich Tuberkulose manchmal in die Wirbelsäule ausbreiten konnte, was zu einem Verlust der Gliederfunktion führte. Sein Beitrag war richtungsweisend, weshalb diese Krankheit heute „Morbus Pott“ genannt wird. In jener Nacht war er allerdings in anderer Mission unterwegs.

In dem Maß, wie die Schornsteine London in einen identitätslosen, abgestumpften und rastlosen Moloch verwandelten, wurden kleine Jungen zunehmend als Schornsteinfeger verpflichtet. Pott blieb nicht verborgen, dass sich unter diesen Knaben eine eigenartige Krankheit ausbreitete: Wenn sie ihn aufsuchten, klagten sie über schmerzhafte „Warzen“ auf ihrem Hodensack. Obwohl es sich dabei um eine seltene Krebsform zu handeln schien, erachteten andere Ärzte die „Rußwarzen“ als Symptom der Syphilis. Diese Diagnose konnte Pott jedoch nicht mit seiner Beobachtung in Einklang bringen, dass die Krankheit überwiegend Schornsteinfegerjungen befiel. Eine Geschlechtskrankheit wie Syphilis würde sich gleichmäßig in der gesamten Bevölkerung ausbreiten und nicht überwiegend in einer Berufsgruppe. Die Krankheit musste irgendetwas mit der Tätigkeit zu tun haben, der die Kaminkehrerjungen nachgingen.

Aus diesem Grund fand sich Pott in dieser Nacht in den Elendsvierteln wieder. Früher an diesem Tag hatte ihn einer der Jungen aufgesucht und über Schmerzen am Hodensack geklagt. Als Pott ihn untersuchte, entdeckte er die typischen offenen, eitrigen Wunden. Der Junge hatte gesagt, er würde in dieser Straße wohnen, gemeinsam mit anderen Schornsteinfegern. Pott wollte sich selbst ein Bild von ihrer Lebensweise machen. Er hegte einen Verdacht, der ihm nicht aus dem Sinn ging. War es möglich, dass die Krankheit durch Ruß und Asche verursacht wurde, die ständigen Begleiter der Kaminkehrerjungen?

Die Lebensbedingungen während der industriellen Revolution waren derart brutal, dass Neugeborene eine 50-prozentige Chance hatten, ihr fünftes Lebensjahr zu vollenden. War das Glück bei diesem Münzwurf auf ihrer Seite, so handelte es sich dabei um das Alter, in dem sie zu arbeiten beginnen mussten, häufig 14 Stunden am Tag und sechs Tage in der Woche. Sie konnten damit rechnen, dieses schwierige, spartanische Leben bis zum Alter von ungefähr 35 Jahren weiterzuführen – die durchschnittliche Lebenserwartung im damaligen London. Wenngleich die meisten Kinder dieser Zeit ein mühevolles Dasein fristeten, so stachen die Schornsteinfegerjungen doch heraus. Diese Knaben, bei denen es sich überwiegend um Waisen handelte, wurden vertraglich zur Sklaverei verpflichtet. Offiziell bezeichnete man sie als Lehrlinge von Schornsteinfegermeistern. Bar jeder Kleidung und eingeölt wurden sie dazu angehalten, die Schornsteine von innen hochzuklettern und sie von schwarzem Ruß und Asche zu befreien. Die frei verfügbaren Ausgestoßenen der Gesellschaft schrubbten den Unrat des wirtschaftlichen Fortschritts weg. Sie wurden als schmutzige, schwindsüchtige Missgeburten erachtet, und die Passanten machten einen großen Bogen, wenn einer von ihnen sich auf der Straße blicken ließ.

Pott blieb stehen, als er der Baracke in unmittelbarer Nähe der Schankstube gewahr wurde, die der Junge beschrieben hatte. Die dumpfen Stimmen der Gäste drangen aus dem Inneren, wo Arbeiter in einem flüchtigen Augenblick der Zerstreuung inmitten ihres mühseligen Daseins gemeinsam ein Bier kippten. Das Schmutzwasser spritzte unter seinen Schuhsohlen hervor, als er auf die andere Straßenseite wechselte, wo das Licht einer Laterne das Barackeninnere notdürftig ausleuchtete. Ein grob geschätztes Dutzend Jungen lag beinahe übereinander. Er näherte sich. Es war, wie er es vermutet hatte: Die Kaminkehrerjungen waren auch nachts von dem fettigen Ruß umhüllt, dem sie bereits den ganzen Tag über ausgesetzt gewesen waren. Sie säuberten sich nicht, bevor sie zu „Bett" gingen – womöglich bestand gar nicht die Gelegenheit dazu. Das bestärkte ihn in seiner Vermutung, dass Ruß Krebs auslöste.

Pott machte sich auf den Heimweg, und seine Theorie nahm Gestalt an, während die Geräusche und Gerüche der rastlosen Londoner Nacht hinter ihm verblassten. Im Schein seiner Lampe arbeitete er bis spät in die Nacht, brachte seine Gedanken zu Papier und legte dar, dass die Epidemie auf „eine Anlagerung von Ruß in den Falten des Hodensacks"[1] zurückzuführen sei. Diese Feststellung war bahnbrechend in der Geschichte der Krebsforschung: Pott war der erste, der einen Umweltfaktor als Ursache für eine Krebserkrankung auswies. Heutzutage kennen wir diese Substanzen als Karzinogene bzw. Kanzerogene. Es handelte sich um eine Beobachtung, die seither untrennbar mit der Krankheit verbunden ist.

Dass ein exogener Faktor Krebs auslösen konnte, führte unter den Ärzten zu einem Umdenken. Krebs wurde nun mit der Umwelt in Zusammenhang gebracht. Die Ärzte hielten fortan nach verdächtigen Umweltfaktoren Ausschau, die rund um uns herum auf der Lauer lagen und den Körper auf nicht näher bekannte Weise in einen Ort des unkontrollierten Wachstums verwandelten. Percivall Potts Beobachtung stand am Anfang einer immer länger werdenden Liste von Verdächtigen, die sich zu einer Theorie verdichtete. Es war offensichtlich, dass Karzinogene zu Veränderungen in den Zellen führten und auf Strukturen wirken mussten, die die Zellteilung steuerten. Obwohl man noch nicht wusste, welche Komponente abgewandelt wurde, konnten Ursache und Wirkung nachgewiesen werden. Ein Zusammenhang zwischen Karzinogenen und Krebs war hergestellt. Diese Theorie sollte einst als „somatische Mutationstheorie der Krebsentstehung" (SMT) allgemeine Bekanntheit erlangen. Dank Potts Beobachtung hielt die Idee der Prävention Einzug in die Krebsmedizin, auch wenn das Verständnis der Krankheit lückenhaft war. Obwohl noch Jahrzehnte des langsamen sozialen Wandels nötig waren, bevor der Gedanke der Vorbeugung zu einem allgemein anerkannten Gesellschaftsfaktor wurde, war der Feind wenigstens enttarnt. Wenigstens waren wir nicht mehr ganz und gar hilflos.

CHAOTISCHE CHROMOSOMEN

Rudolf Virchow, geboren 1821, gilt als „Vater der modernen Pathologie"[1]. Mithilfe seines Mikroskops entdeckte er, worauf die krankhaften Veränderungen bei Krebs beruhen: auf unkontrolliertem Wachstum. Eine ungehemmte Zellteilungsaktivität mit Turboantrieb, die die angrenzenden Gewebe schädigt, Nährstoffe für sich beansprucht und Raum fordert, schützende Membranen zersetzt, durch Blutgefäße an andere Stellen im Körper gelangt, um auch dort gesundes Gewebe auszuzehren und zu zerstören – insgesamt ein Parasit, den der Körper selbst hervorbringt. Virchow fand heraus, wie Krebs den Körper angreift, aber er konnte nur Vermutungen darüber anstellen, warum er das tat.

Freimütig und starrsinnig, wie er war, verwehrte er sich dagegen, seine Meinung für sich zu behalten. Das betraf zahlreiche Themen, darunter auch viele politische, was ihn häufig in Schwierigkeiten brachte. Der deutsche Reichskanzler und preußische Ministerpräsident Otto von Bismarck war über Virchows Feindseligkeit so empört, dass er ihn einmal sogar zum Duell herausforderte. Virchow lehnte jedoch mit der Begründung ab, dass es sich dabei um eine unzivilisierte Art und Weise handle, einen Streit zu entscheiden. Trotz seiner Allüren scheinen Virchows überragende Kompetenzen als Pathologe seine selbstgerechten Persönlichkeitszüge übertroffen und ihm zum Vorteil gereicht zu haben. Sein empirischer Arbeitsstil stand in scharfem Kontrast zu den Methoden seiner Zeit, die Krankheiten als mysteriöses Ungleichgewicht der Körpersäfte beschrieben – eine übernatürliche Erklärung, die jahrhundertelang in der Medizin vorgeherrscht hatte. Virchow lehnte es ab, irgendeine Krankheitsursache gelten zu lassen, die nicht von einer Größe herrührte, die beobachtet, berührt oder gemessen werden konnte. Er holte die Krankheit aus den Gefilden des Geheimnisvollen heraus und wies ihr einen Platz in der begreifbaren Welt zu, wo eine echte Behandlung möglich war. Zwar konnte Virchow beschreiben, was bei einer Krebserkrankung vor sich ging, aber seinem Studenten David Paul von Hansemann war es vorbehalten, den konzeptuellen Bogen zum augenscheinlichen Warum zu spannen. Dadurch legte Hansemann den Keim für die moderne Version der somatischen Mutationstheorie der Krebsentstehung.

Hansemann wurde 1858 in eine angesehene deutsche Familie hineingeboren. Adolph, sein Onkel väterlicherseits, setzte den wirtschaftlichen und politischen Aufstieg der Familie fort, indem er dort weitermachte, wo sein Großvater aufgehört hatte. Nachdem es ihn ins Bankwesen verschlagen hatte, half er dabei, den wichtigen Ausbau der Eisenbahnstrecke in Deutschland zu finanzieren. Schließlich kam er sogar für die Ausgaben Preußens während des Deutsch-Dänischen und des Deutsch-Französischen Krieges auf.

Adolphs jüngerer Bruder (David Pauls Vater) Gustav verfügte nicht annähernd über so viel Geschäftssinn. Er leitete eine Wollfabrik, ohne in dieser Aufgabe Erfüllung zu finden. Als er sich eingestanden hatte, dass seine Interessen außerhalb der Familientradition lagen, schlug er eine akademische Laufbahn auf dem Gebiet der Physik und Mathematik ein. Er verfasste drei Bücher, wobei er eine unkonventionelle Vorstellungskraft und eine phantasievolle Art, die Welt um sich herum wahrzunehmen, an den Tag legte – Eigenschaften, die er seinem Sohn weitergab.

Als junger Mann schrieb sich David Paul an der medizinischen Hochschule ein, wobei die deutsche universitäre Forschung auf dem Gebiet der Medizin damals als weltweit führend galt. Die Begründer der Johns Hopkins Medical School und der Mayo Clinic wurden zur selben Zeit in Deutschland ausgebildet und methodologisch auf den neuesten Stand gebracht, was ihnen zum Vorteil gereichte, als sie ihre jeweiligen Institutionen ins Leben riefen. Wie sein Vater sollte auch David Paul eine herausragende Rolle in der deutschen Forscherlandschaft einnehmen. Nach dem obligatorischen Militärdienst begann er, bei Virchow Pathologie zu studieren. Ihm war bekannt, dass Virchow den Nachweis erbracht hatte, dass Krebs auf krankhaftem Wachstum beruhte. Hansemann wollte jedoch wissen, warum das so war. Da kam ihm das Glück zu Hilfe.

Im nahegelegenen Prag hatte ein Forscher namens Walther Flemming mit einem blauen Farbstoff experimentiert, der bestimmte Zellbestandteile färbte, andere jedoch nicht. Der Kontrast, den der Farbstoff herstellte, gewährte Einblicke in den Aufbau der Zelle. Bei den Bestandteilen, die das Pigment färbte, handelte es sich um fadenförmige Objekte, die sich elegant in der Mitte der Zelle anordneten, bevor es zur Zellteilung kam – Schulkindern gleich, die sich in einer Reihe aufstellen. Weil Flemming keine Ahnung von der Funktion dieser Strukturen hatte, fasste er sie kurzerhand als „Chromatin“ (von altgr. χρῶμα = Farbe), zusammen.

Hansemann wurde auf Flemmings Arbeit mit dem Farbstoff aufmerksam und machte sich daran, ihn auf Krebszellen anzuwenden. Dabei bemerkte er etwas Außergewöhnliches: Anstatt auf die Symmetrie und Ordnung zu stoßen, die Flemming beobachtet hatte, war unter den Chromosomen der Krebszellen das komplette Chaos ausgebrochen. Gekrümmt, zerbrochen und mitunter in doppelter Ausführung traten sie Hansemann entgegen. Nicht wie Kinder, die sich in einer Reihe aufgestellt hatten, sahen sie aus, sondern wie Kinder beim Spielen. Nun machte sich der Einfallsreichtum, den Hansemann von seinem Vater geerbt hatte, bezahlt. In einem genialen Gedankensprung schrieb er das krankhafte Krebswachstum der Wirrnis im Zellkern zu und schlussfolgerte, dass die chaotischen Chromosomen das „Warum“ darstellten, das seinem Lehrer Virchow entgangen war. Hansemann führte die Entstehung der Krebserkrankung auf atypische Mitosen zurück: „Die Umwandlung von normalen Zellen in Krebszellen geht damit einher, dass in der Zelle abnorme Zell- und Kernteilungen nachweisbar sind.“[2]

Von seiner Anregung abgesehen, dass Chromosomen für das unkontrollierte Wachstum des Krebses verantwortlich seien, prägte Hansemann die Begriffe „Anaplasie“ und „Entdifferenzierung“. Beide Fachtermini bezeichnen den qualitativen Weg, den die ausdifferenzierte Zelle eines Tumors hin zu einem weniger spezialisierten Zustand beschreitet. Es ist, als würde sich die Zelle in die verkehrte Richtung entwickeln. Unter „Differenzierung“ versteht man die Entwicklung von unspezialisierten zu ausgereiften Zellen, aus denen die verschiedenen Gewebe bestehen. Eine Stammzelle beispielsweise kann sich während des Entwicklungsprozesses zu einer Leberzelle entwickeln und dadurch zu den spezialisierten Aufgaben beitragen, die auf Gewebeniveau wahrgenommen werden. Es ist bemerkenswert, dass Hansemann bereits im Jahr 1890 dazu in der Lage war, diese Vorgänge als bestimmendes Merkmal einer Krebserkrankung nachzuweisen. Auch heute noch wird der Verlust der Differenzierung (Anaplasie) als eines der bedeutendsten Merkmale von Tumoren erachtet. Krebszellen können einen entdifferenzierten Zustand annehmen, um sich dann willkürlich wieder in die andere Richtung zu entwickeln, was erklärt, warum manche Tumoren mehrere Gewebstypen enthalten. Sogar Zähne und Haarfollikel werden mitunter innerhalb von Geschwülsten entdeckt.

Als Teil seines theoretischen Konzepts forderte Hansemann, dass jede Theorie, die sich zum Ziel setzt, das Phänomen Krebs zu beschreiben, über „Gesamtheit“

verfügen müsse, was bedeutet, dass sie sowohl die Symptomatik des Patienten als auch die Pathologie, Epidemiologie und die Ätiologie von Tumoren mit einschließen solle. Hansemanns philosophische Ambitionen setzten sich fort, und er verfasste ein Buch, das unter dem Titel „The Philosophy of Cancer“ ins Englische übersetzt wurde und ihm den Spott seiner Kollegen einbrachte. Bald wandte er sich wieder der eher empirischen Seite der Krankheit zu und übertrug seine Theorie der Anaplasie auf das praktische Problem der Diagnose und auf die Nomenklatur von Tumoren, wodurch er der modernen Histopathologie Impulse verlieh.

Pott brachte äußere Einflüsse mit Krebs in Zusammenhang, aber Hansemanns Beobachtung betraf das Innere – einen strukturellen Defekt, durch den sich normale Zellen von Krebszellen unterschieden. Es war kein allzu großer Gedankensprung nötig, um Potts Umweltfaktoren und Hansemanns Chromosomenanomalien in Beziehung zu setzen. Die Theorie, die Karzinogene mit beschädigten Chromosomen in Verbindung brachte, wurde unter der Bezeichnung „Mutationstheorie der Geschwulstbildung“ bekannt. Falls Ärzte nun jedoch der Meinung waren, das Grundgerüst der Theorie stehe unverrückbar fest und es müssten nur noch die Lücken ausgefüllt werden, so durften sie auf eine überraschende Wendung gefasst sein; auf eine Entdeckung nämlich, die die Grundfesten der Krebsbiologie erschüttern und ihren Kurs für lange Zeit verändern sollte.

Ist Krebs ansteckend?

Augenblicklich kam ihm seine Mutter in den Sinn. Damals, 1902, befand sich Peyton Rous in seinem zweiten Jahr an der medizinischen Fakultät der Johns Hopkins Universität in Baltimore. Er wusste, auf wie viel sie ihm zuliebe verzichtet hatte. Nach dem Tod seines Vaters war sie nicht zu ihrer großen und wohlhabenden Familie nach Texas zurückgekehrt, sondern hatte sich dafür entschieden, in Baltimore zu bleiben, um ihm die beste Ausbildung zu ermöglichen.

„Blutet die Wunde?“, fragte er seinen Anatomiekollegen ängstlich flüsternd.

Dieser neigte seinen Kopf zur Seite, um Rous’ Finger in Augenschein zu nehmen.

„Ja, sie blutet.“

Rous betrachtete den von der Tuberkulose durchlöcherten Knochen, an dem er sich soeben den Finger geschnitten hatte. Sie führten gerade eine Autopsie an einem Patienten durch, der an Tuberkulose gestorben war und dessen Knochen noch immer mit den ansteckenden Tuberkelbazillen durchsetzt waren. Sein Magen zog sich zusammen. Er würde abwarten müssen, ob sich ein Leichentuberkel bildete, eine krankhafte Verdickung der Haut, die als eindeutiger Nachweis einer lokalen Tuberkulose galt. Falls nicht, konnte er aufatmen. Und falls doch …

Er wusste, was der Pathologe sagen würde. Er hatte die Abbildungen in seinem Lehrbuch betrachtet. Er würde spüren können, wie die Infektion langsam seinen Arm hinaufwanderte, und die Lymphknoten, die dem betroffenen Finger am nächsten lagen, würden anschwellen.

Der Arzt schob die Haut an Rous' Arm zwischen Daumen und Zeigefinger hin und her und sagte: „Ich habe den Eindruck, dass Sie sich angesteckt haben." Diese Mitteilung versetzte ihm einen Stich, und falls er noch einen Funken Hoffnung verspürt hatte, so war sie soeben verpufft. „Ich würde empfehlen, die Achsellymphknoten entfernen zu lassen. Und dann … nun ja, Sie können nichts tun, außer nach Hause zu gehen und wieder gesund zu werden."

Daran hatte er noch gar nicht gedacht. Natürlich würde ihm eine Zwangspause verordnet werden.

Die Operation verlief gut, und der Chirurg sagte Rous, dass er wieder vollkommen gesund werden würde. Er blickte auf seinen bandagierten Arm hinunter. Seinem Onkel in Texas hatte er einen Brief geschrieben, worin er ihn wissen ließ, was vorgefallen war, und den Wunsch vorbrachte, seine Ranch besuchen zu dürfen, um dort innerhalb eines Jahres gesund zu werden, wie man es ihm auf der Universität empfohlen hatte. Wenn er bei Kräften blieb und sich die Infektion nicht ausbreitete, würde er natürlich mit anpacken, um für seinen Lebensunterhalt aufzukommen.

Als er den Briefträger nahen sah, hoffte er, dass er die Antwort seines Onkels überbringen würde. Und so war es auch. Ängstlich riss er den Umschlag auf und dann genügte es, die erste Zeile zu lesen: „Wir würden uns über Dein Kommen sehr freuen, Neffe." Die Koffer waren längst gepackt.

Als er in Texas eintraf, sprang Rous der scharfe Kontrast zwischen der steifen, intellektuellen Atmosphäre seiner angesehenen Universität an der Ostküste und der entspannten Lebensweise auf der Ranch sofort ins Auge. Die Arbeit war schwer, die Tage konnten sehr lang sein, aber die Kameradschaft und die friedliche Stimmung der weiten, offenen Landschaft verzauberten ihn. Bereits drei Monate lag sein Unfall nun bereits zurück, und er fühlte sich gesund. Eines Tages, als er durch die Stadt spazierte, die in der Nähe der Ranch lag, bemerkte er, dass ein Freund der Familie auf der Treppe des Saloons stand. Rous begrüßte ihn. Als sie ins Gespräch kamen, lud der Bekannte Rous dazu ein, ihn und seine Rancharbeiter auf einen Viehtrieb zu begleiten, der in einigen Tagen beginnen und ungefähr drei Monate dauern sollte. Rous war fasziniert von der Aussicht auf dieses Abenteuer – vielleicht deshalb, weil es sich so sehr von allem, was sein Leben ausmachte, unterschied. Die Vorstellung, in der freien Natur zu leben und unter den Sternen zu schlafen, war überaus reizvoll.

Die folgenden drei Monate hinterließen einen unvergleichlichen Eindruck bei Rous, diese Zeit sollte sein Denken für den Rest seines Lebens prägen. Die Tage während des Viehtriebs dienten einem einzigen Zweck, der in seiner Einfachheit authentisch war: auf dem Rücken der Pferde reiten, mit anderen zusammenarbeiten, indem man durch Handzeichen und Gesten kommunizierte, die Kameradschaft spüren. Er war nur Gast, doch die Cowboys behandelten ihn wie einen Bruder. Sie konnten sich aufeinander verlassen. Sie schliefen gemeinsam unter den Sternen. Er vermochte dort einen Sinn zu erkennen, wo andere nur Routine empfunden hätten. Diese Monate, in denen er sich Respekt erarbeitete und die Solidarität der einfachen, aber großzügigen Cowboys erlebte, hinterließen einen tiefen Eindruck, sodass er später sagen sollte, dass ihn dieses Erlebnis für den Rest seines Lebens mit Zuversicht ausgestattet habe.

Aufgrund seiner Erlebnisse auf dem Viehtrieb konnte Rous auch Dingen einen Sinn abgewinnen, wo dies anderen versagt blieb. Sieben Jahre später betrat eine Frau das Rockefeller Institute. Unter ihrem Arm trug sie ein Plymouth-Rock-Huhn, das an einem großen Tumor im Brustbereich erkrankt war. Andere hätten sich wohl nur über die Frau lustig gemacht und sie wieder weggeschickt. Sie war in der Sprache der Wissenschaft nicht versiert, aber sie war scharfsinnig genug, um zu erkennen, dass das Huhn und dessen Krankheit so außergewöhnlich waren, dass es sich auszahlte, der Sache nachzugehen.

Rous nahm ihr Anliegen ernst und hieß die Frau willkommen. Möglicherweise war sie auf etwas Interessantes gestoßen. Wie Pott und Hansemann gehörte Rous zu den wenigen Persönlichkeiten, die Fortschritte im Verständnis der Krebserkrankung erzielten – Menschen, die etwas erkennen konnten, das andere nicht sahen; die in intuitiver Einsicht vereinzelte Lichtpunkte zu einem einheitlichen Bild zusammenfügten.

Seiner Intuition folgend wollte Rous zuerst in Erfahrung bringen, ob dieser Krebs übertragbar war. Er entfernte den Tumor operativ und zerkleinerte ihn in winzige Stücke, die er in die Brust- und Bauchhöhle zweier junger Hühner verpflanzte. Nach einem Monat hatte eine der beiden Hennen an der Stelle, an der er das Tumorstück eingefügt hatte, eine Geschwulst entwickelt. Es handelte sich um dasselbe Spindelzellsarkom, von dem das Plymouth-Rock-Huhn befallen war. Rous wiederholte die Prozedur an der jungen Henne: Er entfernte den Tumor und verpflanzte Stücke davon in andere Hühner. Danach publizierte er seine Entdeckung: „In diesem Artikel wird von dem ersten Vogeltumor berichtet, der erwiesenermaßen auf andere Individuen transplantiert werden konnte. Es handelt sich um ein Spindelzellkarzinom eines Huhns, das mittlerweile auf die vierte Generation übertragen wurde."[1] Dass der Tumor übertragbar war, ließ eine weitere Frage aufkommen: Welche Komponente des ursprünglichen Tumors war dafür verantwortlich, dass der Krebs verpflanzt werden konnte? Möglicherweise lautete die Antwort schlicht und einfach, dass die transplantierten lebenden Krebszellen ihr Wachstum im neuen Wirt fortsetzten. Die Fragestellung musste vereinfacht werden.

Um sich Klarheit zu verschaffen, filterte Rous die Krebszellen aus einer Tumorprobe heraus und gewann so eine zellfreie Flüssigkeit. Der Filter, den er verwendete, hielt außerdem Bakterien zurück, erlaubte jedoch anderen, kleineren Krankheitserregern den Durchtritt: Viren. Falls das aus dem Tumorgewebe gewonnene Filtrat in einem anderen Huhn Krebs auslösen würde, musste Krebs viral verbreitet werden. Nachdem er die Flüssigkeit in ein Küken injiziert hatte, wartete er ab. Als Rous in der Folge unmissverständlich Krebswachstum bei dem neu infizierten Huhn entdecken konnte, stand für ihn fest, dass er das Bild, das sich die Welt vom Krebs machte, für immer verändert hatte. Er hatte den ersten Nachweis für den viralen Ursprung eines festen, bösartigen Tumors erbracht.

Nicht nur Rous' Beobachtung an sich war von Belang, sondern auch der zeitliche Kontext, in den sie fiel. Von den frühen 1860er Jahren an, als Pasteur darlegte, dass Mikroben Krankheiten auslösen konnten, wurden sie für die verheerendsten Geißeln der Menschheit verantwortlich gemacht. Cholera, Fleckfieber, Typhus, Tuberkulose und Pest wurden allesamt von unsichtbaren Angreifern verursacht, denen die Menschheit schutzlos ausgeliefert war. Zeitgleich mit Rous' Entdeckung tobten Polio-Epidemien in Europa und Amerika – eine Viruserkrankung, die bei Kindern und Erwachsenen gleichermaßen zu Lähmungserscheinungen führt. Die Krankheit schlug in den Sommermonaten zu und ließ tausende Menschen gelähmt oder verkrüppelt zurück. Die Entdeckung, dass ein weiteres Leiden von einem infektiösen Mikroorganismus ausgelöst werden sollte, passte nahtlos zu dem, was bekannt war und für möglich gehalten wurde.

Der Gedanke, dass Krebs von Viren ausgelöst werden könne, fand mühelos den Weg in die Vorstellungskraft der Krebsforscher und löste einen medialen Flächenbrand aus. Nachdem Rous seine Entdeckung in einer wissenschaftlichen Publikation beschrieben hatte, brachte die *New York Times* einen Artikel mit dem

Titel „Is Cancer Infectious?“ (dt.: „Ist Krebs ansteckend?“). Nun waren die Forscher gezwungen, sich mit der Frage zu beschäftigen, wie es sein konnte, dass Krebs sowohl durch Potts Karzinogene als auch durch Rous' Viren hervorgerufen wurde. Angesichts dieser unterschiedlichen Ursachen – exogene Karzinogene und Infektionen – schien es naheliegend, dass beide Faktoren dieselben Veränderungen in der Zelle bewirkten. Aber wie sahen diese Veränderungen aus? Wie konnten Viren und abiotische Umweltfaktoren zu derselben Krankheit führen? Die defekten Chromosomen, die Hansemann beobachtet hatte, kristallisierten sich als die vielversprechendsten Kandidaten heraus. Rous' Krebsvirus war ein Pfahl im Fleische der Krebsbiologie. Es stand in vollkommenem Widerspruch zur somatischen Mutationstheorie, sodass diese aus allen Fugen geriet. Die Entdeckung, dass Viren Krebs auslösen können, sollte die Entwicklung einer einheitlichen und umfassenden Theorie der Krebsentstehung fast das gesamte 20. Jahrhundert lang unterbinden.

Warburgs Krieg

Otto Warburg ertappte sich dabei, wie er gedankenverloren ins Nichts starrte. Klappernde Geräusche aus der Feldküche drangen an seine Ohren. Die Köche bereiteten das Essen zu und schlugen dabei Metall gegen Metall. Er ließ seinen Blick über die karge, graue Landschaft schweifen, die der nicht enden wollende eisige russische Wind eingeebnet hatte. Derselbe Wind, der ihm gerade ins Gesicht peitschte.

Wir schreiben das Jahr 1918. Warburg dachte über seine Erlebnisse nach. An den Fronten des Ersten Weltkriegs herrschte eine Atmosphäre des Leids, wie es die Welt noch nicht gesehen hatte. Dass sich die Leichen auftürmten, war Teil der Zermürbungsstrategie. Die vorübergehenden Pattsituationen wurden durch Angriffswellen unterbrochen – oder, noch schlimmer, durch langsam heranziehende Wolken aus neu entwickelten Kampfgasen, die keinen Unterschied machten zwischen Freund, Feind und Zivilisten. Seit vier Jahren wütete dieser Krieg nun bereits, und als ob der Leidensdruck, der der Jugend der Welt auferlegt wurde, nicht schon groß genug gewesen wäre, trat nun auch noch Mutter Natur auf den Plan und brachte ein so verheerendes Grippevirus in Umlauf, dass es seinesgleichen bis heute sucht. Das Unheil nahm in Spanien seinen Anfang und hatte bald den gesamten Erdball umrundet. Als alles vorüber war, gab es eine nie dagewesene Zahl an Opfern zu beklagen: Neun Millionen fanden in den Schlachten den Tod, aber 40 Millionen wurden von dem Grippevirus hinweggerafft. Das Ausmaß des Leids war gigantisch.

Warburg war nicht deshalb hier, weil er zwangsweise eingezogen worden wäre. Er hatte sich freiwillig gemeldet. Von seiner Familie, seinen Freunden und Kollegen war er gewarnt worden, dass es nicht seine Aufgabe sei, an dem schreckenerregendsten Krieg seit Menschengedenken teilzunehmen. Sein Platz sei zu Hause, im Labor.

„Warburg!"

Er drehte sich um, sodass er sehen konnte, wer nach ihm rief. Unter dem Vordach eines Zelts war ein Soldat gerade damit beschäftigt, Briefe zu sortieren und die Namen der Empfänger zu rufen. „Der hier ist für dich", sagte der Soldat und streckte ihm einen Brief entgegen.

Als er den Umschlag öffnete und begann, den Brief zu lesen, gingen ihm zahllose Gedanken durch den Kopf.

> *Hoch geehrter Herr Kollege,*
>
> *Sie wundern sich gewiss, von mir einen Brief zu bekommen, weil wir bis jetzt nur umeinander herum gegangen sind, ohne einander eigentlich kennen zu lernen. Ich muss sogar befürchten, mit diesem Brief so etwas wie Unwillen bei Ihnen zu erregen; aber es muss sein.*
>
> *Ich höre, dass Sie einer der begabtesten und hoffnungsvollsten jüngeren Biologen Deutschlands sind, und dass Ihr besonderes Fach gegenwärtig hier recht mittelmässig vertreten ist. Ich höre aber auch, dass Sie draussen stehen an sehr gefährdetem Posten, sodass Ihr Leben beständig an einem Haar hängt! Jetzt schlüpfen Sie einmal bitte aus Ihrer Haut in die eines andern sehenden Wesens und fragen Sie sich: Ist das nicht Wahnsinn? Kann Ihre Stelle da draussen nicht von einem phantasielosen Durchschnittsmenschen ausgefüllt werden, von der Sorte, von der 12 auf ein Dutzend gehen? Ist es nicht wichtiger als die ganze grosse Keilerei da draussen, dass wertvolle Menschen erhalten bleiben? Sie wissen es selbst genau und geben mir recht. Gestern sprach ich mit Prof. Krauss, der auch ganz meiner Auffassung ist und auch bereit, Sie für eine andere Thätigkeit reklamieren zu lassen.*
>
> *Meine Bitte an Sie, die aus dem Gesagten entspringt, ist daher die, Sie möchten uns in dem Bestreben, Ihre Person zu sichern, unterstützen. Ich bitte Sie, mir nach einigen Stunden ernsthafter Erwägung ein paar Worte*

zu schreiben, damit wir hier wissen, dass unser Bestreben nicht an Ihrem Verhalten scheitern wird.

In der sehnlichen Hoffnung, dass in dieser Sache ausnahmsweise einmal die Vernunft siege, bin ich mit herzlichem Gruss Ihr ergebener

A. Einstein[1]

Erinnerungen an sein Elternhaus und die Empfänger, die seine charmante und humorvolle Mutter gegeben hatte, wurden wach. Gerne stellte er sich vor, dass die mütterlichen Eigenschaften dabei hilfreich gewesen waren, einige seiner vorteilhafteren Wesenszüge herauszubilden. Warburgs Gedanken wechselten zu seinem Vater: seinem Prüfstein, der den prestigeträchtigsten Posten bekleidet hatte, der Physikern im deutschen Kaiserreich offenstand, den Lehrstuhl für Physik an der Berliner Universität. Ottos Neigungen waren anders gelagert. Er war nicht davon getrieben, Anerkennung zu erlangen oder mit Auszeichnungen übersät zu werden wie sein Vater. Wie der Mann, dessen Brief er gerade in Händen hielt, wollte er die wirklich großen Entdeckungen machen. Sogar nach vier Jahren eiserner Disziplin und blutiger Zusammenstöße kreisten seine Gedanken noch um das Problem, das ihn beschäftigte wie nichts sonst. Sein gesamtes bisheriges Schaffen – bestehend aus einem Werk, das die meisten mit Stolz erfüllt hätte, wäre es die Frucht ihrer gesamten Laufbahn gewesen – war nur als Vorbereitung gedacht für die Beschäftigung mit dem Gegenstand, mit dem er seinen Namen bis in alle Ewigkeit verknüpft sehen wollte: Krebs. Er wollte der Mann sein, der den Krebs *besiegte.*

Vielleicht lag es daran, dass er eingesehen hatte, dass der Krieg ohnehin vorüber war. Deutschland war geschlagen. Wie in so vielen entscheidenden Augenblicken in der Geschichte war es nicht allein der Gehalt der Botschaft, sondern auch der Kontext, in den sie fiel. Waren es seine beruflichen Ambitionen, der Brief, Heimweh oder einen Mischung von allem, jedenfalls packte er seine Koffer. Warburg betrachtete sein Eisernes Kreuz erster Klasse und dachte an die Wunden, die ihm im Krieg zugefügt worden waren. Es würde sich wohl keine weitere Gelegenheit zur Rückkehr ergeben. Sein Onkel, ein General an einer anderen Front, war gefallen. Wenn er später nach dem Krieg befragt wurde, sagte Warburg: „Ich wurde belehrt, daß man mehr sein muß als scheinen.“[2]

Anders als für die meisten jungen Leute in Europa gab es für Warburg etwas Lohnenswertes, das nach Kriegsende auf ihn wartete. Nur einige Monate vor seiner freiwilligen Meldung zum Kriegsdienst war er zum Mitglied der Kaiser-Wilhelm-Gesellschaft zur Förderung der Wissenschaften ernannt worden. Diese wissenschaftliche Vereinigung, die unabhängig vom Staat agierte, erhielt Förderungen aus internationalen Quellen, zu denen das amerikanische Rockefeller Institute gehörte. Es handelte sich nicht um eine gewöhnliche Ernennung. Das Institut hatte sich einem Modell verschrieben, nach dem nur einige wenige sorgfältig ausgewählte Wissenschaftler aufgenommen wurden. Dieser Titel war Kapazitäten vorbehalten, die als würdig für eine solche Ernennung erachtet wurden und von allen Zwängen befreit werden sollten. Mit dem Mitgliederstatus war nicht nur ein hohes Gehalt verbunden, sondern auch die Möglichkeit, von Lehrtätigkeit oder administrativen Verpflichtungen unbehindert forschen zu können. Warburgs einstiger Lehrer, Emil Fischer, hatte es folgendermaßen beschrieben: „Sie würden ganz unabhängig sein. Niemand wird sich um Sie kümmern und Ihnen dreinreden. Sie können ein paar Jahre im Grunewald spazierengehen und sich ausruhen oder, wenn Sie wollen, etwas Schönes, Neues ausdenken.“[3]

Heutzutage wenden die besten amerikanischen Wissenschaftler die Hälfte Ihrer Arbeitszeit auf, um Fördermittel zu beantragen. Die Strategie der Kaiser-Wilhelm-Gesellschaft machte sich für Deutschland und die Welt insgesamt ausgesprochen bezahlt. Mitglieder wie Albert Einstein trugen dazu bei, dass gewaltige wissenschaftliche Fortschritte erzielt werden konnten. Im Dachgeschoss eines Gebäudes im Herzen von Berlin wartete bereits ein Labor darauf, von Warburg bezogen zu werden.

Warburg wurde am 8. Oktober des Jahres 1883 in Freiburg im Breisgau geboren, einer malerischen Stadt, die sich an den westlichen Rand des berühmten Schwarzwalds schmiegt. Die Stadt sprühte vor süddeutschem Charme und blickte auf eine reichhaltige Geistesgeschichte zurück, die einer der ältesten Universitäten Deutschlands zu verdanken war. Otto war der einzige männliche Spross der Familie, hatte drei Schwestern und offenbarte als Schuljunge spitzbübische Züge. In einem an seine Eltern adressierten Brief wurde das Verhalten des 13-jährigen Warburg gerügt, weil er „sich wiederholt an grobem Unfug beteiligt und andere Schüler dazu ermuntert“[4] habe. Als er zur Rede gestellt wurde, reagierte er auf die gleiche Weise, wie es die meisten Jungen tun würden: Er tischte Lügen auf. Den Eltern wurde in dem Schreiben nahegelegt, „daß diesen schlechten Neigungen von Haus aus energisch entgegengearbeitet“[5] werde. Dass es dazu kam, darf bezweifelt werden. Sein Vater Emil war kühl und distanziert, wenngleich er auf eine erfolgreiche akademische Laufbahn verweisen konnte. Ottos Schwestern zufolge interessierte er sich wenig für andere Menschen.

Dass seine Eltern nicht energisch gegen seine schulische Unaufrichtigkeit auftraten, sollte sich nicht negativ auswirken. Mit der Zeit entwickelte er ein Streben nach Wahrheit und Disziplin, weil ihm diese Eigenschaften als für einen Menschen am wichtigsten erschienen. Es mag sein, dass dies dem Einfluss der Gäste seines Elternhauses zuzuschreiben war, die sich – in einer Zeit außergewöhnlicher wissenschaftlicher Fortschritte – praktisch aus dem Who is Who der wissenschaftlichen Kapazitäten zusammensetzten. Vielleicht prägten sie alle zusammen die Persönlichkeit des jungen Otto. Durch seinen Vater machte Warburg die Bekanntschaft von Emil Fischer, dem führenden organischen Chemiker; er lernte Walter Nernst, den bedeutenden physikalischen Chemiker und manch andere kennen – darunter Max Planck und Albert Einstein, der später Warburgs enger Freund werden sollte.

Sein Ehrgeiz trat früh in Erscheinung. Er wollte ein großer Wissenschaftler werden. Im alten Zwist hinsichtlich des Einflusses von Veranlagung und Milieu sprachen sich beide Seiten zu seinen Gunsten aus. Er wurde von geistvollen Eltern aufgezogen, war von Entdeckergeist durchdrungen und während seiner Entwicklungsjahre prägten ihn die weltbesten Wissenschaftler.

Warburg wurde von seinem Vater und dessen Kollegen in die Welt der Chemie und Physik eingeführt. Die Grundlagen der Chemie brachte ihm Nernst bei und Physik erlernte er im Laboratorium seines Vaters. Im Alter von 18 Jahren nahm er das Chemiestudium an der Universität Freiburg auf. Wie es damals in Mitteleuropa üblich war, wechselte er die Universität und ging nach Berlin, wo er 1906 seine Dissertation bei seinem Doktorvater Emil Fischer abschloss. Seine Interessen verlagerten sich allmählich von den exakten Naturwissenschaften hin zur Medizin. Er entdeckte, dass er unbedingt wissen wollte, wie der Körper funktionierte – oder auch nicht funktionierte. Er war beseelt von der Idee, die Pathologie zu verstehen, denjenigen Zweig der Medizin, der sich den Dingen widmete, die aus dem Lot geraten waren. Als jemand, der Herausforderungen immer annahm und gerade den großen Fragen niemals auswich, fühlte er sich naturgemäß zum Krebsproblem hingezogen.

Und so vollzog er einen erstaunlichen Wandel, kehrte der nüchternen Atmosphäre der exakten Naturwissenschaften den Rücken und schrieb sich an der medizinischen Fakultät der Universität Heidelberg ein. In seiner neuen Umgebung blühte er richtiggehend auf. Die Konfrontation zwischen seiner naturwissenschaftlichen Vergangenheit und dem neuen Interesse für Pathologie erwies sich als fruchtbringend, weil er dadurch in die Lage versetzt wurde, sich medizinischen Phänomenen aus dem einzigartigen Blickwinkel eines Naturwissenschaftlers anzunähern. Die Arbeitsmoral, die ihm sein Vater anerzogen hatte, verließ ihn auch dann nicht, wenn er gerade einmal nicht studierte: So arbeitete Warburg in seiner Freizeit im Laboratorium der Abteilung für interne Medizin. Im Frühling des Jahres 1911 schloss er das Medizinstudium mit dem Doktortitel ab. Als kleinen Vorgeschmack auf die Möglichkeiten, die in ihm steckten, veröffentlichte er nicht weniger als 30 bedeutende Fachartikel, die er in seiner Freizeit während seines Medizinstudiums und in den Jahren unmittelbar nach seinem Abschluss verfasste. So beachtenswert seine Forschungsbemühungen auch gewesen sein mögen, sie waren nicht mehr als strategische Eröffnungszüge, eine Vorbereitung auf das, was noch kommen sollte – auf sein Werk, das darauf abzielte, die Natur des Krebses zu ergründen.

Während er in Heidelberg forschte, erhielt er Nachricht, dass die Kaiser-Wilhelm-Gesellschaft ihm den Mitgliederstatus gewährte. Durch die Ernennung würden ihm beispiellose Mittel zufließen, mit denen er das Krebsproblem angehen konnte – wenn auch nicht sofort. Unglücklicherweise machte sein innerer Drang, auf große Probleme mit dem Kopf voran loszustürmen, auch vor dem gerade ausbrechenden Ersten Weltkrieg nicht Halt. 1914, drei Jahre, nachdem er seinen Doktor in Medizin gemacht hatte und dabei war, Krebs ins Zentrum seiner Forschungsbemühungen zu stellen, meldete er sich freiwillig, um im Namen seines Landes in den Krieg zu ziehen. Es sollte sehr lange dauern, bis er seine Aufmerksamkeit wieder dem Krebs schenken konnte.

Als der Krieg vorüber war und Warburg seine neue Position am Kaiser-Wilhelm-Institut einnahm, konnte er sich zum ersten Mal in seinem Leben ausschließlich auf Krebs konzentrieren. Als Biochemiker sprach er eine andere Sprache als die meisten anderen Tumorforscher. Er war überzeugt davon, dass Krebs nur mit den exakten Begriffen der molekularen Ebene definiert werden konnte – den Wörtern des materiellen Universums. Man konnte Krebs nur beschreiben, wenn man ihn bis auf die atomare Ebene zerlegte – und dabei in das Herz der Krankheit eindrang. Er war der Ansicht, dass die grundlegendste Aktivität der Zelle oder des gesamten Lebens die Erzeugung von Energie sei. Das Leben ist eine unwirklich anmutende Oase der Ordnung in einem Universum, das der Unordnung zustrebt. Im Augenblick unserer Geburt werden unsere Körper in eine Schlacht geworfen, die schon zu unseren Ungunsten entschieden ist und in der wir dazu gezwungen sind, Energie zu erzeugen, ohne auch nur einen Moment ruhen zu dürfen, um die unerbittliche Kraft der Entropie in Schach zu halten. Nur Energie ist dazu in der Lage, unsere Unversehrtheit aufrechtzuerhalten; ohne sie würden wir uns wieder in die Bestandteile auflösen, aus denen wir hervorgegangen sind. Wachstum, Fortpflanzung, Bewegung, Denken und Kommunikation – alles ist von der ununterbrochenen Verfügbarkeit von Energie abhängig. Wird die Erzeugung von Stoffwechselenergie unterbrochen, ist es nur eine Angelegenheit von Minuten, bis ein Organismus stirbt.

Warburgs Auffassung, Krebs sei ein energetisches Problem, beruhte auf der unspezifischen Natur der Krankheit. Die meisten Krankheiten waren spezifisch. Wenn man sich mit Tuberkulose infizierte, äußerte sie sich als Erkrankung der Atemwege. Wenn sich unser Gefäßsystem verstopfte, machte sich das durch einen Herzinfarkt oder Schlaganfall bemerkbar. Warburg war der Meinung, dass Krebs fundamentaler sei. Wie Pott und Rous herausgefunden hatten, konnte er zahlreiche Ursachen haben und in jedem Gewebe ausbrechen. Jeder Arzt kann das bestätigen. Es handelte sich um ein tiefliegendes Problem, und nichts im Leben war fundamentaler als Energie.

Man wusste bereits, dass die Zellen des menschlichen Körpers Sauerstoff nutzten, um Energie zu erzeugen. Der französische Wissenschaftler Louis Pasteur, den Warburg sehr bewunderte, hatte für diese Form der Energiebereitstellung den Begriff *aerob* (auch als innere Atmung bezeichnet) eingeführt. Alternativ konnte Energie auch ohne Sauerstoff produziert werden. Diese Form war mit der Bildung von Milchsäure verbunden und wurde von Pasteur als *anaerob* bezeichnet. Die anaerobe Energiegewinnung (auch Gärung oder Fermentation genannt) ist ein ursprünglicher Stoffwechselweg, bei dem nur ein Teil der Energie nutzbar gemacht wird, die in einem Molekül Traubenzucker steckt. Weil sich das Leben in einer sauerstofffreien Atmosphäre entwickelte, kam die Gärung als erster Stoffwechselweg zur Energieerzeugung auf. Ein breites Spektrum an Lebensformen kann noch heute darauf zurückgreifen, darunter Menschen, Affen, Vögel, Hefe, Spinat, Bakterien und alle Organismen, die dazwischen liegen. Allerdings ist Gärung außerordentlich ineffizient, da die 15- bis 19-fache Menge an Glukose notwendig ist, um denselben Energiebetrag wie aus der Atmung zu erzielen. Wenn wir den aeroben und den anaeroben Weg der Energiegewinnung gegeneinander abwägen, indem wir sie mit zwei Autos vergleichen, die sich nur durch ihre Motoren unterscheiden, dann legt das aerobe Modell mindestens 15 Kilometer pro Liter Benzin zurück, das anaerobe jedoch nur einen Kilometer.

Als die Organismen die evolutionäre Leiter hin zu höheren Komplexitäts- und Spezialisierungsgraden emporkletterten, trat die aerobe Energiegewinnung auf den Plan. Eine normale menschliche Zelle bezieht in der Regel fast 90 Prozent ihrer Energie aus der Sauerstoffatmung; der Rest wird auf anaerobem Weg gewonnen. Zu Warburgs Zeit war bereits bekannt, dass unsere Zellen mit einem adaptiven Mechanismus ausgestattet sind. Bestimmte Zellen, beispielsweise Muskelzellen, können Energie auch ohne Sauerstoff erzeugen und bringen dabei Milchsäure hervor. Dies ist nur für kurze Zeit möglich: entweder in Abwesenheit von Sauerstoff oder wenn der Muskel größere Mengen an Energie benötigt. Ist die Versorgung mit Sauerstoff wieder hergestellt oder die Aktivität des Muskels beendet, nehmen die Zellen wieder die weitaus effizientere Methode der Sauerstoffatmung auf.

Im Jahr 1908, als er noch Medizin studierte, machte Warburg erste Beobachtungen über den Energiebedarf von sich entwickelnden Seeigeleiern. Er bemerkte, dass die großen Eier der Stachelhäuter ein gutes Studienmodell darstellten, weil sie unkompliziert in der Handhabung waren und man durch Befruchtung plötzliche Zellteilungen auslösen konnte, die dem übermäßigen Wachstum ähnelten, das an bösartigen Tumoren beobachtet wurde. Er postulierte, dass die Explosion der Zellteilungen durch einen proportionalen Anstieg der bereitgestellten Energie angetrieben werden müsse. Seine Messungen bestätigten diese Hypothese. Die Menge des verbrauchten Sauerstoffs erhöhte sich auf das Sechsfache, sobald das Ei befruchtet war. In den Seeigelkeimen kam es zu einer gewaltigen Steigerung der Atmungsaktivität, um Energie für das rasche Wachstum bereitzustellen.

Warburg hatte dieses Seeigelmodell der Zellproliferation im Hinterkopf, als er damit begann, Krebs zu erforschen. Er hielt es für möglich, dass Krebs das explosive Wachstum des Seeigelembryos widerspiegelte und deshalb – dem Seeigelkeim gleich – den Sauerstoffverbrauch in großem Maßstab ankurbeln musste, um die Energie aufbringen zu können, die für das übermäßige Wachstum notwendig war. Er verbesserte seine Methoden, um dieser Frage nachzugehen, wodurch seine Ergebnisse den höchsten wissenschaftlichen Ansprüchen genügten. Er verwendete dünne Scheiben einer Gewebekultur, wodurch er Versuche mit intakten Zellen im Gewebeverband durchführen konnte. Sein physikalisches Wissen kam ihm zugute, als er sein Manometer auf den neuesten Stand der Technik brachte, um die Gasaustauschrate zu messen. Dies war notwendig, um den feinen Unterschied im Sauerstoffumsatz bei Krebszellen und gesunden Zellen zu quantifizieren.

Gleich zu Beginn seiner Untersuchung bemerkte Warburg etwas Verblüffendes. Obwohl Krebszellen dasselbe Muster des explosiven Wachstums aufwiesen wie Seeigeleier, deckten sie den erhöhten Energieverbrauch nicht ausschließlich durch eine Steigerung der Atmungsaktivität. Zu seiner Überraschung brachten Krebszellen außergewöhnliche Mengen an Milchsäure hervor. Sie erzeugten ihre

Energie also durch die altertümliche Gärung. Noch verwunderlicher war, dass sie dies in Anwesenheit von Sauerstoff taten. Seiner akribischen Natur entsprechend wollte er sichergehen, dass diese Beobachtung eine Besonderheit von Krebszellen war. Er untersuchte die verschiedensten Gewebe, um herauszufinden, ob es welche gab, die in Anwesenheit von Sauerstoff die Gärung einleiten konnten. Er konnte kein einziges finden. Diese Beobachtung veranlasste Warburg zu seiner berühmten Abgrenzung: Im Gegensatz zu gesunden Zellen vergären Krebszellen Glukose in Anwesenheit von Sauerstoff – eine Eigenschaft, die heutzutage unter der Bezeichnung „Warburg-Effekt" bekannt ist.

Darüber hinaus stellte er fest, dass Krebszellen weder mehr noch weniger Energie als gesunde Zellen erzeugten, sie gingen dabei nur anders vor. So konnte eine Krebszelle 40 Prozent ihrer Energie aerob und 60 Prozent anaerob herstellen; insgesamt wurde genau so viel Energie produziert wie von einer gesunden Zelle. Krebszellen gewannen ihre Energie auf eine Weise, die von der Evolution längst aufs Abstellgleis befördert worden war und nur mehr als Reserve-Stoffwechselweg diente, als höchst ineffizienter Generator, der einspringt, wenn die Kräfte versagen.

Als Warburg seine Versuche mit den verschiedensten Arten von Tumorzellen weiterverfolgte, fand er heraus, dass Krebs immer mit einem beeinträchtigten Energiestoffwechsel einherging – ohne jede Ausnahme. Nun herrschte für ihn Gewissheit: Es handelte sich um die Hauptursache, auf die alle sekundären Ursachen zurückgeführt werden konnten. Das Umschalten von aerober zu anaerober Energiegewinnung war das Erkennungsmerkmal, das den Unterschied zwischen Krebszellen und gesunden Zellen ausmachte. Nichts war für eine Zelle grundlegender als die Energieerzeugung. Nichts konnte weiter vereinfacht werden.

Jahre später machte Warburg eine weitere bedeutende Beobachtung, die als Hinweis darauf diente, warum Krebszellen in erster Linie Gärung betrieben. Er konnte zeigen, dass sich normale, gesunde Zellen zu Krebszellen verwandelten, wenn ihnen kurzfristig (für Stunden) der Sauerstoff entzogen wurde. Kein Karzinogen, kein Virus, keine Strahlung war nötig, es genügte der Mangel an Sauerstoff. Dies veranlasste ihn zu dem Schluss, dass Krebs durch eine Beeinträchtigung der Fähigkeit zur Zellatmung ausgelöst werde. Er behauptete, dass der Atmungsmechanismus der Zelle (später wurden die Mitochondrien als die Orte der Zellatmung identifiziert) – sobald er einmal durch Sauerstoffmangel beschädigt worden sei – auf Dauer beeinträchtigt bleibe und auch nicht dadurch regeneriert werden könne, dass die Zellen wieder in ein sauerstoffreiches Milieu überführt wurden. Er argumentierte, dass Krebs durch eine dauerhafte Umstellung des zellulären Mechanismus der Energiegewinnung verursacht werde. Es handelte sich um eine einfache und elegante Hypothese. Für den Rest seines Lebens sollte Warburg nicht mehr davon abrücken, dass dies die primäre Ursache des Krebses sei.

Potts Karzinogene, das Rous-Sarkom-Virus, Hansemanns chaotische Chromosomen und Warburgs Stoffwechseltheorie waren bestimmend dafür, wie Krebs während der ersten Hälfte des 20. Jahrhunderts wahrgenommen wurde. Die konkurrierenden Theorien prallten aufeinander, flossen mitunter ineinander oder wiesen sich gegenseitig zurück. Jeder neue Beleg, der auftauchte, entschied womöglich darüber, ob die einzelnen Ansichten wieder in Mode kamen oder verworfen wurden.

Hansemanns chaotische Chromosomen für sich genommen konnten nur eingeschränkt mit der Krebsentstehung in Verbindung gebracht werden – sie ließen kein endgültiges Urteil darüber zu, ob diese „Ursache" bereits vor oder erst nach der Wirkung einsetzte. Waren die beschädigten Chromosomen die primäre Ursache für die Krebserkrankung oder nur ihre Begleiterscheinung? Hansemann selbst glaubte natürlich daran, dass sie am Anfang der Ereigniskette stünden, aber andere Forscher benötigten handfestere Beweise. Seine Ansicht, dass beschädigte Chromosomen die treibende Kraft hinter dem bösartigen Wachstum seien, gewann an Einfluss, als sie mit Potts Entdeckung, dass exogene Faktoren Krebs auslösen konnten, kombiniert wurde. Die beiden Einzelbeobachtungen ergaben ein harmonisches Paar; sie stützten einander und bildeten gemeinsam die Basis für die somatische Theorie der Krebsentstehung (SMT).

Im weiteren Verlauf des 20. Jahrhunderts gewann die Vorstellung, dass Krebs auf chromosomalen Defekten beruhe, an Boden. Die Idee, dass schädliche Einflüsse ihren Weg in die Zellen fänden und das genetische Material durcheinanderbrächten, übte eine besondere Anziehungskraft auf die Forscher aus. Die Kombination war ein Sirenengesang, der Krebsforscher zu einem intellektuell befriedigenden Schlusspunkt verleitete. Die Liste der Karzinogene wurde nach und nach ausgeweitet (heute zählt man 240, und es werden immer mehr). Das einzige Problem bestand darin, dass die Theorie zwei unverbundene Elemente enthielt: Zum einen die Beobachtung, dass schädliche Substanzen mit der Zeit Krebs verursachen konnten; zum anderen die Vermutung, dass diese Substanzen die Chromosomenstruktur veränderten oder durcheinanderbrachten, sodass die Krankheit zum Ausbruch kam. Zwar waren Chromosomen die verdächtigsten Kandidaten, aber es war unklar, wie sie beschädigt wurden und – was noch bedeutsamer war – wie diese Beeinträchtigung zu unkontrolliertem Wachstum führte. Ohne die technischen und instrumentellen Voraussetzungen, die notwendig waren, um die Beschaffenheit der Chromosomendefekte zu bestimmen, blieb die Frage unbeantwortet. Solange nicht eine direkte Linie von den Karzinogenen zu den Veränderungen im Zellkern und zum unkontrollierten Wachstum gezogen werden konnte, war die SMT unvollständig.

Die wissenschaftshistorischen Rahmenbedingungen, unter denen Rous sein tumorauslösendes Virus entdeckte, trugen dazu bei, dass seine Geflügeltheorie im Bewusstsein von Forschung und Öffentlichkeit verankert wurde. Im Laufe der folgenden Jahrzehnte war die Virentheorie präsent, wenn auch mit dem offenkundigen Makel behaftet, dass erst noch Viren entdeckt werden mussten, die auch beim Menschen Krebs auslösten. Sie würden auf frischer Tat ertappt werden müssen, und es bedurfte auch einer Erklärung, wie mikroskopisch kleine Formen parasitären „Lebens" wie aus einer anderen Welt die zellulären Mechanismen auf eine Art und Weise beeinflussen konnten, die unkontrolliertes Wachstum zur Folge hatte. Immerhin konnten bei anderen Tieren genügend Viren entdeckt werden, um die Theorie über Wasser zu halten. Zeiten, in denen Rous' Virentheorie Beifallsstürme auslöste, wurden von Phasen abgelöst, in denen die Enttäuschung überwog, aber ganz von der Bildfläche verschwand die Theorie nie.

Warburgs Stoffwechseltheorie war der erste unter den erwähnten Standpunkten, der zusehends in Vergessenheit geriet. Im ersten Drittel des 20. Jahrhunderts fand sie noch in den Fachzeitschriften Erwähnung, wenn eigentümliche Besonderheiten von Krebszellen behandelt wurden. Das war es dann aber auch. Obwohl er weiter darauf beharrte, dass die Beeinträchtigung der aeroben Atmung die primäre Ursache für Krebs sei, gelang es Warburg nicht, andere Forscher davon zu überzeugen. Und als sein wissenschaftlicher Ruf verblasste, erlitt seine Theorie dasselbe Schicksal. Sowie die Theorie der somatischen Mutationen an Bedeutung gewann, wurde die Stoffwechseltheorie noch weiter an den Rand gedrängt. Bereits 1928 wurde sie in Zweifel gezogen. George Lenthal Cheatle, Dozent und Chirurg am King's College Hospital in London, schrieb: „Auch wenn Warburg vollkommen richtig liegt [was den beeinträchtigten Stoffwechsel der Krebszellen betrifft], erklärt das noch immer nicht, warum Krebszellen wachsen."[6] Und das blieb der Hauptkritikpunkt an Warburgs Theorie. Eine Schädigung der Zellatmung stand – zumindest anderen Forschern zufolge – in keinem Zusammenhang mit unkontrolliertem Wachstum. Für die meisten Wissenschaftler stand fest, dass die Chromosomen dafür verantwortlich waren – diejenigen Erbstrukturen, die so viele Zellfunktionen dirigierten.

Ohne umfassende Theorie war die Wissenschaft von der Krebsentstehung gefangen zwischen den konkurrierenden Ansichten und wurde in einer theoretischen Pattsituation in der Schwebe gehalten. Was die anderen Gebiete der Zellbiologie betraf, so war die zweite Hälfte des 20. Jahrhunderts allerdings eine Zeit von Entdeckungen, die alles andere überstrahlten. Als das Jahrhundert seine Mitte erreicht hatte, beherrschte die Molekularbiologie die Schlagzeilen. Eine neue Generation von jungen, findigen Molekularbiologen, die mit hochmodernen, aufregenden Instrumenten und technischen Möglichkeiten ausgestattet waren, hatte sich zum Ziel gesetzt, das Leben mithilfe neuartiger Begriffe zu beschreiben – es war die Initialzündung für eine Explosion im Verständnis der zellulären Vorgänge.

Einblick für Einblick, Punkt für Punkt, setzten die Forscher das Bild vom Innenleben der Zelle zusammen und enthüllten dabei die gesamte Funktionalität einer selbstbestimmten Stadt. Diagramme, die die zellulären Funktionen abbildeten, zierten die Seiten von biologischen Fachzeitschriften wie moderne Hieroglyphen, die ein stolzes neues Zeitalter der Selbsterforschung symbolisierten. Die Architektur einer Zelle glich in bemerkenswerter Weise derjenigen einer Stadt. Nahrung wurde importiert, gespeichert und gezielt an Kraftwerke geliefert, die als „Mitochondrien“ bezeichnet wurden. Verschiedene Treibstoffe wurden innerhalb dieser ovalen „Heizöfen“ mit Sauerstoff verbrannt und stießen eine gemeinsame Energiewährung aus, die andere Arbeiter in der gesamten Zelle ausgeben konnten. Abfall wurde sortiert, verpackt, aufgelöst und nach draußen befördert. Die Forscher fanden heraus, dass Zellen Mikroökonomien darstellten, die über Arbeitsteilung und -spezialisierung verfügten. Sie hatten Kommunikationssysteme ausgearbeitet, die den Austausch wichtiger Informationen erleichterten und es den Zellen ermöglichten, sich an wechselnde Umweltbedingungen anzupassen.

Das neue Bild von der Zelle war das eines unglaublich effizienten, anpassungsfähigen und einfallsreichen Organisationswunders. Eine Zelle lebte nicht in Isolation, sondern war, wie eine Stadt, der Schauplatz pulsierender, ineinandergreifender Aktivität. Die prosaischen und eintönigen Lehrbücher der Biologie verwandelten sich in fesselnde Werke, in denen farbenprächtige Abbildungen dem Interessierten die makromolekulare Harmonie erschlossen. Die erlesene Struktur und die vollendete Form des Lebens waren eine Augenweide.

Das Geheimnis des Lebens

An diesem Punkt war die Zeit gekommen für einen Augenblick, der richtungsweisend für das Verständnis des Lebens sein sollte. Man hatte bereits entdeckt, dass die Zelle über so etwas wie eine zentrale „Regierung" verfügte, die für die Steuerung aller lebenswichtigen Aufgaben verantwortlich war. Nun stand der entscheidende Moment der Molekularbiologie vor der Tür, in dem der Forschungsbereich aus der Dunkelheit ans Licht treten sollte. Alles begann damit, dass im englischen Cambridge zwei Wissenschaftler – große und hagere Gestalten, die einen linkischen Eindruck erweckten – in ihrem Stamm-Pub saßen und sich ein Pint genehmigten.

England im Winter 1953. Der Februartag war genauso bewölkt wie die Tage zuvor. Die Forscher vom Cavendish Lab des King's College wussten genau, wie sie dem trostlosen Wetter ein Schnippchen schlagen konnten. Sechs Tage in der Woche machten sie sich auf ins Eagle Pub, um gemeinsam das Mittagessen einzunehmen und gelegentlich ein Pint Bier dabei zu trinken. An diesem Tag jedoch war alles anders. Die langen Jahre ihrer Forschungsbemühungen hatten Früchte getragen.

Der Amerikaner James Watson und der Engländer Francis Crick hatten sich ein erbittertes Wettrennen mit dem amerikanischen Biochemiker Linus Pauling geliefert. Ihr Ziel war es, die Struktur der DNS aufzuklären – desjenigen Moleküls, bei dem es sich sehr wahrscheinlich um die Erbsubstanz handelte. Um den Aufbau des Makromoleküls zu ermitteln, hatte das Forschergespann ein Modell nach dem anderen zusammengebastelt, indem es die bekannten Bausteine in den verschiedensten Positionen zueinander angeordnet hatte. Schließlich hatten sie ein Modell zuwege gebracht, das in jeder Hinsicht einen Sinn ergab und den Gesetzen der Chemie und der Physik entsprach.

Während sie das Modell aus allen Blickwinkeln bewunderten, sagte Watson: „Es ist zu schön, um falsch zu sein." Dennoch hatte er leichte Bedenken. Er wollte absolut sichergehen, also hielt er mit seiner Aufregung noch hinter dem Berg, um einen letzten Test durchführen zu können. Erst danach wollte er das Adelsprädikat ausstellen. Für den forschen und überaus zuversichtlichen Engländer Crick war das allerdings gar nicht mehr notwendig. Er wusste einfach, dass sie des Rätsels Lösung gefunden hatten. Sein Bauchgefühl hatte es ihm verraten.

Als Crick das Eagle betrat und seine Kollegen erblickte, die ihm den Rücken zukehrten und halbvolle Biergläser umfassten, konnte er seine Begeisterung nicht länger verbergen. „Wir haben das Rätsel des Lebens gelöst!“, platzte es aus ihm heraus, sodass jeder der Stammgäste es hören musste.

Es war faszinierend. Zwei Stränge, die jeweils aus Zucker und Phosphat bestanden, wickelten sich umeinander und bildeten so eine formvollendete Doppelhelix – ein beeindruckendes Beispiel für die Vorliebe der Natur für Symmetrien. Zwischen den Strängen vermittelte eine Abfolge aus vier verschiedenen Molekülen, die – strengen Regeln folgend – Bindungen eingingen und so die Stränge zusammenhielten. Weitaus bedeutender als die ansprechende Gestalt des Makromoleküls waren die Konsequenzen, die sich aus seiner Struktur ergaben. Es gibt eine Regel, die auf alle Bereiche der Biologie anwendbar ist: Struktur gleich Funktion. Crick drückte es folgendermaßen aus: „Wenn man die Funktion verstehen will, muss man die Struktur erforschen.“ Das gilt für unsere Augen, unseren Daumen und unsere große Zehe. Jede unserer Körperstrukturen bildete sich dadurch heraus, dass sie die Feuerprobe aus Versuch und Irrtum zu bestehen hatte. Mit der DNS war es nicht anders. Der Code des Lebens lag in diesem wunderschönen Molekül verborgen. Alles schien in der Doppelhelix niedergeschrieben zu sein, von unserer Haarfarbe bis hin zu unserem Selbstbewusstsein.

In den folgenden Jahren wurde aufgeklärt, wie die Informationen aus der DNS in die Tat umgesetzt werden. Die *New York Times* bezeichnete die Jahre von 1953 bis 1966 als „Goldenes Zeitalter der Molekularbiologie, in dem die größten Rätsel des genetischen Codes und der Proteinsynthese gelöst werden konnten“.[1] Die Forscher enthüllten den Code, der den Molekülen zugrunde lag, aus denen sich die Doppelhelix zusammensetzte: Adenin, Guanin, Thymin und Cytosin. Sie wurden als Basenpaare bezeichnet, weil sie ohne Ausnahme paarweise auftraten – Guanin war mit Cytosin verbunden, Adenin mit Thymin. Doch nicht die Basenpaare an sich waren von Bedeutung, sondern ihre Reihenfolge. Es war dasselbe Prinzip, wie es auch dem binären Computercode zugrunde liegt. Einzelne Basenpaare hatten keinerlei Bedeutung, aber gemeinsam, aufgereiht entlang der sich windenden Spirale, enthielten sie alle Informationen des Lebens. In seinem Buch „Was ist Leben?“ war der bedeutende Physiker Erwin Schrödinger zu dem Schluss gekommen, dass Informationen die Essenz des Lebens seien. Nun wussten die Wissenschaftler, wo diese Informationen gespeichert waren.

Die komplizierten Prozesse innerhalb der Zelle werden von unzähligen Molekülen ausgeführt, die Proteine (Eiweiße) genannt werden. Man könnte sie als Hansdampf in allen Gassen bezeichnen. Proteine stellen das Zytoskelett zur Verfügung – das Gerüst, das der Zelle Stabilität verleiht. Sie sorgen sogar dafür, dass die DNS straff aufgewickelt und in übergeordnete Strukturen von Windungen überführt wird, die schraubig verpackt sind. Stellenweise sorgt die DNS dafür, dass Proteine fernbleiben, wodurch bestimmte Bereiche der Erbinformation (die Gene) offenliegen. Andere Abschnitte sind dicht verpackt, was notwendig ist, damit jeder Zelltyp seine charakteristische Kombination an Genen exprimieren kann – ein Phänomen, das als Zellspezialisierung bzw. Zelldifferenzierung bekannt ist. Gelenkt durch das kontinuierliche Zusammenspiel zwischen DNS und Umwelt geben Proteine die dreidimensionale Architektur der DNS vor und ermöglichen auf diese Weise Spezialisierung und Anpassung. In einem Haarfollikel liegt beispielsweise das Gen, das für das Haarprotein codiert, offen zutage, in einer Leberzelle jedoch ist es verpackt. Proteine fungieren als Schleusen, indem sie Substanzen in die Zelle oder aus der Zelle transportieren. Sie übernehmen die Funktion von Katalysatoren und erleichtern so Myriaden von chemischen Reaktionen, die kontinuierlich Energie hervorbringen und eine beinahe unvorstellbare Anzahl an zellulären Prozessen ankurbeln. Proteine wirken als komplizierte Schaltzentralen innerhalb der Zelle. Sie erhalten laufend Signale von außen in Form von Hormonen und Nährstoffen und übertragen die Informationen über die geeigneten Kanäle, indem sie sie immer aufeinander abstimmen und anpassen. Die Zelle ist eine dynamische Symphonie aus Prozessen, die dank der Aktivität von Proteinen ablaufen können.

Proteine werden zunächst als lineare Kette angefertigt. Ein Strang setzt sich aus einer Reihe von kleineren Bausteinen zusammen – aus Molekülen, die als Aminosäuren (beim Menschen sind es 21 verschiedene) bezeichnet werden. Wie bei Buchstaben, die Wörter und Sätze bilden, ist auch hier die Reihenfolge entscheidend. Die Abfolge der Aminosäuren bestimmt die endgültige Funktion des Proteins. Sie gibt vor, ob ein Protein letztendlich zu einem Insulinrezeptor auf der Zellmembran oder zu Insulin selbst wird. Die Anordnung der Aminosäuren entscheidet darüber, wie sich die Kette im wässrigen Milieu der Zelle faltet. Bestimmte Aminosäuren sind nicht gut in Wasser löslich, sie ähneln Öltröpfchen, die auf der Oberfläche eines Teiches schwimmen. Fettliebende Aminosäuren kommen im Inneren von gefalteten Proteinen zu liegen, um dem Wasser auszuweichen, von dem das Protein umgeben ist. Sie werden auch „*hydrophobe* Aminosäuren“ genannt, weil sie wasserscheu zu sein scheinen. Die Aminosäuren, die in Wasser gut löslich sind (*hydrophile* oder „wasserliebende“ Aminosäuren) bleiben an der Oberfläche des Proteins. Wiederum entspricht die Struktur der Funktion, weshalb die dreidimensionale Architektur des Proteins – wenn es sich gefaltet und seine „bequemste“ Position eingenommen hat – festlegt, welche Aufgaben es übernimmt. Genauso, wie man einen Rasenmäher und ein Auto aus denselben Rohstoffen herstellen kann (Metall, Plastik, Gummi usw.), werden alle Proteine aus denselben 21 Aminosäuren gefertigt. Allein die verschiedenen Konfigurationen ermöglichen es ihnen, Aufgaben wahrzunehmen, wie sie unterschiedlicher nicht sein könnten.

Kommen wir zur DNS zurück: Das Muster oder die Anordnung der Basenpaare innerhalb der DNS legt letztlich die Reihenfolge der Aminosäuren im jeweiligen Protein fest. Eine Einheit von drei Basenpaaren, Codon oder Triplett genannt, gibt vor, welche der proteinogenen Aminosäuren ausgewählt wird. Große Proteine wandern die DNS wie am Fließband entlang, lesen dabei jedes Codon ab und übertragen die Informationen auf ein Botenmolekül, das Messenger-RNS (mRNA, Boten-RNS) genannt wird. Diese RNS vermittelt zwischen DNS und Proteinen und ist mit einer Taube vergleichbar, die einen Brief befördert. Ein weiteres großes Protein lagert sich in der Folge an die Boten-RNS an, liest wiederum Codon für Codon ab, greift auf die Aminosäuren zu, die jedem Codon entsprechen, fügt sie aneinander und lässt dadurch ein Protein entstehen. Auf diese Weise ist das Leben verschlüsselt. Der Informationsfluss in biologischen Systemen erfolgt meist auf einer Einbahnstraße, die von DNS über RNS zu Proteinen führt. Crick bezeichnete diesen Umstand als „zentrales Dogma der Molekularbiologie“[2]. Als Beispiel sei eine Basenabfolge angeführt, die für einen Abschnitt des Insulins codiert: CCATAGCACGTTACAACGTGAAGGTAA.

Nachdem Watson und Crick die Struktur des Moleküls im Zentrum des biologischen Universums aufgedeckt hatten, waren alle Scheinwerfer auf die DNS gerichtet. Die Forscher waren fasziniert von der eleganten und wirkmächtigen Substanz. DNS wurde mit dem Leben gleichgesetzt, und alle Lebewesen – von Amöben über den Kugelfisch bis hin zu den höheren Primaten und dem Menschen – waren nur Figuren in einem Schachspiel. Die DNS hatte das Heft in der Hand. Wir waren nur vorübergehende Experimente – experimentelle Hüllen, die entstanden sind, um herauszufinden, wie gut ein bestimmter Genotyp in einer bestimmten Umwelt funktionierte. Wenn man es auf das Wesentliche reduziert und alle philosophischen und religiösen Prinzipien ausklammert, ist das Leben verschlüsselte Information. Die Genotypen, die in ihrer Umwelt vorteilhaft sind, haben eine Tendenz, sich zu vermehren. Andere Genotypen bleiben als misslungene Experimente auf der Strecke. Ausgehend von ihrem bescheidenen präbiotischen Ursprung vor mehr als vier Milliarden Jahren passte sich die DNS beständig an, führte zu einer Explosion des Lebens und füllte damit jede Nische auf unserem Planeten auf, von den heißen Quellen im Yellowstone-Nationalpark bis hin zu den arktischen Schelfmeeren. Das Leben ist überall.

Es ist nicht überraschend, dass auch die Krebsforscher bald von der DNS verzaubert waren. Wenn die Sequenz der DNS über die *gesamte* Funktion eines Organismus bestimmte, dann war es naheliegend, dass genetische Veränderungen zelluläre Prozesse aus dem Ruder geraten ließen. Der Gedanke, dass Mutationen in der DNS zu Krebs führen könnten, war nicht weit hergeholt. Nun schien der Zusammenhang zwischen Hansemanns defekten Chromosomen und Potts Karzinogenen offensichtlich. In den 1960er Jahren erfreute sich die Vorstellung, dass die DNS eine zentrale Rolle bei Krebserkrankungen spielen könnte, einer breiten Zustimmung.

Dr. Frank Horsfall, Vizepräsident und Chefarzt des Rockefeller Institute, hielt im Herbst 1963 einen Vortrag mit dem Titel „Current Concepts of Cancer" (dt.: „Aktuelle Konzepte der Krebsforschung"). Sein Beitrag war Teil einer Jubiläumsfeier anlässlich des 50-jährigen Bestehens einer der bedeutendsten medizinischen Hochschulen Kanadas (University of Alberta). Die Rede spiegelte die Auffassungen, die man zu dieser Zeit von der Krebsentstehung hatte und die zentrale Rolle, die man der DNS einräumte, wider:

> *„Da die Krebs auslösende Veränderung in Zellen dauerhaft zu sein scheint und im Laufe von zahllosen Zellteilungen an die Tochterzellen weitergegeben wird, ist es wahrscheinlich, dass die Erkrankung in einer Beeinträchtigung der Informationsweitergabe von Mutter- zu Tochterzelle besteht. Man ist der Ansicht, dass die Informationsübertragung von Zelle zu Zelle vom genetischen Apparat abhängig ist, und die Weitergabe von abweichenden Informationen weist darauf hin, dass der genetische Apparat nicht einwandfrei funktioniert."*[3]

Die gesamte Last der Beweise deutete auf Veränderungen in der DNS als Krankheitsursache hin, aber die Forscher mussten diese Abweichungen erst noch entdecken. Sie hatten nach wie vor keine Ahnung, wie DNS modifiziert wurde oder welche Gene davon betroffen waren. Es gab jede Menge Hinweise auf Veränderungen des Erbmaterials, aber die Einzelheiten blieben schwer fassbar. Die lästige Virentheorie, die von Rous verfochten wurde, galt noch immer als unförmiges Puzzleteilchen, das eine Vereinheitlichung aller Beobachtungen zu einer umfassenden Theorie verhinderte. Man wusste bereits, dass Viren DNS-Stückchen in die Genome von infizierten Zellen einschleusten, aber es war nicht bekannt, wie diese Abschnitte aussahen oder wie sie sich auswirkten. Konnte die fremde Viren-DNS eine gesunde Zelle in eine Krebszelle verwandeln? Codierte diese DNS für ein Protein oder für mehrere Proteine, die das Gleichgewicht in der Zelle unterwandern und zu unkontrollierter Vervielfältigung anregen konnten? Woher stammten die DNS-Stücke, die diesen Wandel herbeiführten? Trug sie jeder mit sich herum, ohne es zu ahnen? Wurden sie über die Keimbahn von den Eltern an die Kinder vererbt? Wenn sie sich bereits in uns befanden, wirkten dann andere Karzinogene als Faktoren, die diese virale DNS aktivierten?

Die Forscher gingen davon aus, dass DNS an der Krebsentstehung beteiligt war, nur wussten sie nicht, auf welche Weise. In den 1960er Jahren hatten Virologen schließlich ein Virus entdeckt, das im Verdacht stand, beim Menschen Krebs zu verursachen. Viele Fragen blieben allerdings noch offen.

Aber das sollte sich bald ändern. Jede noch offene Frage in Zusammenhang mit der Krebsentstehung sollte durch eine außergewöhnliche Reihe von Experimenten beantwortet werden, in deren Rahmen die Krankheit so definiert wurde, wie wir sie heute kennen.

Ein Thema, das ihm entglitten war

An einem Sommertag im Jahr 1966 ergriff Warburg, inzwischen 82 Jahre alt, noch einmal das Wort. Es sollte die abschließende Rede über seine Krebsforschung sein, in der er sein Lebenswerk zusammenfasste. Der Titel seines Vortrages lautete: „Über die letzte Ursache und die entfernten Ursachen des Krebses". Als er zu sprechen begann, war er sich bewusst, in welch unangenehmer Situation er sich befand. Er erkannte, dass er vielleicht weltweit der letzte Wissenschaftler sein würde, der Krebs als Stoffwechselkrankheit einstufte, die von einer irreversiblen Schädigung der Mitochondrien ausging (Mitochondrien sind ovale Strukturen, die durch das Zellplasma strömen. Zwanzig Jahre zuvor waren sie als die Orte der Energiegewinnung durch innere Atmung identifiziert worden.).

Warburg sprach vor einer illustren Zuhörerschaft. Anlass war das jährliche Treffen der Nobelpreisträger in Lindau, einer Stadt mit mittelalterlichem Flair und roten Dächern, die auf einer Insel am östlichen Ufer des Bodensees liegt. Die Zusammenkunft war einige Jahre nach Ende des Zweiten Weltkriegs ins Leben gerufen worden, um deutsche Ärzte und Wissenschaftler aus dem Exil zu locken und ihnen einen friedlichen Anlass für die Rückkehr nach Deutschland und die Gelegenheit zu einem Neubeginn zu geben. Der Lockruf war erfolgreich: Sie kamen aus allen Winkeln der Erde zurück, um die pulsierende intellektuelle

Kultur wiederzuerwecken, von der Deutschland vor dem Krieg durchdrungen gewesen war.

Warburg verkörperte – vielleicht wie nur noch eine Handvoll weiterer Forscher – die reichhaltige wissenschaftliche Tradition, die das Deutschland der Zwischenkriegszeit genährt hatte. Es war ein Goldenes Zeitalter der Forschung gewesen.

Ein Freund der Begründer der Lindauer Zusammenkunft nutzte seine Kontakte zur schwedischen Königsfamilie und zum Nobelkomitee in Stockholm, um Überzeugungsarbeit zu leisten und sich deren Unterstützung bei dem Vorhaben zu sichern, die ursprüngliche Vision auszubauen – zu einer Versammlung aller Nobelpreisträger der Welt, Seite an Seite mit der jungen Forschergeneration; zu einer Versammlung, die Brücken schlagen sollte zwischen den Generationen, Nationen und wissenschaftlichen Disziplinen.

Warburg räusperte sich, überflog die Zuhörerschaft mit seinen stechenden blauen Augen und fing an zu sprechen. Sein Redestil zeichnete sich noch immer durch die Kraft und die Klarheit aus, für die er bekannt war. Sogar aus einer Gruppe mit Nobelpreisträgern stach er dadurch hervor. Warburg konnte auf eine überaus produktive Laufbahn zurückblicken. 1931 wurde er für seine Arbeit darüber, wie Zellen Sauerstoff nutzbar machen, um Energie zu gewinnen, mit dem Nobelpreis ausgezeichnet. Seine vielfältigen Forschungsleistungen brachten ihm weitere Nominierungen ein. Keiner unter den anwesenden Laureaten konnte in dieser Hinsicht mithalten. Tatsächlich hielten ihn die meisten Zuhörer für den größten Biochemiker des 20. Jahrhunderts (was auch Warburgs Selbstwahrnehmung entsprach). Er hatte sich den Ruf erworben, unerschütterlich an seine Behauptungen zu glauben – eine Eigenschaft, die häufig als Arroganz aufgefasst wurde. Vielfach bestand der Eindruck, dass er übertrieben starrsinnig sei und Zerwürfnisse grundlos anzettele. Auf jeden Fall war er Dummköpfen gegenüber nicht tolerant. Er dachte, dass er allen anderen Biochemikern überlegen wäre, und vertrat die Ansicht, er allein hätte dort angeknüpft, wo der große Pasteur aufgehört hatte (auch Pasteur war ein Biologe, der als Chemiker begonnen hatte). Als er 1931 die Nachricht erhielt, dass ihm der Nobelpreis verliehen werden sollte, sagte er nur: „Höchste Zeit.“[1]

Auch wenn seine Persönlichkeit bei manchen der Anwesenden gemischte Gefühle hervorrief, gab es doch eine positive Empfindung, von der das Auditorium durchdrungen war: Respekt. Sogar diejenigen, die ihn nicht mochten, mussten ihn einfach respektieren. Im Alleingang hatte er das Wissen über die Physiologie der Zelle sprunghaft vorangebracht. Obwohl das Spektrum seiner Errungenschaften riesig war, gab es eine Frage, die ganz klar im Mittelpunkt seiner Forschungsbemühungen stand: Wodurch wird Krebs verursacht? Ironischerweise glaubten die Zuhörer, dass ihm ausgerechnet dieses Problem, das ihm wie kein anderes am Herzen lag, entglitten sei. Für sie war es ein schwarzer Fleck auf seiner Karriere. Aber Warburg blieb seiner Natur treu und dachte nicht daran, einen Rückzieher zu machen. Er war davon überzeugt, die Frage längst beantwortet zu haben. Alle anderen befänden sich im Irrtum. Er spürte einfach, dass er recht hatte und man ihn einst bestätigen würde.

Er war sich sicher, dass er bereits vor über 40 Jahren auf die primäre Ursache der Krebsentstehung gestoßen war: auf das zelluläre Ereignis, in dem alle sekundären Ursachen zusammenliefen. Warburgs Rede lässt sich in drei prägnanten Sätzen zusammenfassen: Im Unterschied zu allen anderen Krankheiten hat Krebs unzählige sekundäre Ursachen. Fast jedes denkbare Ereignis kann zur Entstehung von Krebs beitragen, aber es existiert nur eine primäre Ursache. Diese primäre Ursache ist der Ersatz der Sauerstoffatmung, wie sie in gesunden Zellen stattfindet, durch die Vergärung von Zucker.

Diese einzelne Pervertierung in der Energiegewinnung ist die Ursache für Krebs, davon war Warburg felsenfest überzeugt. Sekundäre Ursachen wie Röntgenstrahlung, Farbstoffe, Teer, Asbest und Zigarettenrauch wären größtenteils unerheblich. Sie lösten höchstens die primäre Ursache aus: die Beeinträchtigung der Zellatmung.

Die anderen Biologen in der Zuhörerschaft dachten, dass Warburgs Hypothese falsch sei und dass der alte Mann, der mit den rasanten Entwicklungen seiner eigenen Disziplin nicht mehr mithalten konnte, nicht in der Lage wäre, sie zu stützen. Irgendwann würde jeder Wissenschaftler an den Punkt gelangen, an dem seine Theorien von einer jungen, emporstrebenden Forschergeneration abgestreift würden wie eine abgestorbene Hautschicht. Sie hörten ihm höflich zu. Obwohl sie der Ansicht waren, dass er sich im Irrtum befände, waren ihm ihre Gewogenheit und ihr Respekt sicher. Er hatte es sich verdient, vor ihnen zu sprechen.

Noch spät in der Nacht saß Warburg in seinem Hotelzimmer auf einem Sessel. Die Lindauer Zusammenkunft war vorüber. Trotz der vorgerückten Stunde konnte er keinen Schlaf finden. Wie die meisten alten Männer ließ er seine Gedanken zu weit in die Vergangenheit schweifen. Er spürte, dass er von seinen Kollegen als Dinosaurier erachtet wurde. Ihr Mienenspiel, ihre Reaktionen auf seinen Vortrag und die Diskussion danach ließen keinen anderen Schluss zu. Er wusste, dass er das Rätsel der Krebsentstehung gelöst hatte – sein Instinkt, der geschärft war durch die Entdeckungen eines langen Forscherlebens, verriet es ihm. Aber er war es müde, sie davon überzeugen zu wollen. Zwangsläufig würden sie es irgendwann selbst herausfinden. Er erhob sich aus seinem Sessel, machte das Licht aus und fand endlich Frieden.

Am 24. Juli 1970 fühlte sich Warburg unwohl. Am Tag darauf verspürte er einen stechenden Schmerz in dem Bein, das er sich zwei Jahre zuvor gebrochen hatte. Er war in seiner Bibliothek beim Zurückstellen eines Buches von der Leiter gefallen. Die restliche Woche blieb er zu Hause und verbrachte die Tage mit Lesen und Schreiben. Als er am 1. August aufwachte, fühlte er sich schwach. In den Abendstunden starb er, im Alter von 87 Jahren. Er war nie verheiratet gewesen und hatte auch keine Kinder. So war sein Werk das einzige, was ihn überlebte. Allerdings dachte jeder, dass seine Theorie über die Krebsentstehung – im Unterschied zum überwiegenden Teil seines restlichen Schaffens – mit ihm gestorben sei.

Alles war in Nebel gehüllt

Harold Varmus hatte nicht im Geringsten vorgehabt, sich der Forschung zu widmen. Ganz im Gegenteil. Bis er dort landete, war sein Leben von zahlreichen Umwegen geprägt gewesen. Als er sich 1957 am Amherst College einschrieb, wollte er wie sein Vater Arzt werden, aber die 60er Jahre warfen bereits ihren Schatten voraus, sodass er sich bald fernab seiner vormedizinischen Kurse wiederfand. „Die Romane von Charles Dickens, metaphysische Dichtung und gegen das Establishment gerichteter Journalismus übten eine größere Anziehung auf mich aus als die vormedizinischen Prüfungsfächer."[1] Also wechselte er im Hauptfach zu englischer Literatur und schloss seinen Bachelor of Arts im Jahr 1961 ab. 1962 absolvierte er die Harvard University mit einem Mastertitel in Anglistik, aber mitten in seinem ersten Jahr im amerikanischen Cambridge beförderte ihn ein Traum dorthin zurück, woher er gekommen war. In einem Interview, das Richard Poynder 2006 mit ihm führte, erzählte er von diesem Traum: Er, ein Englischprofessor, konnte eines Tages aufgrund einer Erkrankung nicht zu seiner Vorlesung erscheinen. Anstatt enttäuscht zu sein, zeigten sich seine Studenten hellauf begeistert davon, dass die Lehrveranstaltung ausfiel. Als er erwachte, dämmerte es ihm, dass sich niemand über sein Fernbleiben freuen würde, sollte er sich für den Arztberuf entscheiden. Diese Erleuchtung bewirkte, dass er zu seinen ursprünglichen beruflichen Ambitionen zurückfand und sich an der medizinischen Fakultät bewarb. Nachdem Harvard ihn zweimal abgewiesen hatte, landete er an der Columbia University und absolvierte dort das Medizinstudium. Nun musste er sich entscheiden, auf welches Fachgebiet er sich spezialisieren wollte. Abermals meldete sich seine kapriziöse Natur zu Wort. „Ich interessierte mich, und das gebe ich gar nicht gerne zu, für Psychiatrie,“[2] bekannte er später. Als er zur Vernunft gekommen war, fiel seine Entscheidung auf die Innere Medizin. Nachträglich wurde ihm klar, dass sein zerklüfteter Karriereweg beinahe eine bedeutende wissenschaftliche Laufbahn verhindert hätte und er gab zu, dass er sich erst „gefährlich spät in einer verlängerten Jugend“[3] auf die experimentelle Wissenschaft festgelegt hatte. Seine Entscheidung für die Wissenschaft fiel spontan, als er als Internist am Columbia-Presbyterian Hospital nach dem *Journal of Molecular Biology* griff und darin zu lesen begann. „In diesem Augenblick wusste ich, dass sich mein Leben verändert hatte“[4], sagte er später in seiner Nobelpreisrede. Er hatte angebissen.

Der Zeitpunkt hätte besser nicht sein können. 1968 musste er nicht in den Vietnamkrieg ziehen, sondern trat eine Stelle im öffentlichen Gesundheitswesen bei den National Institutes of Health (NIH) an. Das war der ideale Ort für einen Arzt, der plötzlich in Begeisterung für die Molekularbiologie ausgebrochen war. Er hatte die Gelegenheit, sich die technischen Fertigkeiten anzueignen, und wenn die tägliche Arbeit im Labor vollbracht war, besuchte er Abendkurse, in denen die Forscher mit aufregenden neuen Themen und Konzepten bekannt gemacht wurden. In einem dieser Kurse wurden Tumorviren besprochen. Es handelte sich um einen Bereich, der in rasanter Entwicklung begriffen war und der Varmus' Fantasie anregte. Hier wurde ein Keim gelegt, der in seinem Unbewussten ausgebrütet wurde. Ein Detektiv hätte es wohl als kriminalistischen Instinkt bezeichnet. Er spürte einfach, dass die Antwort auf das Krebsproblem in den kleinsten Lebensformen zu suchen war – in Viren, die Krebs auslösten.

Welche Ahnung Varmus auch immer zu den Tumorviren hinführte, es war auf jeden Fall ein Wink des Schicksals, das es gut mit ihm zu meinen schien. Für einen Forscher, der an Tumorgenetik interessiert war, erwies sich die Virologie als einzig gangbarer Weg.[5] Angesichts der beschränkten technischen Ausstattung der 1970er Jahre waren Tumorviren aufgrund ihrer einfachen Genome und der Möglichkeit, sie experimentell zu manipulieren, die aussichtsreichsten Forschungsobjekte für einen Biologen, wenn es darum ging, etwas über die genetischen Grundlagen von Krebserkrankungen in Erfahrung zu bringen.

Varmus machte sich daran, seine Chancen auszuloten, aber zuerst benötigte er ein Labor – einen geeigneten Platz, um die Tumorviren zu studieren. Kollegen rieten ihm, sich einer kleinen Forschergruppe aus San Francisco anzuschließen, die mit dem Rous-Sarkom-Virus (RSV) arbeitete. Und so kombinierte Varmus im legendären Sommer des Jahres 1969 eine Rucksacktour, auf die ihn ein Kollege begleitete, mit seinem Vorhaben, bei der San-Francisco-Gruppe vorstellig zu werden, um einzuschätzen, ob das Labor als seine Forschungsheimat in Frage käme.

Der Wissenschaftler, den Varmus aufzusuchen gedachte, war nicht anwesend. Stattdessen traf er Michael Bishop an. „Eine kurze Unterhaltung mit Mike genügte, um mich von unserer Geistesverwandtschaft zu überzeugen,“[6] sagte Varmus. Die Verbindung zwischen Varmus und Bishop entwickelte sich von Anfang an ausgezeichnet und sollte sehr erfolgreich sein. Beide waren sie Freigeister, die sich stark dafür interessierten, wie Viren Krebs auslösten. Varmus spürte, dass er seine wissenschaftliche Heimat gefunden hatte. Er nahm sich vor, der Gruppe im darauffolgenden Sommer als Postdoktorand beizutreten. In einem Interview, das er der Zeitschrift *Wired* im Jahr 2006 gab, beschrieb Varmus das Arbeitsverhältnis, das sich zwischen Bishop und ihm im Laufe der Jahre entwickelt hatte. „Die Forschung, die ich gemeinsam mit Mike betrieb, hatte nicht die manische Qualität mancher wissenschaftlicher Errungenschaften, wie die Entdeckung der Doppelhelix. Es war eher Wagner als Mozart – ein langsames und allmähliches Erarbeiten von Themen, die immer wieder neu aufgerollt wurden.“[7]

Sie wollten herausfinden, wie die Tumorviren die Veränderungen in den Zellen herbeiführten. Dieses Ziel hatte oberste Priorität, wenn es darum ging, eine allumfassende genetische Theorie der Krebsentstehung aufzustellen. Wie Horsfall bereits zehn Jahre zuvor in seinem Vortrag erläutert hatte, wussten die Forscher zwar, dass die DNS an Krebs beteiligt war, aber Tumorviren waren die großen Unbekannten. Sie passten nirgendwo dazu – niemand wusste, wie sie funktionierten, wie verbreitet sie waren oder wie sie letztlich Krebs auslösten. Die Forscher schlugen zwei Theorien vor, um zu beschreiben, wie Viren Krebs verursachen konnten. Bei der ersten handelte es sich um die Virogen-Onkogen-Hypothese. Sie besagte, dass wir alle altertümliche virale Gene in der DNS unserer Keimbahn tragen, die von den Eltern an die Kinder weitergegeben werden. Diese bereits vorhandenen Fremdgene könnten dann durch Karzinogene aktiviert werden und so Krebs herbeiführen. Der zweite Ansatz wurde als Provirus-Hypothese bezeichnet. Sie ging davon aus, dass virale Gene nicht permanent in unserer DNS vorhanden wären und von einer Generation auf die nächste übertragen würden, sondern nur dann Krebs auslösten, wenn sie durch aktuelle Vireninfektionen eingeschleust wurden. Varmus und Bishop wollten nun in Erfahrung bringen, welche der beiden Theorien die richtige war.

Anfangs galt es einzugrenzen, welches der RSV-Gene bewirkte, dass sich eine gesunde Zelle in eine Krebszelle verwandelte. Das war kein einfaches Unterfangen, es wurde aber durch die geringe Komplexität des RSV-Genoms begünstigt, das nur vier Gene enthielt. Durch eine glückliche Fügung fand sich ein anderes Laboratorium, das diese Aufgabe für Varmus und Bishop erledigte und dabei herausfand, dass nur ein einziges Gen des RSV dafür verantwortlich war. Dieses krebsauslösende Gen erhielt die Bezeichnung *src* (Abkürzung für „sarcoma", dt.: „Sarkom").

Nun konnten Varmus und Bishop zu der Frage übergehen, wie dieses bestimmte virale Gen Krebs auslöste. Um eine Antwort darauf zu finden, war es notwendig, die Natur des Gens zu verstehen. Handelte es sich um ein exotisches virales Gen, das mit nichts im Tierreich zu vergleichen war, oder ähnelte es vielleicht sogar einem unserer eigenen Gene? Es würde eine Übung im Vergleichen sein. Die Sequenz des viralen Gens für sich konnte den Forschern keine Anhaltspunkte liefern, aber wenn man sie mit den Sequenzen anderer Gene mit bekannter Funktion verglich, wären Einblicke in die Vorgehensweise des *src*-Gens möglich. Die Symmetrie der DNS sollte schließlich die Lösung liefern. Weil die Sequenz der DNS eines Stranges aus Basen besteht, die stets dasselbe Bindungsmuster zu den Basen des anderen Stranges aufweisen (Adenin paart sich mit Thymin und Guanin mit Cytosin), war es möglich, einen der beiden Einzelstränge als molekulare Angelrute zu verwenden.

Varmus und Bishop brachten ein Protein zum Einsatz, das die RNS-Sequenz des Virengenoms in dasjenige Molekül übertrug, das als Köder verwendet werden sollte: in einzelsträngige DNS. Danach entfernten sie die drei Gene des RSV, die nicht für Krebs verantwortlich waren, und ließen das *src*-Gen zurück. Da es sich um einzelsträngige DNS handelte, lagen die Basen nicht in Form von Basenpaaren vor. Sie standen einsam und verlassen im Raum und sehnten sich danach, an ihre Gegenstücke zu binden, vergleichbar mit den Zähnen eines geöffneten Reißverschlusses. Der einzelsträngige Köder war radioaktiv markiert, sodass er auch noch aufgespürt werden konnte, wenn er bereits mit seinem Gegenstück verbunden war. Nun mussten Varmus und Bishop nur noch fischen gehen. Ihr Konzept war einfach: Wenn es im Genom von Tieren etwas gab, das dem *src*-Gen ähnlich war, konnten sie wertvolle Einblicke in die Natur des viralen Gens gewinnen.

Anfangs führte der molekulare Angelausflug zu den verschiedensten Vogelarten. Zu ihrer Überraschung konnten die Forscher das genetische Gegenstück des Köders in jeder Vogelspezies aufspüren, die sie untersuchten. Das virale *src*-Gen war weiter verbreitet, als Varmus und Bishop für möglich gehalten hatten. Es wurde augenblicklich und gewaltig zugebissen, die Basen trafen praktisch auf ihre exakten Entsprechungen. Nun ging das Forschergespann zu anderen Tierarten über. Zu ihrer Verblüffung hatten sie das *src*-Gen am Haken, wo immer sie auch fischten: in Fischen, Hasen, Mäusen, Kühen, Schafen und auch im Menschen. Das krebsauslösende Gen des RSV schien für Lebewesen unverzichtbar zu sein. Es handelte sich um kein obskures und rätselhaftes Viren-Gen. Vielmehr war *src* in uns allen bereits seit ewigen Zeiten vorhanden gewesen.

Varmus und Bishop mussten die Möglichkeit ausschließen, dass sie das RSV bloß dabei ertappt hatten, wie es die Artgrenzen überschritt. Möglicherweise war das Geflügelvirus ja höchst infektiös. Sie fertigten eine weitere radioaktiv markierte Probe an, die diesmal den Rest des RSV-Genoms enthielt – die anderen drei Gene also, die sie zuvor entfernt hatten, um das *src*-Gen zu isolieren. Dieses Mal waren sie nicht erfolgreich, als sie bei verschiedenen Vögeln fischen gingen. Bei Vertretern aus anderen Wirbeltierklassen wurden sie ebenfalls nicht fündig, auch nicht beim Menschen.

Nun konnte man also ausschließen, dass RSV eine virale Pandemie darstellte und über das gesamte Tierreich herfiel. Die Konsequenzen dieser Entdeckung waren tiefgreifend. Das krebsauslösende Gen des RSV war eine verzerrte Kopie eines häufigen Gens, das in allen Tierarten vorkommt und auch Teil unseres Erbguts ist. Es handelte sich nicht um irgendein fremdes Stück DNS, das durch das Virus eingeschleust wurde. Als Varmus 1989 seine Nobelpreisrede hielt, sagte er: „Ich hatte bald in Erfahrung gebracht, wie viel bedeutender eine neue Untersuchung im Vergleich zu einer alten Theorie war."[8] Diese neue Untersuchung sollte große Auswirkungen haben. Es handelte sich nicht um ein Gen viralen Ursprungs, das in uns allen auf der Lauer lag und auf seine Aktivierung durch Karzinogene wartete, wie es manche Forscher vorgeschlagen hatten. Die krebsauslösende Komponente des viralen Erbguts war vielmehr eine verzerrte Version eines Gens, das längst Teil unseres Genoms war.

Das Gen, das dafür verantwortlich war, dass das Virus, das 70 Jahre zuvor von Rous entdeckt worden war, Krebs auslösen konnte, war in uns allen vertreten. Die Angelrute, die Varmus und Bishop angefertigt hatten, konnte die normale Version des *src*-Gens aufspüren, weil die virale, krebsauslösende Version sich nur geringfügig von ihr unterschied. Der überwiegende Teil der an der *src*-Angelrute hängenden Basen fand eine Entsprechung in der zellulären Version. Die wenigen Basen, die über kein passendes Gegenstück verfügten, waren dafür verantwortlich, dass sich die ursprüngliche Version des Gens (Protoonkogen) in eine krebsauslösende Version (Onkogen) verwandelt hatte. Man wusste schon seit Längerem, dass Viren Gen-Diebe waren und Gene ihrer Wirte, die sie infizierten, raubkopieren konnten, um die fremde DNS ihrem eigenen Genom einzuverleiben. Das RSV war da keine Ausnahme – es hatte das *src*-Gen gestohlen.

Die Forscher warfen nun einen Blick auf die wenigen Basen, die in der viralen Version des *src*-Gens verändert waren. Die Mutationen verdeutlichten, wie sich das normale Gen auf Kosten der Hühner gewandelt hatte. Nun waren die Proteinbiochemiker am Zug. Sie entdeckten, dass die ursprüngliche Version von *src* für ein Protein codierte, das man als Kinase bezeichnet.

Viele Kinasen sind an der Übertragung von Signalen beteiligt – es handelt sich bei ihnen um eine geschwätzige Version von Proteinen, die fortwährend Informationen in der Zelle übermitteln. Sie leiten Signale weiter, indem sie einen Phosphatrest auf bestimmte Proteine übertragen und dadurch ihre dreidimensionale Struktur geringfügig verändern – und damit auch die Funktion. Die Kommunikation innerhalb der Zelle ist ein streng geregelter Prozess, bei dem Kinasen nötig sind, die als Schalter fungieren. Die Proteinbiochemiker fanden heraus, dass es sich bei der viralen Form von src um eine Kinase handelte, deren Bremsleitung durchtrennt worden war. Die Mutationen in der Basensequenz der viralen Version führten im Endeffekt zu einer geringfügigen Veränderung der Aminosäuresequenz des Proteins. Dieser kleine Unterschied war jedoch mit einem erheblichen Funktionswandel verbunden. Das Genprodukt der viralen *src*-Version steckte in der eingeschalteten Position fest – es übertrug mit leichtsinniger Unbekümmertheit Phosphatreste auf andere Proteine, vergleichbar mit einer Person, die in einem prallgefüllten Kino ohne Not den Feueralarm auslöst und willkürlich Panik verbreitet. Die ursprünglichen zellulären Genprodukte stellten keine Gefahr dar, weil sie wieder ausgeschaltet werden konnten. Die virale Version jedoch, die im aktivierten Zustand feststeckte, verkündete ohne Unterlass die Anweisung zur Zellteilung – immer und immer wieder.

Die Entdeckung war eine Offenbarung. Die Krebsforscher hatten letztlich in Erfahrung gebracht, dass Viren Krebs auslösen konnten, wenn sie ein normales zelluläres Gen ergriffen, es mit der Zeit geringfügig abänderten und diese leicht verfälschte Version eines Tages in unsere DNS einschleusten. Eine andere Möglichkeit bestand darin, dass das krebsauslösende Virus nicht einmal das normale *src*-Gen ändern musste, während es sich in seiner Gewalt befand. Das Virus hätte ja bereits das mutierte *src*-Gen aus einer Krebszelle entwenden können. Eines von Potts Karzinogenen oder andere mutagene Prozesse hätten zu Veränderungen des *src*-Gens eines armen, unbekannten Kükens führen können. RSV hätte dann die krebsauslösende Spielart rein zufällig mitgehen lassen und in seine RNS integriert. Ein normales, wahrscheinlich unproblematisches Virus hätte sich dadurch urplötzlich in ein Tumorvirus verwandelt. Bestückt mit dem neuen Onkogen hätte das Virus seine gefährliche Fracht bei der Infektion auf seine Wirte übertragen, ohne es zu ahnen – die Krebsversion von Typhus-Mary.

Das Gen *src* codierte also für ein Protein, das außer Kontrolle geraten war. Nun gab es keinen Zweifel mehr daran, wie Potts Karzinogene vorgingen. Sie taten es den Viren gleich und änderten die Gene, die für die Zellteilung verantwortlich waren, indem sie Protoonkogene in Onkogene verwandelten. Protoonkogene waren normale Gene, die für die Steuerung des Zellwachstums verantwortlich waren, aber aufgrund von Varmus' und Bishops Experiment erwiesen sie sich jetzt als Schwachstelle. Auf einmal waren sie mit Landminen vergleichbar, die über unser gesamtes Genom verstreut lagen und darauf warteten, ausgelöst zu werden. Protoonkogene waren Samen, die in unserem Körper schlummerten, bis sie ein Karzinogen aufkeimen ließ oder durch ein Tumorvirus wieder eingeschleust wurden.

In Gestalt von Hansemanns chaotischen Chromosomen wurde dieser Prozess für uns greifbar, ganz gleich, ob die Ursache ein Karzinogen oder ein Virus war. Rous' unbequeme Virentheorie der Krebsentstehung wurde kurzerhand der SMT einverleibt. Varmus' und Bishops Entdeckung ließ den Flickenteppich aus Belegen zu einem einheitlichen Bild werden. Eine Reihe unterschiedlicher Beobachtungen konnte nun in einen Zusammenhang gebracht werden. Der hoch geschätzte Autor und Krebsforscher Siddhartha Mukherjee drückte es folgendermaßen aus: „Die Wirkung ist fast so, als sähe man zu, wie ein Puzzle sich von allein zusammensetzt."[9] Watson und Crick hatten das Molekül im Zentrum des biologischen Universums enträtselt, und Varmus und Bishop demonstrierten, dass Änderungen dieses Moleküls zu beeinträchtigten Proteinprodukten führten, die Krebs verursachten. Diese Proteine sabotierten die strengen Kontrollmechanismen der ordnungsgemäßen Zellteilung und entfesselten ein chaotisches, unkontrolliertes Wachstum. „Das atemberaubende Gefühl der plötzlichen Erleuchtung, das den Geist erfüllt, wenn sich die passende Idee einstellt, kann man sich kaum vorstellen, wenn man es nicht selbst erleben durfte. Man erkennt sofort, wie viele Fakten, die zuvor noch Verwirrung stifteten, durch die neue Hypothese fein säuberlich erklärt werden können. Man könnte sich Vorwürfe machen, dass man die Idee nicht schon früher gehabt hat, zumal nun alles so offensichtlich erscheint. Doch davor war alles in Nebel gehüllt"[10], schrieb Crick.

Nach den Jahrhunderten des Kampfes, den Bemühungen zahlreicher Forschergenerationen und viel zu vielen Opfern, als dass man sie zählen könnte, verfügte die Menschheit nun über die Antwort auf eines ihrer ältesten und unbarmherzigsten Rätsel: Die Ursache der Krebserkrankung. Die SMT der Krebsentstehung war in Eisen gegossen. Nach Warburgs Tod und nachdem Rous' Virus fast verschwörerisch in einen Beweis für die SMT umgewandelt worden war, gab es niemanden mehr, der die SMT bestritten hätte. Das Tor war urplötzlich zugeknallt worden, und nur wenige würden noch zurückblicken.

CHEMOTHERAPIE UND DIE TORE ZUR HÖLLE

2

Eingebettet in die Geschichte, die das Ringen um eine Krebstherapie schildert, findet sich eine zweite Erzählung. Sie handelt von unseren Bemühungen, die Krankheit überhaupt erst zu verstehen. Das heißt, ihre widersprüchliche Persönlichkeit kennenzulernen, ihre Stärken, Neurosen, Abhängigkeiten, Muster, Strategien und Schwächen in Erfahrung zu bringen. Auch wenn Krebsforschung und therapeutische Praxis zwei verschiedene Gegenstände sind, so sind sie doch miteinander verflochten. Der Pfad war nicht immer so geradlinig, dass Therapien der Grundlagenforschung folgten. Manchmal verlief der Weg in die entgegengesetzte Richtung, wenn therapeutische Ansätze zum Grundverständnis des Krebses beitrugen.

Die ersten Gehversuche der medikamentösen Krebsbehandlung erfolgten in einer Zeit, in der die Forscher wenig über die Natur der Krankheit wussten. Die Geschichte der Entwicklung dieser Medikamente ist erschütternd und lehrreich zugleich. Zweifellos formten diese unspezifischen Gifte, die heute noch häufig zur Anwendung kommen, unsere Wahrnehmung der Krankheit. Die Erzählung beginnt an einem unverdächtigen Ort, der so weit von einem Laboratorium entfernt war, wie man es sich nur vorstellen konnte. Passenderweise und vielleicht aufgrund einer Ironie des Schicksals wurde die Chemotherapie in einem nächtlichen Horrorszenario während des Zweiten Weltkriegs ins Leben gerufen.

Am 3. Dezember 1943 erhielt Oberstleutnant Stewart Francis Alexander einen Telefonanruf, in dem er aufgefordert wurde, so schnell wie möglich seine Reisetasche zu packen. Ein Flugzeug würde auf ihn warten. Er erhielt präzise Anweisungen.

Drei Tage zuvor hatten die Deutschen den Hafen der süditalienischen Stadt Bari bombardiert, der ein Hauptumschlagplatz für die alliierten Streitkräfte war. Die Alliierten wurden einfach überrumpelt; sie hatten geglaubt, dass die deutsche Luftwaffe mit einem derartigen Angriff überfordert wäre, weshalb niemand darauf vorbereitet war. Sogar die Beleuchtung hatte man für die Deutschen angelassen.

Als die Bomben vom Himmel fielen, entfaltete sich ein Bild des Grauens. Die erste Angriffswelle tötete 1.000 alliierte Soldaten. Um die sinkenden Schiffe zu verlassen, sprangen hunderte Matrosen ins Hafenwasser. Als sie wieder auftauchten, waren sie mit einer ölartigen Substanz bedeckt, die den zerstörten und leckenden Schiffen entwichen war. Manche nahmen einen Geruch wahr, der an Knoblauch erinnerte. Die Matrosen wurden bald von ungewöhnlichen Beschwerden heimgesucht. Viele klagten über ein brennendes Gefühl, stellten aber keine Verbindung zu der Ölmischung her, die ihre Uniformen durchtränkt und sich auf ihre Haut gelegt hatte. Vielleicht glaubten sie, es sei Motoröl gewesen. Als der späte Nachmittag in den Abend überging, beschwerten sich die Matrosen noch immer über das Brennen auf ihrer Haut. Das Sanitätspersonal bemerkte, dass sich Blasen gebildet hatten. Während der Nacht entwickelten sich schlimmere Symptome: Abgesehen von dem Brennen der Haut erblindeten hunderte Soldaten. Das Oberkommando der Alliierten wusste, wodurch die Symptome verursacht wurden. Deshalb rief man Alexander an. Von ganz oben kam die Anweisung, die Angelegenheit diskret zu behandeln.

Alexander traf am nächsten Tag ein. Als er die Patienten untersuchte und sie ihm alles genau schilderten, erkannte er die Zeichen: brennende Haut, Blindheit, knoblauchartiger Geruch. Es musste sich um Lost (Senfgas) handeln. Alexander gehörte einem Team an, das hinsichtlich der Auswirkungen von Kampfgasen geschult war. Unverzüglich teilte er dem medizinischen Personal mit, wie die betroffenen Soldaten zu behandeln wären. Als er seine Einschätzung jedoch an seine militärischen Vorgesetzten herantrug, stieß er auf eine Mauer des Schweigens. Man wies ihn an, seiner Aufgabe weiter nachzugehen, die Männer zu behandeln und im Übrigen über das, was er wusste, Stillschweigen zu bewahren. Jetzt war ihm klar, dass die Alliierten versuchten, die Tatsache zu vertuschen, dass eines ihrer eigenen Schiffe randvoll mit Lost gefüllt gewesen war. In den folgenden Wochen starben 83 Soldaten an den Folgen des Giftgasunfalls, den die eigene Seite verschuldet hatte. Die Zivilisten, die den Gaswolken zum Opfer fielen, die durch die Lüfte schwebten und über den nahegelegenen Ortschaften schwelten, blieben ungezählt, doch ist häufig von ungefähr tausend Toten die Rede.

Erst sehr viel später sollte ans Tageslicht kommen, dass die Katastrophe von einem der 28 zerstörten Schiffe, der SS *John Harvey*, ausging. Die deutschen Bomben hatten ihre gesamte Ladung freigesetzt. Über 54 Tonnen des gelben Gases ergossen sich in die Bucht oder waberten in der Meeresluft und gingen willkürlich über nichtsahnenden Zivilisten nieder. Das Kommando der Alliierten verschleierte die Angelegenheit, weil es ein loses bilaterales Übereinkommen gab, keine Kampfgase einzusetzen. Allerdings traute keine Seite der anderen, beide horteten Lost und bereiteten sich auf die Vergeltung vor.

Es war unmöglich, genau zu ermitteln, wie viele Leben Alexander gerettet oder wie sehr er das Leiden durch sein Eingreifen gelindert hatte. Später würde er dafür Anerkennung erhalten – sobald der Schleier des Geheimnisses, der den Unfall umgab, gelüftet wäre. Aber der Grund, weshalb man sich an ihn erinnern sollte, befand sich in den Taschen, mit denen er nach Hause zurückkehrte: Sie waren vollgepackt mit Gewebeproben der gefallenen Opfer.

Sobald Alexander heimgekehrt war, begannen Ärzte mit der Analyse der Gewebeproben. Ein gemeinsames Merkmal stach ihnen ins Auge: Die Proben wiesen einen erstaunlichen Mangel an weißen Blutkörperchen in den Lymphknoten und im Knochenmark auf. Das sind ausgerechnet die Gewebe, die bei Lymphknotenkrebspatienten mit sich fieberhaft teilenden Zellen vollgestopft sind. Louis Goodman und Alfred Gilman stellten diese Verbindung her – zwei Pharmakologen an der Yale University, die sich vertraglich verpflichtet hatten, die therapeutischen Auswirkungen von Stickstofflost zu erforschen. In einem kleinen Gedankenexperiment erwogen sie die Möglichkeit, dass das Kampfgas eine eigentümliche, dualistische Beschaffenheit haben könnte – eine Jekyll-und-Hyde-Zusammensetzung, die sowohl auf dem Schlachtfeld als auch in einer Arztpraxis ihre Berechtigung hätte. Die Vermutung war zwar weit hergeholt, aber die Wissenschaftler überzeugten sich gegenseitig, dass die Angelegenheit einen Versuch wert war. Sie arbeiteten einen abenteuerlichen Plan aus, um die exzentrische Idee zu überprüfen, dass das Kampfgas ein lang ersehnter chemotherapeutischer Wirkstoff sein könnte.

Eine Reihe von Experimenten an Mäusen bestätigte ihre Vermutung: Es war offensichtlich, dass die Senfverbindung Lymphknotentumoren bei den Nagetieren schrumpfen ließ. Was als Hauch einer Möglichkeit begonnen hatte, schien nun gar nicht mehr so verrückt zu sein. Unter den Ärzten machte sich die aufregende Erkenntnis breit, dass sie ein Medikament entdeckt haben könnten, um den Krebs erfolgreich zu bekämpfen.

Danach wandten sich die beiden Pharmakologen an den Thoraxchirurgen Gustaf Lindskog und baten ihn, bei dem nächsten Schritt behilflich zu sein. So befremdlich es auch klingen mag: Sie fragten ihn, ob er einem Lymphknotenkrebspatienten Stickstofflost verabreichen könnte. Nachdem sie Lindskog die beeindruckenden vorklinischen Daten aus den Tierversuchen gezeigt hatten, stimmte er endlich zu. Der erste Patient, dem Lindskog eine Injektion verabreichte, litt an einem Non-Hodgkin-Lymphom, das mit einer starken Obstruktion der Atemwege einherging. Es handelte sich um einen fortgeschrittenen Fall der Erkrankung und alle anderen Optionen waren ausgeschöpft. Zu ihrer Überraschung bildete sich der Tumor des Patienten zurück. Auch anderen Patienten konnte das Medikament mit demselben Ergebnis injiziert werden. Das Forschertrio sprühte vor Aufregung, als es die dramatischen Erkenntnisse dem Militär übermittelte. Aber ihre Begeisterung war nur von kurzer Dauer. Aufgrund der Geheimhaltung, die dem Kampfgas-Programm des US-Militärs immer noch auferlegt war, forderte man die Ärzte auf, Stillschweigen zu bewahren. Ihre Ergebnisse durften erst drei Jahre später veröffentlicht werden.

Als es im Jahr 1946 schließlich so weit war, lösten die Ergebnisse eine Woge der Begeisterung aus. Jahrhundertelang hatten Chirurgie und Strahlentherapie die Landschaft der Krebsbehandlung dominiert. Von ihrem Erfolg hing ab, ob sich der Krebs ausbreitete. Falls er es tat, waren die Möglichkeiten von Strahlentherapie und Skalpell ausgeschöpft. Und selbstverständlich waren Medikamente die einzig denkbare Lösung bei „flüssigem Krebs“ wie Leukämie oder Lymphomen, die sich weder bestrahlen noch herausschneiden lassen. Der Gedanke an Medikamente, die sich im Körper ausbreiteten, um den Krebs zum Kampf herauszufordern, wo immer er sich verstecken mochte, war ein lang gehegter Traum. Der Erfolg des Stickstofflosts ließ eine verlockende Hoffnung aufkeimen: Vielleicht wäre es möglich, Medikamente zu entwickeln, mit denen Krebs behandelt oder sogar geheilt werden könnte. Forscher und Ärzte auf der ganzen Welt waren von dieser Möglichkeit gefesselt.

Als man Lymphknotenkrebspatienten im ganzen Land den ersten chemotherapeutischen Wirkstoff verabreichte, wurde eine neue Ära der Onkologie eingeleitet. Die Umstände ihrer Morgendämmerung waren mit Metaphern überladen. Der weltweit erste chemotherapeutische Wirkstoff wurde aus einer Substanz gewonnen, die dazu bestimmt war, Feinde zum Krüppel zu machen und ihren Willen zu brechen – mithilfe einer sich langsam voranwälzenden, todbringenden Wolke. Erst aufgrund eines schrecklichen Unfalls, der sich in den dunkelsten Jahren der Menschheit ereignet hatte, wurde das therapeutische Potenzial des Losts entdeckt.

> *„Wenn man die Veröffentlichungen dieser Zeit liest, so ist die echte Begeisterung darüber nicht zu übersehen, dass es möglicherweise Medikamente gab, mit denen man Krebspatienten heilen konnte“*[a],

schrieb der bekannte Onkologe Vincent DeVita Jr. über die erste großflächige Anwendung von Stickstofflost als Chemotherapeutikum. Aber nachdem das Medikament großzügig in Umlauf gebracht und einige Zeit vergangen war, erwies sich die Euphorie als verfrüht. Die durch Stickstofflost bedingte Remission der Erkrankung stellte sich als vorübergehend und unvollständig heraus. Das Medikament ließ die typischen harten Knoten nur ein paar Wochen lang weicher werden. Dann erwachte der Krebs zu neuem Leben und füllte die Lymphknoten wieder mit festen Malignomen an. Es war ein Schlag ins Gesicht derjenigen, die sich der schwachen, verlockenden Hoffnung auf eine Chemotherapie hingegeben hatten. Auf das Hochgefühl folgte Pessimismus, und die Erwartung, dass Medikamente zum Erfolg von Krebstherapien beitragen könnten, war wieder mit Unsicherheit behaftet.

Stickstofflost wirkt, indem er die DNS angreift. Die Nukleotide bzw. Basenpaare der DNS werden durch eine als Wasserstoffbrückenbindung bezeichnete Wechselwirkung zusammengehalten. Unter den verschiedenen Möglichkeiten, wie sich Atome miteinander verbinden können, zählen Wasserstoffbrückenbindungen zu den schwächsten Formen. Sie sind der „weiche Händedruck“ der Molekülbindungen. Das ist für die Funktionsweise der DNS von großer Bedeutung. Wenn sich eine Zelle teilt, muss sich die Helixstruktur der DNS auseinanderwickeln und jeden Strang einzeln freilegen, damit er kopiert werden kann. Vor der Zellteilung replizieren sich alle 46 Chromosomen des Menschen, sodass jede Tochterzelle ein Exemplar erhält. Die geschmeidige Beschaffenheit der Wasserstoffbrückenbindungen ermöglicht es der DNS, dynamisch zu sein und sich nach dem Reißverschlussprinzip zu öffnen, wenn die Zellteilung bevorsteht oder wenn bestimmte Gene in RNA transkribiert werden sollen, um im weiteren Verlauf Proteine herzustellen.

Stickstofflost spürt die Base Guanin auf und sorgt dafür, dass der Handschlag mit ihrem Partner Cytosin nicht mehr gelöst wird. Auf diese Weise wird die DNS am Öffnen des „Reißverschlusses“ gehindert, sodass die Zellteilung ausbleibt. Selbstverständlich kann Stickstofflost nicht zwischen normalen und Krebszellen unterscheiden. Er bewegt sich willkürlich durch den Körper, blockiert die DNS jeder Zelle, in die er vordringt, und friert sie in ihrer Position ein – vergleichbar mit einem Parkplatzwächter, der eine Kralle am Reifen Ihres Autos anbringt. Das Ergebnis dieses Angriffs fällt so aus, wie es von einem Kampfgas, das in die

Vene eines Patienten injiziert wird, zu erwarten ist: Ein paar Stunden nach der Injektion werden die Patienten von Wellen der Übelkeit erfasst, woraufhin sie sich übergeben, da der Körper versucht, das Gift loszuwerden. In den folgenden Wochen geht die Anzahl der roten und weißen Blutkörperchen sowie der Blutplättchen sprunghaft zurück, weil die zur Blutproduktion notwendige Zellteilung von der Senfverbindung gehemmt wird. Es treten Blutergüsse auf, da die Blutgerinnung beeinträchtigt ist. Die Anämie verursacht eine so intensive Müdigkeit, dass sich die Patienten nicht einmal mehr in den grundlegendsten Dingen um sich selbst kümmern können. Aufgrund der dramatischen Schwächung des Immunsystems steigt das Infektionsrisiko massiv an. Im Laufe der Zeit wird die DNS von immer mehr Zellen blockiert, sodass die Haare ihr Wachstum einstellen und auszufallen beginnen. Weil die sich normalerweise rasch teilenden Zellen der Darmschleimhaut absterben, ist unkontrollierter Durchfall die Folge; schwarzer, wie Teer aussehender Stuhl wird von Blutungen im Darm verursacht. Wenn das Gift die Zellen der Fortpflanzungsorgane angreift, werden die Patienten steril. Wunden im Mund treten auf, und die Adern, die das Medikament in den übrigen Körper transportieren, verdunkeln sich allmählich.

Als die Welt nach Kriegsende langsam wieder zur Normalität zurückkehrte, lichteten sich der Pessimismus, der die Chemotherapie umgab, und die Enttäuschung über den Stickstofflost hinreichend, um eine Neubewertung zu ermöglichen. Vielleicht handelte es sich um Zweckoptimismus. Es war eine unbequeme Tatsache, dass die Krebstherapie seit Jahrhunderten stagnierte und auf nicht mehr als zwei Prinzipien beruhte: Entferne so viel wie möglich durch chirurgische Eingriffe und bestrahle den Rest.

Während die Last der Infektionskrankheiten zurückging, gab es weiterhin keine Fortschritte in der Krebstherapie. Im Jahr 1926 war Krebs die zweithäufigste Todesursache in den Vereinigten Staaten. Doch das Warten schien nun ein Ende zu haben. Mit dem im Jahr 1947 von Sidney Farber entdeckten Methotrexat gelang es, eine Remission bei an Leukämie erkrankten Kindern herbeizuführen. Wiederum keimte die Hoffnung auf eine dritte Behandlungsstrategie auf.

Farber wurde 1903 in Buffalo (New York) geboren. Obwohl er zum Pathologen ausgebildet war, interessierte er sich irgendwann mehr für die Behandlung von Patienten als für die einsame Tätigkeit der Probenanalyse in einem engen Labor. Was für Farber als Interesse begann, verwandelte sich in eine merkwürdige Besessenheit. Der Traum von der Chemotherapie, der legendären dritten Richtung der Krebsbehandlung, fesselte ihn. Aber ebenso wie Stickstofflost bewirkte auch Methotrexat nur eine flüchtige, einige Wochen andauernde Remission der Krankheit. Als Farber über eine Strategie nachdachte, um dieses Problem zu bewältigen, stand ihm ein Modell zur Verfügung: die vor Kurzem entdeckte Macht der Antibiotika. Im Jahresrhythmus wurde die Öffentlichkeit mit exotisch klingenden Präparaten bekannt gemacht: 1947 mit Chloramphenicol, ein Jahr später mit Tetracyclin und im darauf folgenden Jahr kam Streptomycin auf den Markt. Für Ärzte, die wie Farber von vergleichbaren Medikamenten für die Krebstherapie träumten, waren Antibiotika ein Symbol der Hoffnung, die Krankheit einst besiegen zu können. Abgesehen von den fast magischen Eigenschaften leistete das wachsende Arsenal der Antibiotika noch etwas anderes: Es ermöglichte Ärzten, klinische Versuche zu entwerfen und die besten Darreichungsmethoden auszuarbeiten. Die gut geplanten und ebenso gut durchgeführten Versuche lehrten die Ärzte, dass die Schlagkraft in der Kombination lag. Wenn der Angriff fehlschlug, wechselten sie die Waffen und fochten weiter, um den Erreger nicht zur Ruhe kommen zu lassen.

Darauf wurden Ärzte wie Farber aufmerksam. Ließ sich auf Krebs möglicherweise dieselbe Strategie anwenden? Konnte der Stillstand möglicherweise zugunsten der Ärzte gebrochen werden, wenn man Krebsmedikamente abwechselnd einsetzte oder miteinander kombinierte? Farber und anderen blieb jedoch nicht verborgen, dass die Auswahl an Medikamenten größer werden musste, wenn sie Kombinationen zusammenstellen wollten.

Im Sommer des Jahres 1946 zeitigte Farbers erster Versuch, ein Medikament für die Chemotherapie zu entwickeln, auf Umwegen Erfolg. Farber spekulierte, dass Folsäure die Überproduktion von Blutzellen bei Leukämiepatienten einstellen könnte, weil er wusste, dass sich das Vitamin zur Behandlung von Anämie eignet, indem es auf die Blutproduktion wirkt. Aber Farber bemerkte bald, dass seine Logik exakt verkehrt herum war. Die DNS benötigt Folsäure, um sich zu replizieren; es Leukämiepatienten zu verabreichen, wäre, als würde man Benzin ins Feuer gießen. Einmal injiziert, explodierte die Anzahl der Zellen im Körper der Patienten geradezu, was den Krankheitsverlauf heftig beschleunigte. Unbeirrt krempelte Farber seine Argumentation einfach um: Falls Folsäure die Leukämie verschlimmerte, könnten vielleicht Folsäure-Antagonisten bzw. Antifolate eine Besserung bewirken. Er benötigte ein Molekül, das der Folsäure so ähnlich war, dass er dem Körper vorgaukeln konnte, es handle sich um das Original – quasi eine molekulare Attrappe.

Zu Farbers Glück beschäftigte sich der Biochemiker Yellapragada Subbarao im Norden des Bundesstaats New York mit Methoden, Folsäure „von Grund auf" zu synthetisieren. Die synthetische Chemie ist ebenso sehr eine Kunstform wie eine Wissenschaft. Indem sie von einem gegebenen Rohstoff ausgehen, greifen Chemiker auf ihre Sachkenntnis und Intuition zurück, um Molekülgruppen zu ergänzen, neu anzuordnen oder der Ausgangsverbindung zu entziehen, bis das gewünschte Produkt gewonnen ist. Während Subbarao auf sein Ziel hinarbeitete, Folsäure zu erzeugen, entwickelte er Zwischenprodukte, die in ihrer Struktur dem Vitamin ähnelten, sich aber hier und dort in einigen Atomen unterschieden. Für Subbarao waren die Zwischenprodukte im Großen und Ganzen bedeutungslos, sie galten ihm nur als Mittel zum Zweck. Für Farber waren sie allerdings genau das, wonach er gesucht hatte. Eine der Verbindungen – Methotrexat – besaß eine Molekülstruktur, die Folsäure so ähnlich war, dass die Körperzellen keinen Unterschied ausmachen konnten. Obwohl aus Sicht der Zelle Methotrexat genau wie Folsäure aussah, agierte es anders: Es verhielt sich wie ein zerbrochener Schlüssel in einem Schloss, der alles blockierte, die biologischen Prozesse unterband, die auf Folsäure angewiesen waren, und dadurch die Replikation der DNS zum Stillstand brachte.

Ebenso wie Stickstofflost war Methotrexat alles andere als spezifisch. Es hielt wahllos sowohl Krebs- als auch normale Zellen von der Teilung ab. Da sich Krebszellen aber öfter teilen, wurden sie geringfügig häufiger als gesunde Zellen abgetötet. Wie Stickstofflost erkämpfte auch Methotrexat nur eine kurzfristige Remission der Krankheit, was aber völlig ausreichte, denn Farbers Entdeckung regte die ungezügelte Energie der Krebsaktivistin und Philanthropin Mary Lasker an. Indem sie Methotrexat als Beispiel vorbringen konnte, drängte sie den US-amerikanischen Kongress, ein nationales Programm einzuleiten, das der Entwicklung weiterer Medikamente gewidmet sein sollte. 1955 gab man ihrem Wunsch nach. Der Bewilligungsausschuss des Senats stellte fünf Millionen Dollar für den Aufbau des Cancer Chemotherapy National Service Center (CCNSC) zur Verfügung – ein Förderprogramm, das „das weltweite Erscheinungsbild der Entwicklung von Krebsmedikamenten sowie das des NCI und der NIH unwiderruflich verändern sollte“[2], wie DeVita, ein ehemaliger Direktor des NCI, feststellte.

Weitere Medikamente derselben Sorte waren die Folge. 1951 entwickelte die hervorragende synthetische Chemikerin Gertrude Elion ein Medikament, das wie eine der vier Basen der DNS aussah. Dabei folgte sie derselben Logik, die bei Methotrexat zur Anwendung gekommen war, wenn auch unter einem leicht veränderten Gesichtspunkt. Falls das Molekül die Zelle dahingehend täuschen konnte, dass sie es mit einem Nukleotid verwechselte, könnte es Sand ins Getriebe des DNS-Replikationsprozesses streuen. Genau wie Stickstofflost und Methotrexat bewirkte auch Elions Wirkmolekül 6-Mercaptopurin (6-MP) bei den

Patienten eine Remission der Krankheit, die nur einige Wochen andauerte. Auch wenn diese Medikamente einzeln betrachtet eine Enttäuschung waren, so verfügte man allmählich über ein ganzes Arsenal. Manche Ärzte glaubten, dass die für sich genommen schwachen Medikamente sich gemeinsam als stark erweisen könnten – so wie es bei den Antibiotika der Fall war. Beim Vergleich von Chemotherapeutika mit Antibiotika gab es allerdings einen Unterschied: Die Tatsache, dass es sich um schonungslose, wahllos wirkende Gifte handelte, ließ sich nicht verbergen. Würde man diese Medikamente in vergleichbarer Weise kombinieren, könnte man möglicherweise die Wirkung steigern, gleichzeitig würde sich aber auch ihre Toxizität verdoppeln oder verdreifachen: Die Patienten würden sterben, bevor es ihnen besser ginge.

Yin und Yang

Es bedurfte der richtigen Mischung aus Wagemut und Vorsicht, um das Vorhaben zu verwirklichen, eine Kombination der neuen Medikamente an Krebspatienten zu erproben. Das Zusammentreffen von verwegener Tapferkeit und besonnener Zurückhaltung, zu dem es im Frühjahr 1955 am NCI kam, kann in dieser Hinsicht als glücklich bezeichnet werden.

Während Emil Freireich unerschrocken, selbstsicher und großspurig war, zeichnete sich sein Kollege Emil Frei durch Vorsicht, eine ruhige Art und Rücksichtnahme aus – einer verkörperte Yang, der andere Yin. Zu Freis Berufsverständnis gehörten ungewöhnliche Aktivitäten – beispielsweise verkleidete er sich für die kranken Kinder als Big Bird oder Darth Vader. Siddharta Mukherjee beschrieb Frei, wie er seine Rundgänge auf der Station für pädiatrische Onkologie machte: „Er war charmant, einnehmend und bedächtig [...]. Wer ihm zusah, wie er mit schwerkranken Kindern und ihren aufgeregten, reizbaren Eltern umging, meinte einen Meisterschwimmer durchs Wasser gleiten zu sehen – einer, der vollkommen in seinem Element ist."[1]

Sein Kollege Freireich dagegen war mit einer Kreissäge vergleichbar. Aufgrund seines „aufbrausenden"[2] Temperaments wurde er im Laufe seiner Karriere sieben Mal entlassen. Freireich hatte eine schwere Kindheit gehabt. Der Vater hatte nach dem Börsencrash im Jahr 1929 Selbstmord begangen, die Familie war in bittere Armut geraten. Während Frei einer Künstlerfamilie entstammte, beschrieb Freireich seine Kindheit folgendermaßen: „Ich habe nie ein Ballett oder ein Theaterstück besucht. Abgesehen von dem kleinen Fernsehapparat, den meine Mutter anschaffte, hatte ich keine nennenswerte Förderung. Es gab weder Literatur noch Kunst. Keine Musik, keinen Tanz, gar nichts. Es ging nur ums Essen und darum, nicht getötet oder zusammengeschlagen zu werden. Ich war ziemlich ungehobelt.“[3]

So verschieden sie waren, gemeinsam bildeten sie ein System der gegenseitigen Kontrolle und des Ausgleichs, das notwendig war, um die Kombinationstherapie voranzubringen. Wenn Freireich seine Beherrschung verlor oder zu stark antrieb, glättete Frei sanft die Wogen. Viele Außenstehende stellten das Konzept der toxischen Chemotherapie in Frage, von Kombinationen dieser Medikamente ganz zu schweigen. Sogar einzeln verabreichte Arzneimittel konnten die Gesundheit der Patienten zerstören, wenn man zu weit ging. Das musste Freireich anhand des Medikaments Vincristin schmerzlich erfahren. „Von den ersten 14 Kindern, die wir behandelten, starben ein oder zwei. Ihre Gehirne waren völlig verschmort.“[4] Die meisten Menschen erklärten es für „inhuman“, Gift in die Adern von Patienten zu träufeln. Wenn sie also weitermachen wollten, mussten sie Vorsicht walten lassen. Andererseits würden sie sich die Kraft der Kombination zunutze machen müssen, wenn sie mehr erreichen wollten als nur ein vorübergehendes Abklingen der Krankheit, wie es einzeln dargebotene Medikamente hervorriefen. Sie würden Grenzen sprengen müssen.

Im Winter 1957 erhielt das Medizinerduo letztendlich die Erlaubnis, an Leukämie erkrankte Kinder mit einer Kombination zweier Medikamente zu behandeln: mit Farbers Methotrexat in Verbindung mit 6-MP. Die Studie schloss zwei weitere Patientengruppen mit ein, denen jeweils nur eines der beiden Arzneimittel verabreicht wurde. Konzipiert wurde das Projekt mit dem Ziel, herauszufinden, ob Chemotherapeutika leistungsfähiger waren, wenn man sie kombinierte. Als die Ergebnisse zusammengetragen wurden, war der Unterschied verblüffend: Verabreichte man die Medikamente einzeln, sprachen 15 bis 20 Prozent der Patienten darauf an. Die Kombination erwies sich jedoch als weitaus wirksamer. Obwohl der Medikamentencocktail hochtoxisch war und hinsichtlich seiner Verträglichkeit einem Ritt auf des Messers Schneide glich, steigerte er die Remissionsrate auf über 45 Prozent. Damit war erwiesen, dass die Kombinationstherapie den Behandlungserfolg verbesserte. Wie bereits die Erfahrungen mit Antibiotika gezeigt hatten, ließ sich auch hier das Problem der Arzneimittelresistenz mit einer Doppelschlagstrategie umgehen. Die Ergebnisse schufen optimale Voraussetzungen, um weiterzumachen, aber das sollte nicht ohne Spannungen ablaufen.

Sowie das junge Forschungsgebiet der Chemotherapie Gestalt annahm, spaltete es die Ärzte in entgegengesetzte Lager. Während das eine Lager vorrücken wollte, war dem anderen der Preis dafür zu hoch. Selbst wenn Patienten von einer unweigerlich tödlich verlaufenden Krankheit betroffen waren, hielten es manche Ärzte für moralisch unverantwortlich, sie während ihrer restlichen Lebenszeit durch die Hölle zu jagen. Es genügte ein kurzer Blick in die Behandlungsräume, wenn die Mediziner durch die Leukämiestation des NCI-Krankenhauses spazierten, um sie aufgrund ihres Verhaltens dem einen oder anderen Lager zuzuordnen. Der Onkologe Max Wintrope sagte: „Diese Medikamente verursachen mehr Schaden als Nutzen, weil sie nur den Todeskampf verlängern. Die Patienten werden sowieso sterben.“[5] Freireich sah das anders – nämlich genau umgekehrt: „Ich hatte das Gefühl, dass ich es versuchen sollte. Warum nicht? Sie würden auf jeden Fall sterben.“ In den Leukämiestationen der Krankenhäuser traf man auf Kinder mit aschfahlen Gesichtern, die sich über Eimern zusammenkauerten – eine Art blutleerer, lebender Toter. Viele machten es sich einfach, indem sie das, was sich im Namen der Experimente abspielte, als „grausam“ oder „geisteskrank“ bezeichneten. Andere wiesen darauf hin, dass den Kindern keine Alternative offenstand. Die Krankheit war ihr Todesurteil. Trotzdem erforderte es eine bestimmte Persönlichkeitsstruktur, um die Kinder absichtlich durch die chemotherapeutische Hölle zu schicken. Viele wollten damit nichts zu tun haben, weshalb sie über alle, die daran beteiligt waren, vorschnell urteilten.

Während man mehr schlecht als recht weitermachte, wurden im Hintergrund Richtlinien entwickelt. Bereits in den 30er Jahren hatte ein Forscher nachgewiesen, dass die Übertragung einer einzigen Leukämiezelle genügte, um eine Maus zu töten. Die nachwirkende Botschaft lautete, dass keine einzige Krebszelle übrig bleiben durfte, wenn man einen Patienten von der Krankheit befreien wollte. Dass eine einzige Zelle genügte, um einen Rückfall zu riskieren, war angesichts der Tatsache beängstigend, dass eine Dosis eines Chemotherapeutikums nicht eine bestimmte Anzahl Zellen abtötete, sondern einen Bruchteil der Gesamtlast. Die Schlussfolgerung war offensichtlich: Je länger die Chemotherapie ausgedehnt werden konnte, desto besser standen die Chancen, die Krankheit bis auf die letzte Krebszelle auszumerzen und den Patienten dadurch zu heilen. Die Optimisten glaubten immer noch daran, dass wenigstens ein geringer Teil der an Leukämie erkrankten Kinder durch eine Behandlung mit Medikamenten gesund werden würde.

In den frühen 1960er Jahren braute sich in Freireichs Kopf ein origineller Gedanke zusammen: Da jedes der Medikamente die Krebszellen auf eine andere

Weise tötete, mutmaßte er, dass das Gift in einer Mischung möglicherweise verdünnt und nicht angereichert würde. Jeder Arzt wusste, dass die Dosis das Gift machte. Wenn man zu viele Vierteldollarstücke auf ein- und derselben Stelle eines Blattes Papier stapelte, würde es irgendwann zerreißen. Aber was wäre, wenn man die Geldstücke auf unterschiedliche Positionen verteilte? Das Papier könnte einer erheblich höheren Gesamtlast standhalten, wenn man das Gewicht streute.

Freireich argumentierte, dass dieses Prinzip möglicherweise auch bei Medikamentenkombinationen zum Tragen käme: Vielleicht verteilte sich die Giftigkeit. Er weihte Frei in seine Gedanken ein. Dass durch eine Kombinationstherapie mehr Krebszellen ausgemerzt werden konnten, war bereits bekannt. Monatelange intensive Diskussionen gipfelten in einem gewagten strategischen Therapieschema, das vier Medikamente kombinierte – Vincristin, Amethopterin, Mercaptopurin und Prednison – und mit dem Akronym VAMP bezeichnet wurde. Als sie ihren Plan auf einer nationalen Konferenz zum Thema Blutkrebs präsentierten, schnappte die Zuhörerschaft nach Luft. Viele Teilnehmer – einschließlich Farber – lehnten diesen Ansatz ab und zogen einen turnusmäßigen Wechsel vor, bei dem jeweils nur ein Medikament gleichzeitig verabreicht werden sollte. Es war alles andere als klar, ob der Giftcocktail die kranken Kinder nicht überfordern und sie eher umbringen als ihnen helfen würde. Frei musste sein ganzes diplomatisches Geschick aufbieten, um die anderen zu überzeugen, dass das aus vier Medikamenten bestehende Therapieschema einen Versuch wert war. Letztendlich erhielten die beiden doch noch grünes Licht, so dass sie mit VAMP weitermachen konnten.

Als die Studie im Jahr 1961 aufgenommen wurde, schien es, als ob diejenigen, die VAMP als „geisteskrank" einstuften, recht behalten würden. Der Medikamenten-Mix richtete die Körperzellen der Kinder zugrunde und setzte ihnen so zu, dass ihr Leben nur noch an einem seidenen Faden hing. Frei und Freireich rechneten mit verheerenden Nebenwirkungen. Da sie sehr genau wussten, wie heikel diese Studie war, taten die Ärzte alles, um die Patienten bis zum Schluss mitzuschleifen. Falls die Kinder sterben sollten, wäre das für alle Beteiligten ein gewaltiger Rückschlag. Man verabreichte Thrombozyten-Transfusionen, um Blutungen zu verhindern; Kombinationen neuer und alter Antibiotika kamen zum Einsatz, um Infektionen vorzubeugen. Drei bange Wochen lang sah jeder – einschließlich des NCI-Personals, das ein großes Risiko auf sich genommen hatte, indem es das Experiment überhaupt erst gebilligt hatte – mit angehaltenem Atem zu.

Sobald die Ziellinie endlich erreicht war und sich der Staub gelegt hatte, machten sich das enorme Leid und die Angst bezahlt. Als sich das strapazierte Knochenmark der Kinder langsam erholte und wieder einen beständigen Strom an Blutzellen hervorbrachte, zeigte sich eine Veränderung: Die stark deformierten Leukämiezellen, die einst neben den gesunden Zellen dahinströmten, waren eindeutig verschwunden. Es war ein großer Sieg für das NCI und die beiden Emils. Doch so beeindruckend die Remission der Krankheit auch gewesen sein mochte, sie würde sich als dauerhaft erweisen müssen. Hatte das Therapieschema alle Leukämiezellen ausgerottet und die kranken Kinder geheilt? Oder versteckten sich noch irgendwo Tumorzellen, um Zeit zu gewinnen, bevor sie ihren erbarmungslosen Marsch fortsetzen würden? Das konnte nur die Zukunft zeigen.

MOPP

Als Vincent DeVita im Jahr 1963 ins NCI eintrat, war offensichtlich, welchem Lager er sich anschließen würde. Der ungestüme New Yorker, dessen Mutter ihn in seinen Kindheitstagen häufig auf der Vordertreppe ihres Hauses in Yonkers beim Sezieren von Fröschen ertappt hatte, war „plötzlich von diesen Fanatikern umgeben, die Krebsforschung betrieben“.[1] DeVita ließ sich von der herausfordernden und aufgeheizten Atmosphäre anstecken, die Frei und Freireich geschaffen hatten. Der Kardiologe fühlte sich von ihrem umstrittenen Club magisch angezogen.

Den Fachbereich der medikamentösen Onkologie gab es noch nicht, aber er nahm gerade Gestalt an. DeVita stellte fest, dass man einen hohen Preis zahlen musste, wenn man dem inneren Zirkel beitreten wollte. Kollegen, die sie aus der Ferne unter Beobachtung hielten, bezeichneten Frei, Freireich und DeVita als „die Extremisten“ – die drei wurden mit Seitenblicken, Spott oder unverhohlener Feindseligkeit bedacht. Manche erachteten die Medikamente, die sie verwendeten, schlicht und einfach als „Gift“. Viele Ärzte vertraten die Meinung, dass sie weder Pionierarbeit leisteten noch mutig oder unerschrocken waren, sondern stempelten sie als unmoralisch, inhuman und barbarisch ab. DeVita erzählte, dass „man tapfer sein musste, wenn man sich in den 1960ern als Chemotherapeut betätigen wollte“.[2] Die Skepsis und der Spott, mit denen er sich herumschlagen musste, verrieten ihm, dass die Last der Beweisführung schwer sein würde. Sie müssten zweifelsfrei belegen, dass die Chemotherapie mehr Nutzen als Schaden bewirkte.

Beflügelt durch die anfänglichen Remissionen, zu denen es im Rahmen der VAMP-Studie gekommen war, hatte DeVita vor, die Tauglichkeit des neuen Ansatzes zu beweisen. Ihm war klar, dass er zu diesem Zweck eine andere Krebsform erfolgreich bekämpfen musste, um die Übertragbarkeit der Methode zu belegen. Seine Wahl fiel auf Morbus Hodgkin – eine seltene Form von Lymphknotenkrebs mit ausnahmslos tödlichem Verlauf. Die Krankheit trat in bestimmten Altersgruppen gehäuft auf: im frühen Erwachsenenalter bzw. bei über 55-Jährigen. Sie entwickelte sich oft nach einem vorhersagbaren Muster und wanderte in einer choreographischen Abfolge von einem Lymphknoten zum nächsten. Lokal beschränkte Tumoren konnten mithilfe von Bestrahlung erfolgreich bekämpft werden, aber für systemische Krebserkrankungen bestand diese Möglichkeit nicht, was sie zu einem geeigneten Kandidaten für die Chemotherapie machte.

DeVita wählte ein Therapieschema aus, das mit VAMP vergleichbar war, insofern es sich um eine Kombination von vier Medikamenten handelte. MOPP, bestehend aus Stickstofflost, Oncovin (der Markenname für Vincristin), Procarbazin und Prednison, war eine wilde Mischung, mit der die umstrittene neue Behandlungsmethode erprobt werden sollte. DeVita erinnert sich, dass das Konzept auf „erbitterten“ Widerstand stieß , als sie es dem NCI präsentierten, woraufhin sich Frei erneut gezwungen sah, einzuschreiten und den Kritikern freundlich und diplomatisch den Wind aus den Segeln zu nehmen.

Ab 1964 meldeten sich Hodgkin-Opfer im fortgeschrittenen Stadium, um DeVitas neuen Behandlungsplan zu erhalten. 43 Patienten aller Altersstufen, angefangen bei Kindern, die das Teenageralter noch nicht erreicht hatten, bis hin zu alten Menschen, bekamen MOPP verabreicht. Ebenso wie VAMP lotete MOPP das unbekannte Land der Krebstherapie aus, aber in Gestalt der Nebenwirkungen stieß es auch an neue Grenzen. Viele dachten, dass die forsche Herangehensweise voreilig wäre. An erster Stelle sollte die Einsicht in die Krankheit stehen, auf die vernünftig begründete Therapien zu folgen hatten. DeVitas Zugang war genau umgekehrt. Er argumentierte, dass eine Therapie durchaus auf der Basis von Versuch und Irrtum entwickelt werden und dem Verständnis vorausgehen könne. Er wollte nicht so lange warten, bis die Grundlagenforschung aufgeholt hatte.

Wie erwartet, hüllte MOPP die Patienten in einen Nebelschleier kräftezehrender Übelkeit, dessen Schwaden sich heftig und unvorhersehbar verdichteten. Weil ihr Immunsystem zerstört wurde, waren sie einem Schwarm von Krankheitserregern ausgesetzt, der sich aus seltenen und exotischen, aber auch aus ganz gewöhnlichen Keimen zusammensetzte. Es wurde jede Anstrengung unternommen, damit sich die Patienten nicht infizierten; allerdings fanden die Mikroben häufig einen Weg in die schutzlosen Körper und lösten Lungenentzündung sowie andere Infektionskrankheiten aus. Abgesehen von den üblichen Folgen wie Haarverlust und Erbrechen, stellten sich Nebenwirkungen ein, mit denen niemand gerechnet hatte, beispielsweise Sterilität bei beiden Geschlechtern. Als man nahe daran war, die Grenzen des Erträglichen und des moralisch Vertretbaren zu überschreiten, konnten Erfolge verzeichnet werden, die die Abscheulichkeiten in den Schatten stellten – das erinnerte an die VAMP-Studie. Die geschwollenen Knoten verschwanden. Die Patienten erholten sich langsam, ihre Haare wuchsen wieder, sie konnten das Essen bei sich behalten und schließlich war ihre Gesundheit wiederhergestellt.

Bei der Chemotherapie handelte es sich um eine neue Therapieform, die darauf ausgerichtet war, den Körper zu ruinieren, um Heilung zu ermöglichen. Alle hofften, dass die angeschlagenen Krebszellen nicht mehr in der Lage sein würden, zurückzukommen – woher auch immer. Die Methode war vergleichbar mit dem Niederbrennen eines Hauses, um einer Rattenplage entgegenzuwirken, in der Hoffnung, es am Ende wieder aufbauen zu können. Es war völlig belanglos, wodurch das Hodgkin-Lymphom ausgelöst wurde – der Krebs hatte sich für den Moment verflüchtigt.

Im Herbst 1963, also nur ein paar Jahre, nachdem das letzte Kind mit VAMP behandelt worden war, erlitt der vorsichtige Optimismus, der durch die Gänge der Krebsstation drang, einen verheerenden Rückschlag. Die beeindruckende Remission, die im Rahmen der VAMP-Studie erzielt werden konnte, erwies sich nicht als so beständig wie erhofft. Eines nach dem anderen kehrten Freis und Freireichs Kinder in die Klinik zurück – mit neurologischen Beschwerden im Gepäck. Das eine Kind hatte einen Krampfanfall, ein anderes verspürte ein seltsames Kribbeln und das nächste anhaltende Kopfschmerzen. Der Optimismus, dem sich die Ärzte hingegeben hatten, wurde von einer bedrückenden Stille abgelöst. Freireich hatte die Befürchtung, dass diese Symptome nicht weggehen würden. Zu Analysezwecken wurde mithilfe einer Lumbalpunktion Rückenmarksflüssigkeit entnommen. Was die Forscher entdeckten, zerstörte jede verbliebene Hoffnung. In der trüben Flüssigkeit schwammen die Verursacher: Es handelte sich um Leukämiezellen. VAMP hatte Knochenmark und Lymphknoten von der Krankheit befreit, aber dem Krebs war es gelungen, in einen geschützten Teil des Nervensystems zu dringen. Er hatte sich an einen Ort zurückgezogen, wohin man ihm nicht folgen konnte. Es reichte aus, dass sich ein paar Zellen durch die Blut-Hirn-Schranke quetschten, durch die Barriere also, die das Gehirn vor

Umweltgiften schützt. Heimlich läuteten die Krebskolonien neue Wachstumsrunden ein. Die Kinder klagten Frei und Freireich gegenüber über Symptome wie verschwommene Sicht, Kopfschmerzen und ein sonderbares Kribbeln. Als sich die Wachstumsschübe fortsetzten, fielen die kleinen Patienten ins Koma und starben bald darauf.

Frei und Freireich mussten hilflos mitansehen, wie die Kinder, um die sie sich so sehr bemüht hatten und deren Leben emotional mit ihrem eigenen verbunden war, ihrem Ende entgegengingen, als sich der Krebs im Schutz des Gehirns entlud. Der ausgeprägte Enthusiasmus, durch den sich die beiden Ärzte ausgezeichnet hatten, wich innerhalb weniger Monate vollständiger Ernüchterung. Das Scheitern ihres Versuchs, auf den sie so viel Hoffnung gesetzt hatten, war einfach zu viel. Die Stimmen all der Skeptiker, die offen hinterfragten, warum sie die Kinder in diese Hölle geschickt hatten, besaßen jetzt einen schmerzhaften Stachel. Im Winter 1963 verließ Frei das NCI und Freireich folgte bald darauf.

Mehr als zehn Jahre würde es noch dauern, ehe Varmus und Bishop die losen Enden zusammenfügen und die molekularen Vorgänge beschreiben sollten, von denen man annehmen durfte, dass sie eine gesunde Zelle in eine Krebszelle verwandelten. Endlich würde es eine wissenschaftliche Grundlage geben, um Therapien zu entwerfen. Bis dahin war man allerdings darauf angewiesen, den Weg, den Frei, Freireich und DeVita gebahnt hatten, fortzusetzen. Auch wenn die Ärzte wenig über die Eigenarten von Tumorzellen wussten, so konnten sie doch in Erfahrung bringen, wie sie sich auf dem Schlachtfeld verhielten.

Nachdem Frei und Freireich aus dem Rennen waren, wurde ein neuer Kämpfer benötigt, um dort anzuknüpfen, wo sie aufgehört hatten. Wie schon zuvor war ein Querdenker gefragt – jemand, der in der Lage war, Kritiker zu ignorieren. Als VAMP allmählich in Vergessenheit geriet, tauchte in Person von Donald Pinkel ein Arzt der Marine am NCI auf, der die Fragmente der gescheiterten Studie aufsammeln, sie neu zusammenfügen und es noch einmal versuchen sollte.

Die totale Therapie

Pinkel kam im Jahr 1926 in Buffalo (New York) als fünftes von sieben Kindern eines deutsch- amerikanischen Vaters und einer irisch-kanadischen Mutter auf die Welt. „Beide wurden von verarmten, früh verwitweten Müttern aufgezogen, mussten bald die Schule verlassen und waren Entbehrungen gewohnt“[1], erzählte er über seine Eltern. Nach seinem Abschluss an der medizinischen Fakultät der

University of Buffalo (1951) lernte Pinkel – wie einst seine Eltern – die Härten des Lebens kennen: Als er sich 1954 am Militärkrankenhaus in Fort Devens (Massachusetts) um kranke Kinder kümmerte, steckte er sich mit Kinderlähmung an.

> *„Ich glaubte, ich wäre immun dagegen. Buffalo wurde in den 50er Jahren von gewaltigen Epidemien heimgesucht, und damals betreute ich hunderte Kinder mit Polio. Aber in Fort Devens litt ich an Übermüdung. Als einziger Kinderarzt verbrachte ich viel Zeit mit den kranken Kindern. Ich erkrankte schlimmer als jeder meiner Patienten. Meine Lungenfunktion verringerte sich auf ein Minimum, als ich in Fort Devens im Krankenbett lag. Ich erinnere mich daran, dass ich eines Abends, als ich zu Bett ging, dachte: Nun ja, jetzt ist es aus und vorbei. Ich werde wohl nicht mehr aufwachen.“*[2]

Pinkel kämpfte sich zurück. Seine Motivation verdankte er einem Satz, den sein Football-Trainer vor langer Zeit auf der High School zu ihm gesagt hatte: „Lauf' niemals aus einem Kampf davon. Je weiter du dich entfernst, umso schwieriger wird es, dich wieder zurückzukämpfen.“[3] Schließlich wurde Pinkel wieder gesund, auch wenn er eine teilweise Lähmung zurückbehalten hatte. 1962 eröffnete er das St. Jude Children's Research Hospital in Memphis und wendete sich der akuten lymphoblastischen Leukämie (ALL) zu.

Wiederum kam ihm sein Kampfgeist zugute, als er sich anschickte, ein neues Therapieschema zu entwickeln, um gegen die Krankheit vorzugehen. Durch die Behandlung sollte die seltene Leukämieform mit einer barbarischen Grausamkeit angegriffen werden, die niemand für möglich gehalten hätte. Aufgrund der VAMP-Studie wusste er, wo sich die Krebszellen versteckten: in der Gehirnflüssigkeit, direkt innerhalb der empfindlichen Blut-Hirn-Schranke.

Diesmal injizierte er die Medikamente direkt in den Rückzugsort, um zu verhindern, dass das Unterfangen aus demselben Grund wie die VAMP-Studie scheiterte. Um die Möglichkeit auszuschließen, dass auch nur eine einzige Krebszelle den Angriff überlebte, bestrahlte er das Gehirn zusätzlich. Weil er befürchtete, dass die Wirkung womöglich zu schwach sei, wenn er ausschließlich VAMP verwendete, ersann er Kombination über Kombination; bis zu acht verschiedene Medikamente rührte er zusammen, um den Krebs aus jeder denkbaren Richtung anzugreifen. Er dehnte die Dauer der Behandlung von Monaten auf Jahre aus, um zum wiederholten Male ausschließen zu können, dass auch nur eine einzige Krebszelle mit dem Leben davonkam. Seine Behandlungsstrategie bezeichnete er als „Totale Therapie“, was sich auf seine Absicht bezog, keine einzige Krebszelle übrig zu lassen. Die radikale Vorgehensweise war zeitlich perfekt abgestimmt:

Aufgrund des Erfolgs, den DeVitas MOPP-Studie erzielt hatte, war man der Chemotherapie gegenüber nun viel offener eingestellt. Aber Pinkels Totale Therapie erregte sogar in dieser aufgeschlossenen Atmosphäre Aufsehen. „Die meisten hielten uns für Spinner“[4], erinnerte er sich.

Als er Ärzte für die Studie anwerben wollte, weigerten sich die meisten, nachdem sie den drastischen Behandlungsplan eingesehen hatten. Übrig blieb nur eine Handvoll Mediziner, die seinen Enthusiasmus teilte. Auch wenn das Konzept auf dem Papier lang und erschöpfend genau erschien, so war die Logik der Totalen Therapie doch einfach. Weil nur bestimmte Waffen zur Verfügung standen und genaue Kenntnisse über die Krankheit fehlten, gab es lediglich eine Option: Falls man den Krebs nicht gleich beim ersten Angriff besiegte, musste man noch härter zuschlagen.

Als die Überlebensrate ermittelt wurde, mutierten die moralischen Parias Pinkel und DeVita zu Helden. 80 Prozent der von Pinkel behandelten Kinder wurden als geheilt eingestuft.[5] DeVita konnte die Gesundheit von 60 Prozent seiner Morbus-Hodgkin-Patienten wiederherstellen.[6] Die frohe Kunde, dass mithilfe der riskanten Kombinationstherapie derartige Heilungserfolge erzielt werden konnten, musste ausgiebig gefeiert werden. Man veranstaltete Partys, Auszeichnungen wurden vergeben und es kam das Gefühl auf, dass eine neue Ära der Krebstherapie angebrochen wäre. „Ende der 60er Jahre war das fehlende Bindeglied des chemotherapeutischen Ansatzes erschlossen. Nun stand fest, dass Antikrebsmedikamente Tumoren heilen konnten“[7], schrieb DeVita.

Während die Errungenschaften überall, ob im Fernsehen, in den Zeitungen oder Fachzeitschriften, gefeiert wurden, lernten junge Ärzte anhand des Vorbilds. Zu viel Vorsicht konnte echten Fortschritt in der Medizin verhindern. Es handelte sich um einen schmalen Grat, aber es wartete eine Belohnung auf den, der mutig genug war, auch angesichts von Widerstand Grenzen zu sprengen. Allerdings musste diese neue Regel in späteren Jahren wieder vergessen werden, als eine neue Forschergeneration Pinkels Methode auf hartnäckigere Krebsformen anwenden wollte. Die Logik des härteren Durchgreifens war geeignet, die Patienten umzubringen, ehe der Krebs besiegt werden konnte.

„Dieser Hurensohn"

Zwei Tage vor Weihnachten 1971 hielt Richard Nixon eine Rede vor dem US-amerikanischen Kongress, in der er dem Krebs den Krieg erklärte. Sein Gesichtsausdruck, sein Tonfall und der Inhalt seiner Erklärung zeugten von einer unübersehbaren Selbstüberschätzung. Amerika war mit beeindruckender Geschwindigkeit dem „Hobbes'schen" Zustand der Hilflosigkeit gegenüber den Naturgewalten entronnen. Nun schien alles möglich. Zwei Jahre zuvor hatte der erste Mensch den Mond betreten. Mit neu entwickelten Medikamenten und Hygienemaßnahmen konnte man sich erfolgreich gegen Infektionskrankheiten zur Wehr setzen. Kaum hatte man verstanden, wie die Krankheitserreger vorgingen, waren auch schon Therapien und Präventionsmaßnahmen zur Stelle.

Der Erfolg der medikamentösen Kombinationstherapie trug zu dem Gefühl bei, dass keine Herausforderung unüberwindlich wäre, wenn man sich nur mit Leib und Seele dafür einsetzte. Der Glaube war weitverbreitet, dass es lediglich eine Angelegenheit von Jahren wäre, bevor ein allgemeines Heilmittel gegen Krebs entdeckt werden würde. Es war einfach nur eine Frage der richtigen Medikamentenkombination und der geeigneten Dosis. Begünstigt durch die finanziellen Mittel, die Nixons National Cancer Act mit sich brachte, schlugen die NIH mit den verfügbaren Waffen so fest zu, wie sie nur konnten. Weil die gezielte Krebstherapie noch in ihren Kinderschuhen steckte, bedeutete dies eine Fortsetzung des toxischen, unspezifischen und schonungslosen Krieges. MOPP, VAMP und Pinkels Totale Therapie lieferten die Grundlage für die chemotherapeutische Logik: Kombiniere Medikamente, erhöhe die Dosis, schlage zuerst zu und lande harte Treffer! Das „Schneiden und Brennen", das im Medizinerjargon die Krebstherapie aus Chirurgie und Bestrahlung bezeichnet hatte, musste nun auf „Schneiden, Brennen und Vergiften" ausgebaut werden.

Das NCI verwandelte sich in einen auf Wirkstofftests spezialisierten Betrieb. Das Budget für das Developmental Therapeutics Program (DTP) wurde sprunghaft auf 68 Millionen Dollar erhöht, die einem Moloch zugute kamen, der jährlich drei Millionen Mäuse verschlang und 40.000 Wirkstoffe analysierte. Sobald die Mittel verschrieben werden konnten und sich mit ihnen Profit erzielen ließ, schälte sich eine eigene Industrie für Chemotherapeutika heraus. Trotz des enormen Wachstums folgte die Entwicklung von Krebsmedikamenten noch immer einer höchst rudimentären Logik: Spüre die Wirkstoffe auf, die die Zellteilung unterbinden! Das Forschungsprogamm brachte weitere unspezifische Giftstoffe hervor. Cisplatin gehörte zu den spannenderen Substanzen, die erprobt wurden. Es griff auf denselben Mechanismus wie sein Cousin Stickstofflost zurück und schweißte DNS-Stränge zusammen, sodass sie nicht mehr repliziert werden konnten. Wie auch bei seinem Verwandten handelte es sich um einen Zufallsfund (Cisplatin wurde aufgrund seiner Eigenschaft entdeckt, das Wachstum von Bakterien in einem flüssigen Medium zu hemmen).

Während der gesamten 70er Jahre wurde die klinische Forschung fortgesetzt, allerdings standen bald deutlich mehr Geldmittel zur Verfügung, und darüber hinaus kam im Sog der Erfolge von MOPP und der Totalen Therapie das Draufgängertum wieder in Mode. Das Budget, das für eine einzelne Reihe klinischer Studien zur Verfügung stand, stieg zwischen 1972 und 1980 von 9 Millionen auf 119 Millionen Dollar. Groß angelegte, institutionsübergreifende Projekte setzten nun erst so richtig ein. Die bisherigen Erfolge und die Beiträge der Steuerzahler verbreiteten auf den Krebsstationen eine Aura des Optimismus. „Haben wir geglaubt, dass wir mit all diesen Wirkstoffen Krebs heilen werden?“[1] fragte sich George Canellos, ein Kollege DeVitas. „Ja absolut. [...] Wir sprachen von Heilung, als wäre sie fast schon selbstverständlich.“[2]

Ein scheinbar endloser Nachschub an Patienten stellte die Grundlage dar, um neue Medikamente testen, bewährte Substanzen kombinieren oder bereits bekannte und neu entdeckte Wirkstoffe gemeinsam verabreichen zu können. Die Ärzte bombardierten die Patienten mit Giftstoffen, brachten sie an den Rande des Abgrunds und holten sie zurück, um sie weiter unter Beschuss zu nehmen. Das Bemühen, sich um jeden Kranken bis zum Schluss zu kümmern – ihren Kopf zu tätscheln, ihre Stirn abzuwischen und alles zu unternehmen, damit sie sich besser fühlten –, war vielleicht ein Versuch, ein wenig zu übertünchen, dass sich die NCI-Kliniken in ein riesiges Experimentierfeld verwandelt hatten, das nach dem Versuch-und-Irrtum-Prinzip vorging.

Während die Grundlagenforschung nur schleppend voranschritt, fühlten sich manche Wissenschaftler dazu veranlasst, die willkürlichen Versuche kritisch zu beleuchten. James Watson sprach sich gegen klinische Krebszentren aus. Er argumentierte, dass die Geldmittel in die „reine Krebsforschung“ gesteckt werden sollten – in Grundlagenforschung und Untersuchungen, die die prinzipielle Natur des Krebses enthüllen würden. Niemand hörte zu und das NCI setzte seine Mission fort, die Krebserkrankung eher mittels eines Flächenbombardements als mit Lenkraketen anzugreifen. Watsons „Belohnung“ dafür, dass er sich in der Öffentlichkeit kritisch äußerte, bestand darin, dass er nach nur zwei Jahren aus dem National Cancer Advisory Board entlassen wurde. Er musste nun als

Unbeteiligter zusehen, wie im Namen der Forschung Giftcocktails in die Adern der Patienten geträufelt wurden. 1977, als das tolldreiste Treiben vielleicht seinen Höhepunkt erreicht hatte, äußerte er sich darüber, wie die Bemühungen gegen den Krebs abliefen: „Die Atmosphäre wird bereits im ersten Akt dermaßen vergiftet, dass kein aufrechter Mensch das Stück bis zum Ende sehen will."[3]

Cisplatin wurde so populär, dass man es als „Penicillin des Krebses"[4] bezeichnete. Der gelbe Giftstoff löste einen Brechreiz von noch nie dagewesener Heftigkeit aus. Die Patienten, die Cisplatin einnahmen, übergaben sich im wachen Zustand durchschnittlich einmal pro Stunde. Während die bunten Chemikalien in die Körper der Patienten sickerten, stellte sich eine Palette von Nebenwirkungen ein, die kein Organ und keine Zelle unversehrt ließ. Die Nieren versagten, das Herz wurde geschädigt, Lunge und Haut wurden entstellt und verbrannt, das Gehör ging verloren, es kam zum septischen Schock und das Immunsystem wurde zerstört. Der Tod vieler Patienten ging eindeutig auf das Konto der Studien. „Chemotherapie ist ein derart ungeschliffenes Werkzeug, sie ist geradezu mittelalterlich. In Zukunft werden wir darauf zurückblicken, so wie wir heute auf das Mittelalter zurückblicken"[5], sagte der Arzt und Autor Eric Topol.

Der Direktor des NCI ermutigte die Ärzte, die Chemotherapie auch auf solide Tumoren anzuwenden – auf die unbarmherzigen Krebsformen, die für 95 Prozent aller Krebstoten verantwortlich zeichneten. Der Paradigmenwechsel erzielte einen anfänglichen Erfolg, als der Arzt Lawrence Einhorn Hodenkrebspatienten mit einer Kombination aus Bleomycin, Vinblastin und Cisplatin (BVP) behandelte. Mithilfe des neuen Behandlungsplans steigerte Einhorn die Heilungsrate von 10 auf 85 Prozent, was eine gigantische Leistung war. Allerdings erwies sich Hodenkrebs als einfacher zu behandeln als die meisten anderen Tumorarten. Sobald sich die Ärzte weitere solide Krebsformen vornahmen, stellten sich die Medikamente als untauglich heraus. Sogar als sie verschiedene Kombinationen ins Spiel brachten und die Dosis steigerten, konnten sie den Krebs bestenfalls für Wochen oder Monate in die Flucht schlagen. Es schien, als ob man bereits alle Möglichkeiten ausgereizt hätte.

Der erste Akt der Chemotherapie war an seine Grenze gestoßen. Es war ein Glücksfall, dass die Medikamente überhaupt so viel bewirken konnten, wenn man bedenkt, dass sie weitgehend durch Zufall entdeckt oder durch schlichte Auswahlverfahren identifiziert worden waren, die dem primitivsten Grundsatz folgten. Die zytotoxische Chemotherapie würde von den Ärzten der Zukunft zweifellos als Anflug einer entsetzlichen Rückständigkeit in der Medizingeschichte eingestuft werden – ganz so, wie wir heutzutage auf die medizinische

Praxis des Mittelalters zurückblicken. Noch war Krebs untrennbar mit giftiger Chemotherapie verbunden, was unsere Betrachtungsweise der Krankheit beeinflusste. Durch das Wesen der Chemotherapie war bereits vorgegeben, dass der Weg zur Genesung von Kämpfen und Schlachten gesäumt sein würde. Wer Krebs hatte, befand sich im „Krieg“ mit der Krankheit. Abraham Verghese, Professor für Theorie und Praxis der Medizin an der medizinischen Fakultät der Stanford University, sagte:

> *„In Amerika haben wir es immer als einen Glaubensgrundsatz hingenommen, dass wir Krebs ‚bekämpfen', mit Messern greifen wir ihn an, wir vergiften ihn mit Chemotherapeutika oder vernichten ihn durch Strahlung. Falls wir Glück haben, ‚besiegen' wir den Krebs. Falls nicht, werden wir posthum dafür geehrt, in einer langen Schlacht gefallen zu sein.“*[6]

Als sich die klinische Mission der NIH in die 80er Jahre hinein fortsetzte, stieß sie auf ein Hindernis. Statistiker taten etwas, das viele als unerhört erachteten: Sie sahen sich die Zahlen genau an. Mit Zahlen ist es möglich, eine Schneise durch das Dickicht der Befangenheit zu schlagen. Menschen können über so gut wie jedes Thema unterschiedlicher Meinung sein, aber Zahlen lügen nicht. Ob es uns gefällt oder nicht, Rohdaten sprechen für sich. Aber diesmal nicht. Weil am NCI so viel Geld, so viel Arbeitsaufwand und Herzblut in die Entwicklung von Antikrebsmedikamenten investiert worden waren, geriet die Gesamtstatistik in den Mittelpunkt eines hitzigen Streits. Nachdem der Krieg gegen den Krebs schon über zehn Jahre andauerte, war es Zeit, die Ergebnisse objektiv zu bewerten.

Als die Biostatistiker im Jahr 1986 ihre Ergebnisse veröffentlichten, wurden sie auf der Stelle verteufelt. DeVita bezeichnete den im *New England Journal of Medicine* veröffentlichten Artikel „Progress in Cancer?“ (dt.: „Fortschritt in der Krebsforschung?“) als „verwerflich“[7]. Die Analyse entstammte keiner zweifelhaften Quelle: Verfasst wurde sie von John Bailer, einem Arzt und Yale-Absolventen mit einem Doktortitel in Biostatistik, der am NCI arbeitete – also von jemandem aus den eigenen Reihen. Bailer und seine Kollegen hatten nichts getan, was ihre Dämonisierung gerechtfertigt hätte. Sie zählten einfach nur die Zahlen zusammen und verrichteten ihre Arbeit. Ein gründlicher Blick auf die Zahlen genügte, um alles in Erfahrung zu bringen.

Es wurde die großzügige Annahme zugrunde gelegt, dass durch die Fortschritte, die auf den Gebieten der Leukämie bei Kindern, des Hodgkin-Lymphoms, des Hodenkrebses, des Burkitt-Lymphoms und ein paar weiterer seltener Krebsarten erzielt wurden, 3.000 Todesfälle verhindert werden konnten. Wenn man Leben berücksichtigt, die durch adjuvante Chemotherapie und Präventivmaßnahmen wie PAP-Abstriche und Mammographien gerettet wurden, belief sich die Gesamtzahl auf 40.000 pro Jahr. 1985 wurde eine Million Menschen mit der Diagnose Krebs konfrontiert. Die Mathematik deckte auf, dass durch die Summe aller Anstrengungen seit „Kriegsbeginn" vier Prozent der erkrankten Personen gerettet werden konnten. Natürlich war der Krieg für die Menschen, die zu den vier Prozent zählten, ein absoluter Erfolg – es ist unmöglich, den Wert der geretteten Leben zu schmälern.

Bailer drang noch tiefer in die Materie ein und visierte dabei die einzige Zahl an, die von Belang war: die blanke Mortalität, die reine Opferzahl. Die rohe Mortalität an sich entzog allen Vorurteilen den Boden, sie allein erzählte die wahre Geschichte. Und sie erzählte sie aus jeder Perspektive. Wenn man die auf dem Schlachtfeld zurückgelassenen Leichen zählte, berücksichtigte man gleichzeitig jede Facette des Kriegs gegen den Krebs: angefangen bei den Neuerkrankungen (diese Zahl gab Aufschluss darüber, wie krebserregend unser Lebensstil war) bis zu der Anzahl der Personen, die durch die Gesamtheit *aller* medizinischen Interventionen gerettet wurde.

Die Auswertung ergab folgendes Bild: Seit 1950 war die Zahl der Krebstoten *um neun Prozent angestiegen*. Der Einfluss unseres Lebensstils und die Tatsache, dass es in unserer Umwelt mehr und mehr Karzinogene gab, stellte jede unserer Anstrengungen, gegen Krebs vorzugehen, in den Schatten (was wahrscheinlich in hohem Maße darauf zurückzuführen war, dass sich in den 50er Jahren die Zahl der Raucher erhöhte). Wenn man die einzige Kennzahl heranzog, auf die man sich verlassen konnte, waren wir entweder gerade dabei, den Krieg zu verlieren oder wir hatten auf die grundfalsche Strategie gesetzt. Vorbeugung brachte eindeutig mehr ein als die verzweifelte Suche nach neuen Heilverfahren. Weil es an den Zahlen nichts zu rütteln gab, griffen viele, die an der Kontroverse um die Chemotherapie beteiligt waren, Bailer persönlich an. Der Vorsitzende der American Society of Clinical Oncology (ASCO) bezeichnete Bailer als „den großen Schwarzseher unserer Zeit"[8]. Bailer zufolge beschimpften ihn andere schlicht und einfach als „Hurensohn"[9].

Jahre später enthüllten Überlebensdaten eine weitere Überraschung; denn abgesehen von den kräftezehrenden Nebenwirkungen musste ein weiterer Preis für die massiven Giftdosen, die in die Körper kranker Kinder injiziert worden waren, gezahlt werden. Nach Jahrzehnten veröffentlichte das *New England Journal of Medicine* Folgedaten:

> *„Zusätzlich zu einem stark erhöhten Risiko für Herzinfarkt und Schlaganfall bestand bei den Kindern, deren Morbus Hodgkin erfolgreich behandelt wurde, eine 18 Mal höhere Wahrscheinlichkeit, später sekundäre maligne Tumoren zu entwickeln. Mädchen sind einer 35-prozentigen Wahrscheinlichkeit ausgesetzt, im Alter von 40 Jahren an Brustkrebs zu erkranken, was den Durchschnitt um das 75-fache übertrifft. Das Leukämierisiko stieg vier Jahre nach Beendigung der erfolgreichen Behandlung deutlich an und pendelte sich nach 14 Jahren ein, aber die Gefahr, solide Tumoren zu entwickeln blieb hoch und erreichte mit 30 Jahren 30 Prozent."*[10]

Beim Kreuzzug gegen den Krebs, der in den 60er und 70er Jahren mit untauglichen Mitteln geführt wurde, musste man sich mit einer Handvoll systemischer Gifte begnügen, aber das sollte sich bald ändern. Seit Varmus und Bishop 1976 nachgewiesen hatten, wodurch Krebserkrankungen verursacht werden, konnten die Forscher planvoll vorgehen. Sie rückten allmählich von den unspezifischen Giftstoffen der Vergangenheit ab und näherten sich dem Krebsproblem mit den Waffen des Verstandes. Die krebsverursachenden Proteinprodukte der Onkogene waren in der Zelle Fremdkörper. Sie machten den funktionellen Unterschied zwischen gesunden Zellen und Krebszellen aus und – was am wichtigsten war – kamen als Ziele infrage. „Immer wieder liefen die unterschiedlichsten Fragestellungen hinsichtlich der Protoonkogene an demselben ‚Verteilerkasten' (der zellulären Signalübertragung) zusammen. Es scheint, dass wir mehr zelluläre Schaltkreise im Blick haben, als wir uns bisher erhoffen konnten. Die Zelle ist nicht unendlich komplex. Man kann sie verstehen."[11], sagte Bishop 1989 in seiner Nobelpreisrede. Mit dem wachsenden Verständnis würden zielgerichtete Therapien einhergehen, die darauf ausgerichtet wären, Krebszellen auf nichttoxische Art und Weise umzubringen und gesunde Zellen zu verschonen. „Arzneimittelchemiker werden möglicherweise Wege finden können, um die Aktivitäten der Onkogen-Produkte zu unterbinden"[12], verkündete Bishop optimistisch.

1983 prognostizierte Robert Weinberg, MIT-Mitglied und einer der führenden Krebsforscher:

> *„Die molekularen Details der Krebsentstehung sollten bis zum Ende dieses Jahrzehnts weitgehend ausgearbeitet sein."*[13]

Die meisten glaubten, dass die erhofften zielgerichteten Medikamente bald folgen würden. Zu Beginn der 90er Jahre stellte DeVita fest:

> *„Die Chemotherapie ist tatsächlich in das Zeitalter der zielgerichteten Therapie übergegangen."*[14]

ERRUNGENSCHAFTEN UND RÜCKSCHLÄGE

3

AUF DIE MÜLLHALDE DER GESCHICHTE

Als Warburg 1970 starb, war seine Theorie über die Krebsentstehung fast in Vergessenheit geraten. Falls es ein letztes Aufflackern gegeben haben sollte, so hielten es die meisten für erloschen, nachdem Sidney Weinhouse, einer der weltbekanntesten Krebsforscher, 1976 einen Überblicksartikel mit dem Titel „The Warburg Hypothesis Fifty Years Later" (dt.: „Die Warburg-Hypothese: 50 Jahre später") verfasst hatte. Systematisch zerlegte er Warburgs Argument, dass Krebs auf die Beeinträchtigung der Zellatmung zurückzuführen sei. „Trotz eines halben Jahrhunderts der gewaltigen Anstrengungen, eine funktionelle oder strukturelle Veränderung der Mitochondrien ausfindig zu machen, die der Warburg-Hypothese wenigstens ein gewisses Maß an Unterstützung liefern hätte können, wurde kein stichhaltiger Beleg entdeckt"[1], schrieb Weinhouse. Es hatte etwas von einem intellektuellen Staatsstreich an sich – die junge Garde warf die alte ohne viel Federlesens nieder und verwies deren altmodische Anschauungen auf die Müllhalde der Geschichte. „Die gesamte Vorstellung, dass Krebs aufgrund von beeinträchtigter Atmung und übermäßiger Glykolyse entstehe bzw. aufrechterhalten werde, scheint allzu einfach zu sein, als dass man sie ernsthaft in Betracht ziehen könnte"[2], meinte Weinhouse.

Obwohl er als Lichtgestalt in einem der hervorragendsten Forschungszweige während des Goldenen Zeitalters der Wissenschaften galt, war es mit Warburgs Theorie nun aus und vorbei. Weinhouse besiegelte dieses Schicksal in demselben

Jahr, in dem Varmus und Bishop nachwiesen, dass Veränderungen der DNS die einzige und unbestrittene Ursache von Krebs wären. Warburgs Theorie konnte der langen Liste an widerlegten Konzepten hinzugefügt werden – Hypothesen, die wie Zweige am Baum des Wissens wachsen, nur um dann zu sterben und abzufallen.

1979, drei Jahre nach Weinhouses vernichtendem Artikel, veröffentlichte Hans Krebs , Warburgs ehemaliger Student, Freund und Nobelpreisträger-Kollege, eine Biographie mit dem Titel „Otto Warburg. Zellphysiologe, Biochemiker, Mediziner, 1883–1970", damit seine spektakuläre Laufbahn nicht in Vergessenheit geraten würde. Selbst Hans Krebs schien Warburgs Beiträge zur Krebsforschung als einzigen Makel in einer sonst so herausragenden Karriere auszumachen.

Hans Krebs kommentierte Warburgs Rede, die er vier Jahre vor seinem Tod auf der Lindauer Tagung gehalten hatte, mit folgenden Worten:

> *„Warburgs Bemerkungen über die ‚letzte' Ursache des Krebses, die er im Alter von 83 Jahren schrieb, zeigen noch seinen früheren klaren, logischen und kraftvollen Stil, aber die Beurteilung des Sachverhaltes ist nach Ansicht der meisten Fachleute fehlerhaft. Seine weitgehenden Verallgemeinerungen beruhen auf vereinfachenden Annahmen, die nicht akzeptierbar sind. Der teilweise Ersatz der Atmung durch Glykolyse ist nur eines der zahlreichen Charakteristika, welche die Krebszellen von normalen Zellen unterscheiden. Warburg vernachlässigte den Kern des Krebsproblems, nämlich die Mechanismen, die für die Regulierung des normalen Zellwachstums sorgen und in der Krebszelle verloren gegangen oder gestört sind. Zweifellos sind die von Warburg entdeckten Unterschiede im Energieumsatz wichtig, aber sie sind auf einer Ebene der biochemischen Organisation der Zelle, die nicht tief genug liegt, um den Kern des Krebsproblems, das uneingeschränkte Wachstum, zu berühren. Warburgs ‚letzte Ursache des Krebses', der Ersatz der Atmung durch die Gärung, ist allenfalls ein Symptom der letzten Ursache, jedoch nicht die letzte Ursache selbst. Die letzte Ursache dürfte auf der Ebene der Kontrolle der Gen-Expression zu suchen sein. Sie ist vermutlich eine Störung der Kontrolle infolge einer Mutation."*[3]

Schwelende Glut

Alle Blicke waren auf die DNS gerichtet, und so bemerkte niemand, dass unter der Asche noch ein Rest der Warburgschen Theorie schwelte. Sie sollte neue Nahrung erhalten und systematisch wieder zum Auflodern gebracht werden.

Warburg war es gelungen, den für ihn wesentlichen Unterschied zwischen Krebszellen und gesunden Zellen grob zu beschreiben: Krebszellen vergären Glukose in Anwesenheit von Sauerstoff. Er hatte jedoch nicht herausgefunden, *warum* die Zellen den nach ihm benannten Effekt aufwiesen bzw. *wie* sie dabei vorgingen. Als Varmus und Bishop 1976 den zellulären Ursprung viraler Onkogene entdeckten und Warburgs Hypothese dadurch in ein schlechtes Licht rückten, konnte man davon ausgehen, dass keine Menschenseele außer Peter Pedersen von der Johns Hopkins Universität noch daran glaubte, dass der Stoffwechsel der Dreh- und Angelpunkt des Krebsproblems sei. Seine Forschungsarbeit, unbeachtet von der Welt, diente zukünftigen Wissenschaftlern als Grundlage, auf die sie zurückgreifen konnten, nachdem die Jahrzehnte ins Land gezogen waren und sie allmählich erkannten, dass der Stoffwechsel der Krebszelle ein fehlendes Bindeglied in einem Rätsel darstellte, das die Genetik nicht lösen konnte.

Der im Jahr 1939 geborene Pedersen ist über 1,80 Meter groß und schlaksig. Er besitzt einen festen Blick, einen kräftigen Händedruck und eine sanfte Stimme. Er verwendet Ausdrücke, wie man sie von den Protagonisten alter Wildwestfilme kennt. Pedersen entspricht keinesfalls dem Klischee eines Intellektuellen von der Ostküste, aber ohnehin passt nichts an ihm in ein vorgefertigtes Schema.

Ende der 1930er Jahre übersiedelte Pedersens Vater, ein Sohn dänischer Einwanderer, von Wisconsin nach Oklahoma, weil er glaubte, dass ihm das preisgünstige Ackerland neue Möglichkeiten eröffnen würde. Erst nach seiner Ankunft fand er heraus, warum das Land so billig war: Es wurde einfach vom Winde verweht – die „Dust Bowl Era", die Zeit der großen Sandstürme, erreichte gerade ihren Höhepunkt. Ungefähr zur selben Zeit zog Pedersens Mutter, die zum Teil von den Cherokee (Tsalagi) abstammte, von Arkansas nach Oklahoma, um eine Stelle als Sekretärin anzutreten. Die beiden lernten einander kennen, heirateten und bekamen vier Kinder, drei Jungen und ein Mädchen. Die Familie stellte eine einzigartige amerikanische Mischung dar, eine Verschmelzung des Erbes der Einwanderer mit demjenigen der indigenen Bevölkerung. Pedersen bezeichnete seine Herkunft als Mischung aus „Früchte des Zorns" und „Pfad der Tränen". In seiner Kindheit verlegte die Familie ihren Wohnsitz nach Catoosa

(Oklahoma), einen Vorort von Tulsa. Pedersens Vater hatte Schwierigkeiten, eine Anstellung zu finden, versuchte sich jedoch schließlich als Handlungsreisender. Als der Zweite Weltkrieg ausbrach, wurde er von der Douglas Aircraft Company in Tulsa in Dienst genommen. Um das familiäre Einkommen aufzubessern, gründete er eine Erdbeerfarm, und so verbrachte Pedersen als junger Mann viele Stunden auf den Feldern.

Allmählich erlangte die Familie bescheidenen Wohlstand. Solange sich Pedersen erinnern konnte, war die Chemie die große Leidenschaft seiner Mutter gewesen. Vor ihrem Umzug nach Oklahoma hatte sie in Arkansas College-Kurse besucht. „Aber für eine Frau war es damals unmöglich, eine andere Anstellung zu erhalten."[1] Sie sah zu, wie ihr älterer Bruder Leo Shin an der University of Arkansas seinen Abschluss in Chemie machte. Später – im Jahr 1952 – wurde er Leiter der Abteilung für Biochemie am Naval Research Laboratory in Washington D.C., und Pedersen erinnert sich, dass seine Mutter viel über ihren älteren Bruder und die Chemie erzählte. Als die Kinder in die High School eintraten, stand ausgerechnet Chemie nicht auf dem Lehrplan der kleinen indianischen Schule. „Meine Mutter war entschlossen, die Chemie an die Schule zu bringen"[2], erinnert sich Pedersen. Sie reichte eine Petition bei der Schulbehörde ein und hatte Erfolg damit. Allerdings gab es niemanden, der das Fach hätte unterrichten können. „Deswegen lasen mein Bruder, unser Mathematiklehrer und ich gemeinsam ein Chemiebuch und schafften ein paar Chemikalien an. Wir amüsierten uns blendend, wenn der Gestank unserer Stoffgemische das gesamte Schulhaus erfüllte."[3]

Nachdem die Kinder die High School abgeschlossen hatten, konnten die Eltern ihnen nur den Besuch eines kleinen katholischen Colleges finanzieren, das in Tulsa eröffnet worden war. Dort trafen Pedersen und sein Bruder auf eine Nonne, die ihre Liebe zur Chemie teilte und sie motivierte, sich nach den Vorlesungen damit zu beschäftigen. Sein Bruder und er begriffen bald, dass sie, wenn sie in der Welt der Chemie Erfolg haben wollten, eine größere Universität besuchen müssten. „Irgendwie ist es uns gelungen, an der University of Tulsa aufgenommen zu werden. Das Geld dafür brachten wir dadurch auf, dass wir bis spät in die Nacht und auch an den Wochenenden in verschiedenen Safeway-Supermärkten arbeiteten"[4], erzählte Pedersen. Ihr Studium an der University of Tulsa beendeten beide mit einem Abschluss in Chemie. Anschließend traten sie in die Fußstapfen ihrer Mutter und ihres Onkels, indem sie sich an der University of Arkansas einschreiben ließen, wo Peter Pedersen in Biochemie und sein Bruder Lee in theoretischer Chemie promovierte.

Im Laufe der Jahre interessierte sich Pedersen zunehmend für Krebs. Er hatte vor, eines Tages in die Krebsforschung einzusteigen. „Ich wusste, dass Krebs ein großes Problem war, viele meiner Bekannten sind daran gestorben; ich wollte sehen, ob ich irgendeinen Beitrag zum Verständnis der Erkrankung oder ihrer Behandlung leisten konnte“[5], meinte Pedersen. Als er 1964 eine Postdoktorandenstelle an der medizinischen Fakultät der Johns Hopkins Universität in Baltimore antrat, war der einstige Bauernjunge, der eine kleine Indianerschule mit einer Abschlussklasse von 23 Schülern besucht hatte, zunächst eingeschüchtert. Wie er herausfand, war er jedoch in gewisser Hinsicht im Vorteil. „Als ich an die Johns Hopkins Universität kam und mich mit all diesen Genies messen musste, begriff ich, dass ich ihnen weit voraus war: Nicht, weil ich klüger war, sondern weil ich härter als alle anderen arbeiten konnte“[6], verriet Pedersen.

Es war der ideale Zeitpunkt. Er arbeitete mit dem berühmten Biochemiker Albert Lehninger zusammen, einer Koryphäe auf dem Gebiet des Energiestoffwechsels. 1948 hatten Lehninger und der Student Eugene Kennedy entdeckt, dass die Mitochondrien die Orte der Energiegewinnung sind, wodurch sie das Wissen in diesem Bereich rasant vermehrten. „Lehninger war ein wunderbarer Mentor“[7], erzählt Pedersen. „Er sprach oft von Warburg und kannte ihn auch persönlich.“[8] Das glückliche Zusammentreffen mit dem führenden Biochemiker und insbesondere dessen Verbindung zu Warburg schufen eine ideale Atmosphäre für den jungen, an Krebs interessierten Biochemiker. Pedersen sagte: „Die Situation war mit einem Staffellauf vergleichbar, bei dem Warburg den Stab mithilfe von Lehninger an mich weitergab.“[9]

Doch eigentlich war die Zeit der großen Biochemiker, besonders derjenigen, die Krebs erforschten, vorbei. Wenn Pedersen diese Tradition fortsetzen wollte, musste er alleine vorgehen. Als Lehninger 1986 starb, stellte Pedersen eines der letzten Verbindungsglieder zu Warburg dar. Er gehörte zu den wenigen, die an der Vorstellung festhielten, dass die Lösung des Krebsproblems im Stoffwechsel zu suchen sei.

Pedersens Labor arbeitete isoliert, inmitten von einigen der angesehensten Professoren und Nachwuchsforscher, über die Amerika verfügte. Sie alle erachteten den Krebsstoffwechsel als ein weitgehend bedeutungsloses Relikt aus der Vergangenheit und Pedersen selbst als ein lebendes Fossil. Der hart arbeitende Mann aus Oklahoma blieb seiner wissenschaftlichen Tradition und der Vision seiner Vorgänger aber treu. Pedersen schreibt:

> *„Ich hatte das Gefühl, dass ich ziemlich allein dastand mit meiner Ansicht, dass der Energiestoffwechsel bedeutend für das Krebsproblem sei. Auch*

erinnere ich mich, dass einer meiner Kollegen, ein Experte in Gentechnik, Lehningers Warburg-Kolben als Überbleibsel aus einer vergangenen Ära der Krebsforschung in den Müll warf. Zu seinem Glück war Lehninger nicht mehr Institutsvorstand und zu meinem Glück konnte ich viele dieser Kolben retten. Mittlerweile bin ich froh, dass ich es getan habe."[10]

Dessen ungeachtet forschte Pedersen unermüdlich weiter. Seine Hartnäckigkeit führte zu einer Reihe von wichtigen Entdeckungen, die sich zu einem größeren Bild zusammenfügten – zu einem Bild, dessen ersten Pinselstrich Warburg gesetzt hatte. Warburg hatte den Ursprung des Krebses an der Beeinträchtigung der Zellatmung festgemacht, aber ihm fehlte die technische Ausstattung, um die Mitochondrien der Krebszellen genau zu erforschen – die Strukturen also, die er als „Grana" bezeichnet hatte. Mithilfe seines Mentors Lehninger und der neuen technischen Möglichkeiten konnte Pedersen einen unmittelbaren Blick auf die Mitochondrien von Tumorzellen werfen. Nun wollte er in Erfahrung bringen, ob ihre Funktion beeinträchtigt war, wie Warburg behauptet hatte.

Kurz nach seiner Ankunft an der Johns Hopkins Universität erfuhr Pedersen von einem Forscher, der Rattenstämme mit bösartigen Tumoren züchtete, die sich mit unterschiedlicher Geschwindigkeit entwickelten. Sofort war er daran interessiert. „Einige Tumoren wuchsen sehr rasch und töteten die Tiere in wenigen Wochen. Bei der langsam wachsenden Form dauerte es fast ein Jahr, bis die Tiere gestorben waren. Andere wiederum waren dazwischen angesiedelt."[11], erzählte Pedersen. Die unterschiedlichen Geschwindigkeiten des Tumorwachstums warfen eine wichtige Frage auf: Welcher Unterschied im Stoffwechsel war dafür verantwortlich, dass sich manche Tumoren langsam und andere schnell entwickelten? Das NCI, wo die Ratten von Harold Morris gezüchtet wurden, lag nur einen Katzensprung von der Johns Hopkins Universität entfernt.

Also fuhren Pedersen und die Technikerin Joanne Hullihen zum Krebsforschungsinstitut, um Morris und seine Ratten aufzusuchen. „Er war sehr zuvorkommend und hat uns mehrere Ratten ausgehändigt, damit ich mit ihnen arbeiten konnte."[12] Pedersen und Hullihen verstauten die Nagetiere und beförderten sie zur Johns Hopkins Universität.

In seinem Labor untersuchte Pedersen die Biochemie der Rattentumoren. Dabei sprang ihm eine eindrucksvolle Korrelation ins Auge: *Je schneller ein Tumor wuchs und je aggressiver er war, umso geringer war die Gesamtzahl der Mitochondrien und umso mehr Glukose wurde durch Gärung verbraucht.* Pedersen überlegte, dass diese kontraintuitive Beobachtung etwas Wesentliches über die Beschaffenheit der Krebszelle an sich verraten könnte. Ihm war klar, dass dieser

Zusammenhang nicht grundlos existierte, er *musste* eine Bedeutung haben. „Also kehrte ich zu den Anfängen zurück und rollte alles wieder auf, was mit Warburgs Theorie in Zusammenhang stand."[13]

Er trug Belege zusammen, die dokumentierten, wie eingeschränkt die Atmungsaktivität der Krebszelle war. Dadurch, dass er einfach die Anzahl der Mitochondrien in kanzerösen und gesunden Zellen zählte, erhielt Pedersen einen unmittelbaren Beweis. Allein anhand der Zahlen konnte er aufzeigen, dass die Atemfähigkeit der Krebszellen vermindert war. Jeder Versuch führte zum selben Ergebnis: die Tumorzellen, die einen starken Warburg-Effekt aufwiesen und am schnellsten wuchsen, enthielten ausnahmslos ungefähr 50 Prozent weniger Mitochondrien als gesunde Gewebszellen. Damit war eine quantitative Darstellung für Warburgs Behauptung geglückt, dass Krebs auf eine unzureichende Zellatmung zurückzuführen sei. Es handelte sich nicht mehr um eine Vermutung, stattdessen lieferten die Zahlen den Beweis.

Als Pedersen weiterforschte, fand er heraus, dass die Mitochondrien aus den am schnellsten wachsenden Krebszellen viele strukturelle Anomalien aufwiesen: Sie waren kleiner, weniger widerstandsfähig, becher- oder hantelförmig, die innere Membran war unvollständig ausgebildet, und es gab zahlreiche Abweichungen hinsichtlich der Proteine und Lipide, die sie beinhalteten. Wiederum zeigte sich, dass in der Biologie die Struktur der Funktion entspricht. Pedersen hatte unwiderlegbar dokumentiert, dass die Struktur der Mitochondrien in fast allen untersuchten Krebszellen verändert war.

1978 hatte er eine riesige Sammlung von Beweisen angehäuft, die das Ausmaß des Mitochondrienmangels bzw. die Schäden an den vorhandenen Mitochondrien verdeutlichten und infolgedessen auch die Beeinträchtigung der Atmungsaktivität der Krebszelle. Ausgerechnet zwei Jahre, nachdem Varmus und Bishop die Krebsforscher auf die Jagd nach Onkogenen geschickt hatten, hauchte Pedersen Warburgs ausrangierter Theorie wieder Leben ein. Dass sich niemand sonst für die langweilige Warburg-Hypothese interessierte, kümmerte Pedersen wenig. „Ich wusste, dass ich Recht hatte; die Daten erzählten keine Lügen."[14] Allerdings verblüffte es ihn doch, wie ausgeprägt das allgemeine Desinteresse war.

Im selben Jahr entschied er, dass es an der Zeit sei, seine Befunde in einem großen Überblicksartikel zu veröffentlichen, der den beeinträchtigten Stoffwechsel der Krebszelle zum Inhalt haben sollte. In der Einleitung seines Artikels gibt er zu bedenken:

> *„Trotz der Tatsache, dass Mitochondrien 15–20 Prozent des zytoplasmatischen Volumens der meisten Tierzellen einnehmen und an mehr Stoff-*

wechselfunktionen beteiligt sind als jedes andere Zellorganell, scheint die Behauptung gerechtfertigt, dass die Krebsforschung – und damit auch ihre Förderung – im letzten Jahrzehnt von der Untersuchung der Mitochondrien abgerückt ist. Jeder unbefangene Student der Krebsforschung und Biochemie könnte fragen, warum das so ist."[15]

Anders als Weinhouse behauptet hatte, sei es Krebszellen nicht möglich, die Energie für ihr Überleben allein aus der Atmung zu beziehen, zumal die Anzahl der Mitochondrien ausgesprochen niedrig sei und diese wenigen Mitochondrien darüber hinaus deformiert seien. Nachdem Pedersen dargestellt hatte, weshalb Krebszellen ihre Energie durch Gärung gewinnen müssen (um zu kompensieren, dass es zu wenige Mitochondrien gibt, die noch dazu beschädigt sind), wollte er in Erfahrung bringen, auf welche Weise Krebszellen die Gärung ankurbeln. Fehlende und beeinträchtigte Mitochondrien waren das „*Warum*" des Warburg-Effekts. Pedersen wollte das „*Wie*" ergründen.

1977, sieben Jahre nach Warburgs Tod, machten Pedersen und der südamerikanische Masterstudent Ernesto Bustamente eine bedeutsame Entdeckung. Sie stießen auf die einzige molekulare Veränderung in der Zelle, die für die verstärkte Gärung verantwortlich war, die Warburg beobachtet hatte.

Die nüchterne Überschrift des Artikels („High Aerobic Glycolysis of Rat Hepatoma Cells in Culture: Role of Mitochondrial Hexokinase"; dt. „Hohe aerobe Glykolyserate in Leberkrebs-Zellkulturen von Ratten: die Rolle der mitochondrialen Hexokinase") ließ die enorme Bedeutung des Inhalts nur erahnen. „Es war eine wichtige Beobachtung"[16], meinte Pedersen, der wie immer untertrieb. Die Entdeckung gab Aufschluss darüber, warum das „Gaspedal", das die Gärung steuerte, bis zum Boden durchgetreten wurde und in dieser Position eingeklemmt war. Vielleicht noch wichtiger war, dass die Hexokinase ein universelles therapeutisches Zielobjekt darstellte, das praktisch in allen Krebsformen nachgewiesen werden konnte.

Es gibt einige Merkmale, die unter allen Lebensformen verbreitet sind. Ebenso, wie die Erbinformationen eines jeden Organismus in seiner DNS verschlüsselt sind, gibt es ein Molekül, das als universeller Träger der Stoffwechselenergie dient: Adenosintriphosphat (ATP). ATP wird in einer Weise eingesetzt, die mit der Mittlerfunktion des Geldes verglichen werden kann, das gewährleistet, dass alle geschäftlichen Vorgänge in einem Wirtschaftssystem ablaufen können. ATP ist die gebräuchliche Energiewährung des Lebens. Die Energie, die von ATP übertragen wird, ist in einer einzigen hochenergetischen Phosphatbindung am letzten Glied einer Kette von drei Phosphaten enthalten, die vom Rest des Moleküls baumelt. Der Energiebetrag, der durch die Spaltung dieser Bindung freigesetzt wird, wird eingefangen, weitergeleitet und bereitgestellt, damit wir uns bewegen können oder um die unzähligen chemischen Reaktionen zu ermöglichen, die in unseren Zellen pausenlos ablaufen, ohne dass wir es merken. (Wenn Ihre Augen diese Zeilen entlangwandern, wird ATP verbraucht, damit Muskelfilamente – vergleichbar mit einer Person, die an einem Seil zieht – aneinander vorbeigleiten können. Dadurch können sich Ihre Augen von einem Wort zum nächsten bewegen.)

Der Zelle stehen zwei Stoffwechselwege zur Verfügung, um ATP aus Glukose zu erzeugen: anaerobe und aerobe Glykolyse. Im ersten Fall werden die Produkte der Glykolyse vergoren, im zweiten veratmet (aerobe, oxidative – Sauerstoff benötigende – Energieerzeugung durch die Mitochondrien). Im Rahmen der Glykolyse wird ein Molekül Glukose in einer Abfolge von zehn Schritten in zwei Pyruvatmoleküle umgewandelt. Sobald Pyruvat vorliegt, muss die Zelle eine Entscheidung treffen: Sie kann das Pyruvat in die Mitochondrien einschleusen, wo es am Anfang der aeroben Energiegewinnung steht – ein hocheffizienter Prozess, bei dem beeindruckende 28 bis 30 Moleküle ATP (bei zwei Molekülen Pyruvat) unter Sauerstoffverbrauch erzeugt werden. Alternativ kann die Zelle das Pyruvat der Gärung zuführen – eine ineffiziente Art der Energieproduktion, die nur zwei ATP-Moleküle hervorbringt und als Abfallprodukt Milchsäure erzeugt. Wann immer eine gesunde Zelle Pyruvat in Milchsäure umwandelt, geschieht dies aus gutem Grund; eine Krebszelle jedoch stellt die Milchsäuregärung in den Dienst ihrer destruktiven Sache.

Um zu veranschaulichen, warum es für eine gesunde Zelle sinnvoll sein kann, Zucker zu vergären, wollen wir uns vorstellen, dass Sie bei einer Wanderung durch die Wildnis auf einen Bären treffen. Ohne nachzudenken, entfernen Sie sich von dem Bären, und zwar so schnell Sie nur können. Dabei verlangen Ihre Muskeln nach gewaltigen ATP-Mengen, die sie rasch verbrauchen. Während Sie laufen, beginnen Sie hastig zu atmen, um die Zellen mit Sauerstoff vollzupumpen und die ATP-Produktion mithilfe der in den Mitochondrien stattfindenden aeroben Atmung bis zu ihrer maximalen Kapazität hochzufahren. Allerdings ist Ihr Energiebedarf so außergewöhnlich hoch, dass sie allein durch die Zellatmung der Mitochondrien nicht gedeckt werden kann. Obwohl der Mechanismus der aeroben Energiegewinnung äußerst effizient ist, kann er sich nicht so rasch anpassen, dass das ATP nach Belieben sprudelt. Da die Mitochondrien schon so viel Pyruvat wie möglich verbrauchen, sind die Zellen gezwungen, den Pyruvatüberschuss zu Milchsäure abzubauen und es der Glukose zu ermöglichen, den flotten, aber ineffizienten Weg der Gärung einzuschlagen, um noch mehr ATP erzeugen zu können. Während der Wasserhahn bis zum Anschlag aufgedreht ist, ergießen sich große Mengen Glukose in den Stoffwechselweg der Gärung, was eine schnelle ATP-Salve zur Folge hat.

Aber alles hat seinen Preis. Sobald es in Ihren Muskelzellen zur Bildung von Milchsäure kommt, fangen Ihre Beine an zu brennen. Sie schaffen es gerade noch rechtzeitig zu Ihrem Auto; Ihre gesamten Energiereserven sind aufgebraucht. Nachdem Sie sich wieder beruhigt haben, wird der Durchfluss des Wasserhahns, der die Einschleusung von Glukose bzw. Pyruvat in den Stoffwechselweg der Gärung reguliert, wieder gedrosselt, sodass sich ein Fließgleichgewicht einstellt. Die Milchsäureproduktion wird abgestellt und es wird nur noch so viel Pyruvat produziert, um es in die Atmungskette einzuspeisen und die Bedürfnisse der Zelle abzudecken. Bei Ihren Zellen handelt es sich um bemerkenswerte chemische, sich selbst regulierende Motoren, die sich beständig anpassen, um möglichst sparsam mit Ihrer Energie umzugehen.

Bustamente und Pedersen entdeckten, dass die Ventile der Krebszellen, die den Glukosedurchfluss regulieren, dauerhaft geöffnet sind. Sie haben die Fähigkeit der gesunden Zellen verloren, die Glukosemenge zu steuern, die in den Stoffwechselweg der Gärung eingespeist wird. Das Protein, das den ersten Schritt der Glykolyse katalysiert (und Glukose in Glukose-6-Phosphat umwandelt, indem eine Phosphatgruppe angehängt wird), heißt Hexokinase. Allein die Hexokinase ist für das „*Wie*" des Warburg-Effekts verantwortlich. Dieses „*Wie*" ist das Ergebnis eines molekularen Square Dance. Das Verhalten der Krebszelle verändert sich vollkommen, wenn eine Form der Hexokinase durch eine nur geringfügig abweichende Spielart des Enzyms ersetzt wird. Die „krebsartige" Form der Hexokinase ist ein Überbleibsel aus der Vergangenheit und das Ergebnis von evolutionären Prozessen, an denen das Molekül im Laufe der Zeit beteiligt war. Um zu verstehen, wie Hexokinase II entstanden ist, müssen wir uns kurz mit der Dynamik der DNS in Raum und Zeit beschäftigen.

Die Evolution ließ sich eine faszinierende Methode zur Regulation des Stoffwechsels einfallen. Als der Körper neues Arbeitsmaterial benötigte, ereignete sich – wie üblich, wenn darwinistische Prozesse im Spiel waren – ein Unfall. An der Stelle auf dem Chromosom, an der es zuvor nur ein Hexokinase-Gen gegeben hatte, kam es durch Zufall zu einer Verdoppelung des Gens (Genduplikation), sodass ein Organismus mit zwei Kopien ausgestattet war. Im Grunde sorgte die Natur dadurch für frisches Rohmaterial, auf das die Evolution einwirken konnte. Während die neue Kopie von Generation zu Generation weitervererbt wurde, häuften sich die Mutationen (Änderungen der Nukleotidsequenz), bis daraus ein Protein entstand, dessen leicht abgewandelte Funktionsweise positive Auswirkungen auf die Zelle hatte. Dies war eine kurze Zusammenfassung des darwinistischen Evolutionsfaktors der natürlichen Selektion, der daraus besteht, dass eine neue Nukleotidsequenz in einer gegebenen Umwelt auf die Probe gestellt wird.

Ein Gen, das eine leicht veränderte Kopie eines bereits existierenden Gens ist, aber eine neuartige Funktion mit sich bringt, wird als Isoform bezeichnet. Isoformen sind wie Reifen. Sie dienen alle demselben Zweck, weisen jedoch geringfügige Unterschiede auf, die sich in gewissen Situationen als vorteilhaft erweisen können (vergleichbar mit den Vorzügen von Winterreifen, Sommerreifen oder Matschreifen bei unterschiedlichen Wetterlagen). In unserem Genom gibt es vier verschiedene Isoformen der Hexokinase. Den Produkten aller vier Gene ist gemeinsam, dass sie den ersten Schritt der Glykolyse katalysieren; sie unterscheiden sich jedoch darin, wie sie dieser Aufgabe nachkommen und in welchen Geweben sie aktiv sind.

Als Pedersen und Richard Nakashima, ebenfalls Postdoktorand, Krebszellen genauer untersuchten, stellten sie im Vergleich zur Expression der Hexokinasen in gesunden Zellen enorme Unterschiede fest. Zum einen ersetzte die Krebszelle die normale Isoform durch eine seltene, Hexokinase II genannte Variante. Zum anderen wurden riesige Mengen des Enzyms produziert. Pedersen schlussfolgerte, dass dieses ungewöhnliche molekulare Detail das „*Wie*" des Warburg-Effekts sein könnte. Normale Hexokinase reguliert sich selbst (vergleichbar mit einem gefüllten Magen, der dem Gehirn signalisiert, dass er satt ist). Sobald sich Glukose-6-Phosphat – das Produkt der Reaktion, die von Hexokinase katalysiert wird – anreichert, signalisiert es der Hexokinase, einen Gang herunterzuschalten. Dies wird als Produkthemmung bezeichnet. Hexokinase II, die respektlose Form des Enzyms, ignoriert diese Aufforderung. Stattdessen hält sie die Ventile weit geöffnet, sodass dem Stoffwechselweg der Gärung so viel Glukose wie möglich zugeführt wird. Neben der Ausbeutung der Energiereserven des Körpers hielt Pedersen eine weitere Auswirkung der Neigung der Hexokinase II, die Zelle mit Glukose zu überschwemmen, für möglich: „Es könnte zu einer Anreicherung von Milchsäure kommen, die das umgebende gesunde Gewebe schädigt und so den Weg für invasives Krebswachstum und Metastasenbildung ebnet."[17]

Wie Pedersen und seine Studenten entdeckt haben, werden die normalen zellulären Regulationsmechanismen in Krebszellen untergraben, so dass sie riesige Mengen eines falschen Enzyms produzieren und dauerhaft auf das „Gaspedal" der Gärung treten. Warum sollte eine derart böswillige Abart eines normalen

Enzyms durch die natürliche Selektion begünstigt werden? Hexokinase II muss in unserer evolutionären Vergangenheit irgendeinen Vorteil für die Zelle gehabt haben. Beispielsweise könnte sie der archaischen Zelle in den Zeiten, in denen die Umwelt wenig Sauerstoff enthielt, das Überleben ermöglicht haben. Hexokinase II wäre also damals eine fürsorgliche Form des Enzyms gewesen, dessen Aufgabe darin bestand, die Zelle gut durch die schweren Zeiten zu bringen, die es während unseres Daseins auf diesem Planeten gewiss gab. Heutzutage könnte es sich bei der Hexokinase II um das enzymatische Gegenstück des Wurmfortsatzes handeln – um einen Bestandteil unseres Körpers, der seine einstige Funktion eingebüßt hat. Als wir das aus der Mode gekommene Relikt Millionen Jahre lang mitschleppten, machte es eine Veränderung durch und wurde zu einer Bedrohung. Die evolutionären Vorgänge, die zur Entstehung des Enzyms geführt hatten, schafften es bis jetzt nicht, es wieder loszuwerden, dem Zahn der Zeit preiszugeben, es verfaulen und verrotten zu lassen.

Auch wenn die Gemeinschaft der Krebsforscher ihre ganze Aufmerksamkeit engstirnig auf die DNS richtete und so der Entdeckung der Bedeutung der Hexokinase II für den Tumorstoffwechsel durch Pedersen und seine Studenten kaum Beachtung schenkte, gab es doch jemanden, der davon Notiz nahm. Die gelungene Kombination aus Pedersens Entdeckung und einem neuen Verfahren führte zu einer der bedeutendsten Errungenschaften in der Krebsdiagnostik. Wahrscheinlich konnten damit unzählige Leben gerettet werden.

PET

In den 1970ern kam die neu entwickelte Technik der Positronenemissionstomographie (PET) nicht recht voran. Es lag nicht an der Leistungsfähigkeit der Detektoren, vielmehr bestand das Problem darin, etwas Entdeckenswertes zu finden. Damit das Gerät von Nutzen war, benötigte man eine Substanz, die nicht nur von den Detektoren wahrgenommen werden konnte, sondern sich auch in krankem Gewebe ansammelte, sodass ein Unterschied zwischen gesunden und befallenen Zellen ersichtlich war. Die Lösung lieferte Pedersens Labor durch die Entdeckung, dass Krebszellen auf Hexokinase II umschwenkten und das Enzym übermäßig exprimierten.

Denn sobald Hexokinase II ein Glukosemolekül mit einem Phosphatrest gekennzeichnet hatte, war es in der Krebszelle gefangen. Überexpression und

Hyperaktivität der Hexokinase II brachten Krebszellen hervor, die von Glukose nur so überquollen. Dies war der Unterschied zwischen gesundem und krankem Gewebe, der für eine diagnostische Anwendung der PET-Technik notwendig war. Alles, was nun noch fehlte, waren markierte Glukosemoleküle, die von den Detektoren nachgewiesen werden konnten. Es dauerte nicht lange, bis man das geeignete Molekül synthetisiert hatte: Fluordesoxyglukose (FDG) unterschied sich von Glukose nur dadurch, dass ein Sauerstoffatom durch ein Fluoratom ersetzt worden war. Von diesem radioaktiven Isotop sollten die Signale ausgehen.

Pedersen erinnert sich an einen möglichen Zusammenhang zwischen seiner Erforschung der Hexokinase II und der Weiterentwicklung der PET-Technik.

> *„Gegen Ende der 1970er wurde ich von den NIH eingeladen, ein Seminar über Hexokinase II abzuhalten. Unter den Zuhörern befand sich ein Mann namens Giovanni Di Chiro. Er saß im Rollstuhl und interessierte sich sehr für alles, worüber ich sprach – kurz darauf wurde FDG entwickelt, um Krebs mithilfe von PET-Bildern aufzuspüren. Zwar kann ich keine direkte Verbindungslinie zwischen meiner Entdeckung der Hexokinase II und der PET ziehen, aber die Erforschung der Hexokinase II muss auf die eine oder andere Weise dazu geführt haben.“*[1]

Das PET-Verfahren revolutionierte die Krebsdiagnose. Bis heute kann keine andere bildgebende Technik lebendigen, aktiv Stoffwechsel betreibenden Krebs mit der Exaktheit der PET darstellen. „Mithilfe von Computertomographien können zwar verdächtige Flecken abgebildet werden, aber sie sagen nichts darüber aus, ob der Tumor tot oder lebendig ist. PET-Bilder sind die einzige Methode, um aktiv Stoffwechsel betreibende Tumoren zu erkennen“[2], meint Pedersen.

Kurz nach ihrer Entwicklung fand die PET-Technik ihren Weg in nahezu jedes Krebszentrum der Erde, um unzähligen Patienten die Diagnose und die Überwachung des Krankheitsverlaufs zu ermöglichen.

Im Rahmen der PET-Untersuchung wird einem Patienten, der sechs Stunden lang nichts gegessen hat, FDG injiziert. Anschließend fordert man ihn auf, sich möglichst wenig zu bewegen, um zu verhindern, dass die Zuckerverbindung von den Muskeln aufgenommen und dadurch ein verfälschtes Bild erzeugt wird. Während der Patient eine Stunde lang ruhig daliegt, verteilt sich das Glukose-Analogon in seinem Körper. Aufgrund der Aktivität der Hexokinase II sammelt sich die markierte Glukose in den Krebszellen an. Wenn die Stunde vorbei ist und die Detektoren in Gang gesetzt werden, beginnt eine elegante Abfolge subatomarer Interaktionen. Ein Positron, das von dem Fluoratom abgegeben wird, kollidiert mit einem benachbarten Elektron, wodurch sich beide gegenseitig auslöschen. Dabei wird Gammastrahlung in Form von Photonen (Licht) emittiert, die von Detektoren registriert wird. Die hellen Flecken auf den Aufnahmen weisen auf die Lage des Tumors hin.

Die PET-Methode machte den skurrilen Heißhunger der Krebszellen nach Glukose auf dramatische Weise sichtbar. Die Aufnahmen waren ein beredtes Zeugnis für den verzerrten Stoffwechsel der Tumoren (Warburg-Effekt) und für die zügellose Aktivität von Pedersens Enzym, der Hexokinase II. Seither werteten Onkologen auf der ganzen Welt Millionen PET-Bilder aus und hatten dabei die Eigenschaften vor Augen, die von Warburg und Pedersen als charakteristische Merkmale von Krebszellen geltend gemacht worden waren. Es zeugt von Ironie, dass ausgerechnet der lange Zeit unbeachtet gebliebene Star-Wissenschaftler Pedersen und seine Studenten der Gemeinschaft der Krebsforscher ein Werkzeug an die Hand gaben, das von großem Nutzen war. Seither hat es keinen Tag gegeben, an dem sie nicht darauf geblickt hätten.

Eine neue Ära

Während Warburgs Stab von Pedersen weitergetragen wurde, standen die verheißenen zielgerichteten Medikamente vor ihrer Umsetzung. Es handelte sich um den ersten Schritt weg von der unspezifischen ersten Generation der Chemotherapie, hin in Richtung eines neuen, aufgeklärten Zeitalters, von dem man sich wirkungsvollere und weniger giftige Mittel versprach.

Im Gegensatz zu der Mauer des Schweigens, auf die Pedersens Arbeit stieß, wurde die Entwicklung des ersten zielgerichteten Arzneimittels – Herceptin – in einer Atmosphäre der freudigen Erwartung herbeigesehnt. Die Hoffnung, die auf Herceptin ruhte, war so riesig wie das Himmelsgewölbe auf den Schultern des Atlas. Die Erwartungshaltung war himmelhoch; es war eine Arznei der Zukunft, das erste Produkt einer durch und durch planvollen Medikamentenentwicklung. Der Werdegang von der Idee bis zur Zulassung durch die FDA enthielt die gesamte Dramatik und alle Wechselfälle einer Hollywoodproduktion: Helden, Schurken, reiche Philanthropen, leidenschaftliche Aktivisten, verzweifelte Krebspatienten und stoische Visionäre. Zu guter Letzt wurde die Geschichte in Fernsehshows, in Zeitungen und in Büchern erzählt; und natürlich wurde auch ein Film gedreht.

Der Kurs in Richtung der zielgerichteten Medikamente wurde unmittelbar nach der Entdeckung, dass Tumoren durch Mutationen in Protoonkogenen entstanden, eingeschlagen. Die Driver-Gene, die den Ton angaben, mussten ermittelt werden. Das war eine verhältnismäßig einfache Aufgabe. Es würde schwieriger sein, die Strukturen und Funktionen der Proteinprodukte der Onkogene zu verstehen, und der nächste Schritt – die Entwicklung von Medikamenten, die auf die funktionsgestörten Proteine abzielten – würde noch weitaus mühevoller sein. Aber welche Hindernisse auch immer auftreten mochten, der gesamte Prozess beruhte auf logischen Grundsätzen. Die Forscher wussten, wie sie vorgehen mussten. Der Pfad zu den Arzneimitteln lag klar vor ihnen.

In den 1980ern kam wohl niemand an Weinberg heran, wenn es darum ging, Onkogene zu identifizieren. Er war dermaßen erfolgreich beim Aufspüren der Krebsgene, dass er sich bald großer Popularität erfreute (eine Autorin gestand ihm einen Ruhm zu, der „der Definition des Wortes durch die Zeitschrift People entspricht“[1]). Obwohl ihm der Nobelpreis noch verwehrt geblieben war, „war er so großzügig dekoriert wie ein Generalstabschef“.[2] Die Kombination aus seiner Popularität und seinem hervorragenden Ruf unter Kollegen hatte zur Folge, dass er der „Mann war, an den sich die Industrie wandte, wenn es galt, für einen wohltätigen Zweck zu spenden“.[3]

1982 entdeckte Weinbergs Labor ein weiteres Onkogen. Weil es bei Ratten nachgewiesen wurde, die einen als Neuroblastom bezeichneten Tumor beherbergten, taufte das Labor das Onkogen auf den Namen „*Neu*“. *Neu* hatte eine Eigenschaft, durch die es sich von anderen Tumorgenen unterschied: Es besaß Merkmale, die eine durchdachte, zielgerichtete Medikamentenentwicklung in Aussicht stellten. Die meisten Onkogene, die in Weinbergs Labor entdeckt wurden, codierten für Proteine, die im Zellplasma verstreut waren – also in der durchscheinenden Flüssigkeit, die das Innere der Zelle ausfüllt. Da diese Zielobjekte in der Zelle gut geschützt waren, reduzierte sich der Bereich möglicher Kandidaten für die Arzneimittelentwicklung auf Substanzen, die in der Lage waren, die schützende Zellmembran zu überwinden, bevor sie nach ihrem Ziel Ausschau hielten – das war nicht die leichteste Aufgabe. Aber mit *Neu* verhielt es sich anders. Das Gen brachte ein Protein hervor, das als Rezeptor auf der Zeloberfläche fungierte. Wenn ein spezifischer Wachstumsfaktor daran andockte, empfing der Rezeptor ein Signal, das an den Zellkern weitergeleitet wurde und das die Zelle als Aufforderung zur Teilung interpretierte.

Vom Standpunkt der Medikamentenentwicklung aus war die leichte Zugänglichkeit des *Neu*-Rezeptors ausschlaggebend. Es handelte sich um eine niedrig hängende Frucht, die so positioniert war, dass Medikamente sie ohne große Schwierigkeiten erreichen konnten.

Einige Monate nach der Entdeckung veröffentlichte Weinberg seinen Fund, erwähnte aber erstaunlicherweise mit keinem Wort, wie gut sich Neu als Medikamentenziel eignete. Irgendwie muss ihm und seinen Laborkollegen das therapeutische Potenzial entgangen sein. Da so viele Onkogene entdeckt wurden und so viele Stücke zusammengefügt werden mussten, befand sich seine Aufmerksamkeit meilenweit entfernt in den theoretischen Gefilden der topaktuellen Krebsforschung. „Wir haben es einfach übersehen"[4], sagte Weinberg, als er auf *Neus* Perspektive als Zielprotein für Medikamente angesprochen wurde. Vorerst blieb das Potenzial ungenutzt. Aber das sollte sich bald ändern.

Alsbald wurde die humane Version des *Neu*-Gens unter völlig anderen Voraussetzungen entdeckt: in den Räumlichkeiten eines profitorientierten Pharmaunternehmens. Dort übersah man den möglichen Nutzen von *Neu* nicht, war die Aussicht auf eine praktische Anwendung doch die treibende Kraft hinter den Forschungsbemühungen. Die menschliche Version von *Neu* ähnelte einem anderen bekannten Gen, das für einen epidermalen Wachstumsfaktorrezeptor codierte. Es handelte sich um ein antennenähnliches Molekül, das der Zelloberfläche aufsaß und wie Neu eine Teilungsaufforderung an den Zellkern weiterleitete, wenn es von seinem hormonellen Informanten stimuliert wurde. Dieses Onkogen erhielt den Namen *HER2* (Human Epidermal Growth Factor Receptor 2). Um die Leistung der Mitentdecker anzuerkennen, wird es inzwischen als *HER2/neu* bezeichnet. Die Umstände der Wiederentdeckung – das Gen wurde nun nicht in der theorielastigen Atmosphäre eines Universitätslabors ausfindig gemacht, sondern von einem praxisorientierten Unternehmen, das seinen Aktionären Rechenschaft schuldig war – änderten den weiteren Verlauf der Entwicklung dramatisch.

Gegen Ende der 1970er hatte die Revolution in der Molekularbiologie eine neue Sorte Pharmafirmen hervorgebracht, die aus der Aussicht auf eine gezielte Krebstherapie Kapital schlagen wollten. Der Unterschied zu den traditionellen pharmazeutischen Firmen, die von Heftpflastern bis Babynahrung alles verkauften, war riesig. Unternehmen einer neuen Generation, die völlig auf molekularbiologische Methoden ausgerichtet waren, schossen plötzlich in unmittelbarer Nähe der Spitzenuniversitäten an Ost- und Westküste wie Pilze aus dem Boden.

Eines dieser Unternehmen war Genentech, das sich im Süden von San Francisco angesiedelt hatte. Dadurch, dass talentierte Akademiker nahtlos aus den Hörsälen in die Räumlichkeiten von Genentech wechselten, profitierte das Unternehmen von der innovativen Kultur der Bay Area. Auch Genentechs Firmenideologie war einzigartig. Anlass der Unternehmensgründung war nicht die Entdeckung eines Medikaments, sondern ein Verfahren bzw. eine Methode, um Medikamente herzustellen sowie eine Risikokapital-Spritze. Der Name „Genentech“ leitet sich von Genetic Engineering Technology (dt.: „gentechnische Verfahren“) ab, der Bezeichnung für eine aufregende Technik, die in den späten 1970ern entdeckt und dazu verwendet wurde, fast jedes Gen auszuschneiden und in das Genom von Bakterienzellen einzufügen. Auf diese Weise wurden die Bakterien zu Fabriken umfunktioniert, die am laufenden Band gewaltige Mengen des gewünschten Proteins herstellen konnten. Vor Genentechs Zeiten wurden Medikamente wie Insulin mittels eines schwerfälligen und ineffizienten Verfahrens aus den Eingeweiden von Kühen und Schweinen extrahiert. Die Methode war dermaßen unwirtschaftlich, dass 8.000 Pfund gemahlene Bauchspeicheldrüsen nötig waren, um ein einziges Pfund Insulin zu erhalten. Nach der Erfindung gentechnischer Methoden wurde das menschliche Insulingen in Bakterienzellen eingeschleust, was diese zu äußerst effizienten, Insulin produzierenden Maschinen machte – es handelte sich um eine viel sauberere und modernere Herstellungsmethode.

Zehn Jahre nach der Gründung geriet Genentech in eine missliche Lage. Das Unternehmen hatte den Herstellungsprozess von Proteinmedikamenten revolutioniert, aber nach einer Dekade des überwältigenden Wachstums lief der Patentschutz für die produzierten Medikamente aus. Das Unternehmen hatte drei Kassenschlager im Angebot: Insulin für Diabetiker, einen Blutgerinnungsfaktor zur Behandlung von Hämophilie und ein Wachstumshormon für eine Vielzahl kindlicher Wachstumsstörungen. Bei der Arzneimittelentwicklung war Genentech in gewisser Hinsicht fantastisch, aber es spielte nicht in der Liga des trickreichen, hochriskanten und hochbezahlten Geschäfts des Medikamentendesigns mit – zumindest nicht, bis dem Unternehmen das große Geschäft mit Proteinen abhandenkam. Um ein neues Medikament zu entwickeln, wurde als Erstes ein Zielobjekt benötigt – die Suche danach war für Genentech ungewohnt. Um konkurrenzfähig zu bleiben, musste das Unternehmen seinen Fokus verlagern. Genentech zapfte erneut den Erfindungsreichtum der Bay Area an und eröffnete eine Abteilung, die sich dem Aufspüren von Medikamentenzielen widmen sollte.

Mit der Suche nach Wirkstoffzielen beauftragte man Axel Ullrich, einen in Deutschland geborenen Wissenschaftler mit Leib und Seele, dessen schroffer Charme durch seinen deutschen Akzent noch gesteigert wurde. Ullrich war an der University of San Francisco als Postdoktorand beschäftigt und die aufgeladene Atmosphäre, die in den späten 70ern und 80ern die Bay Area erfüllte, fesselte ihn. Gleich nebenan arbeiteten Varmus und Bishop. Aufgrund seines Tatendrangs war Ullrich für den Wechsel von der Universität an das Pharmaunternehmen besonders geeignet und das Betriebsklima bei Genentech erleichterte ihm die Umstellung. Indem den Wissenschaftlern weitgehend freie Hand gelassen wurde, wahrte Genentech die kreative, unbefangene Atmosphäre der Akademie.

Als Ullrich anfing, nach Onkogenen zu suchen, die als Ziel in Frage kamen, hatte er einen Vorsprung: Er hatte bereits eine mutierte Form eines Wachstumsrezeptors, der für die Entstehung von Blutkrebs bei Hühnern verantwortlich gemacht wurde, isoliert und kloniert. In der Welt der molekularbiologischen Krebsforschung war das ein Durchbruch. Zum ersten Mal konnte ein Zusammenhang zwischen einem mutierten Wachstumsrezeptor und Krebs hergestellt werden, bei dem Ursache und Wirkung in Verbindung gebracht wurden. Daran orientierte sich Ullrich, als er nach einem Wachstumsrezeptor fahndete, der bei Menschen Krebs auslöste. Seine Suche machte sich bezahlt, als er mit *HER2* das homologe Gen von Weinbergs *Neu*-Onkogen aufspürte. Im Unterschied zu Weinberg erkannte Ullrich das Potenzial seiner Entdeckung. Bei *HER2* handelte es sich eindeutig um ein Onkogen und es war darüber hinaus leichte Beute – die Träume der rationalen Wirkstoffentwicklung wurden nun wahr.

Ullrich hatte sein Zielobjekt gefunden, aber es waren weitere Hindernisse zu überwinden. Er würde herausfinden müssen, an welchen Krebsformen *HER2* aktiv beteiligt war. Danach müsste er ein Medikament entwickeln, das den *Her2*-Rezeptor blockierte. Der Prozess, der vom Zielprotein zum Medikament führte, wurde von einer Reihe zufälliger Ereignisse vorangetrieben. Als Ullrich sich gerade mit dem ersten Problem herumschlug –, wie ließe sich ermitteln, welche Krebsformen von *HER2* gesteuert werden? – brachte ihn eine zufällige Begegnung am Flughafen von Denver der Lösung näher.

Ullrich befand sich auf dem Heimweg, nachdem er ein Seminar über HER2 an der University of California Los Angeles (UCLA) gehalten hatte. Dennis Slamon, ein Onkologe mit einem PhD in Zellbiologie und laut eigener Aussage davon besessen, sich mit der Heilung von Krebs zu beschäftigten, wartete ebenfalls auf seinen Abflug. Slamon hatte gerade Ullrichs Vortrag in Los Angeles beigewohnt und während des Wartens dachte er über eine Lösung für Ullrichs Problem nach, an welchen Krebsformen *HER2* beteiligt wäre. Die Wissenschaftler kamen ins Gespräch. Ullrich hatte das Onkogen, aber ihm fehlten Gewebeproben, auf die er es loslassen konnte. Und hier kam Slamon ins Spiel. Seine Besessenheit, Krebs zu heilen, äußerte sich in einer vorteilhaften Zwangshandlung: Er sammelte Tumorproben aller Art, die er in einer Tiefkühltruhe aufbewahrte, weil er das Gefühl hatte, dass sie sich eines Tages als nützlich erweisen könnten.

Bei ein paar Drinks planten sie ihr weiteres Vorgehen. Ullrich würde Slamon DNS-Sonden von HER2 schicken. Dann würde Slamon untersuchen, ob seine Gewebeproben – und falls ja, welche – das Produkt des Onkogens exprimierten. Damit sollte die Frage beantwortet werden, an welchen Krebsformen *HER2* beteiligt war. Ullrich beschrieb die Ereignisse, die zur Entwicklung von Herceptin führten, als „eine unglaubliche Portion Glück"[5].

Zu Hause angekommen, machte sich Slamon umgehend an die Arbeit. Nachdem er seine Proben ausgiebig getestet hatte, rief er Ullrich an. „Wir haben einen Treffer"[6], meinte er. Ullrichs Sonde hatte ihr Ziel – *HER2* – in einigen von Slamons Brust- und Eierstockkrebsproben gefunden. Der nächste Schritt würde darin bestehen, zu ermitteln, wie *HER2* in den Tumorproben genau agierte, das heißt, wie es den Krebs verursachte. Üblicherweise sind Onkogene mutierte Versionen normaler Gene, die zu defekten Proteinprodukten führen, aber *HER2* ging nach einem etwas anderen Mechanismus vor. Das Gen vervielfältigte sich, indem es sich immer wieder verdoppelte – so wie ein Kopiergerät, dessen Auslösetaste klemmt. Durch Überexpression verwandelte es normale Zellen in Tumorzellen. Eine gesunde Zelle des Brustgewebes kann 50.000 *Her2*-Rezeptoren besitzen, die über die Zelloberfläche verstreut sind. Die Brustkrebszellen, die durch Ullrichs Sonden erhellt wurden, enthielten bis zu 1,5 Millionen Rezeptoren.

In den Krebszellen wurde *Her2* nicht nur ein bisschen überexprimiert, die Synthese des Proteins nahm vielmehr groteske Formen an. Infolgedessen reagierten die Zellen entsetzlich überempfindlich auf die Anwesenheit von Wachstumsfaktoren – sie waren dafür präpariert, ein normales Signal zur kontrollierten Zellteilung falsch zu interpretieren. Aber nicht alle Brust- und Eierstockkrebsproben von Slamon enthielten das *HER2*-Gen in vielfacher Ausführung. Das war nur bei einer von fünf der Fall, und so war es ihm möglich, Brustkrebs in zwei Kategorien zu unterteilen: *HER2*-positiv und *HER2*-negativ. Alle Indizien deuteten darauf hin, dass es sich bei *HER2* um ein echtes, transformierendes Onkogen handelte. Allerdings waren die Einsätze so hoch – es kostete über 100 Millionen Dollar, ein Medikament auf den Markt zu bringen –, dass sich das Forscherduo Gewissheit verschaffen musste.

Mutationen in der DNS von Tumorzellen lassen sich in zwei Gruppen einteilen: „Driver" und „Passenger". Veränderungen, bei denen sogenannte „Driver" entstehen bzw. sogenannte Treibermutationen, führen dazu, dass – wie der Name schon sagt – Krebs angekurbelt wird, also wächst und sich ausbreitet. „Passenger" verändern die Zelle nicht, sondern sind nur zufällig bei der „Fahrt" anwesend. Ullrich und Slamon mussten sicherstellen, dass *HER2* ein „Driver" und kein „Passenger" war. Slamon konnte die Antwort herausfinden, indem er beobachtete, ob es einen klinischen Unterschied zwischen *HER2*-positiven und *HER2*-negativen Brustkrebsfällen gab. Als er den Krankheitsverlauf von Patienten aus beiden Gruppen sorgfältig beobachtete, zeigte sich etwas Bemerkenswertes: War ein Patient *HER2*-positiv, führte das zu einer viel aggressiveren und bösartigeren Form von Krebs mit einer schlechteren Prognose – genau das war zu erwarten gewesen, falls es sich bei *HER2* um einen „Driver" handelte. Ullrich führte ein weiteres Experiment durch, um zu überprüfen, ob *HER2* über die Voraussetzungen für einen „Driver" verfügte. Er brachte das *HER2*-Gen in gesunde Zellen ein und manipulierte sie so, dass sie das neue Gen aufnahmen und in ihre DNS integrierten. Das hatte dieselbe Überexpression zur Folge, die er auch schon bei den Brustkrebsproben beobachtet hatte. Die Zellen, die durch die Überexpression von *HER2* beeinträchtigt worden waren, ignorierten die komplizierten Signale der kontrollierten Zellteilung und brachen einem hemmungslosen Wachstum Bahn. Es war allein das *HER2*-Gen, das die Zellen dazu bewog, den Weg zur Entwicklung bösartiger Tumoren einzuschlagen. Es schien, als hätten Ullrich und Slamon das Zielobjekt aufgespürt, das Varmus und Bishop in Aussicht gestellt hatten. Jetzt fehlte es nur noch an der geeigneten Munition.

Die schöpferische Revolution, die in der Molekularbiologie ausgebrochen war, zog eine weitere Errungenschaft nach sich, die von den bemerkenswerten Eigenschaften des Immunsystems profitierte. Das Immunsystem stellt die einzige Barriere zwischen uns und den unbarmherzigen Angriffen aus der Welt der Mikroben dar. Zwischen spezialisierten Zellen findet eine kampferprobte Zusammenarbeit statt, die in den Jahrmillionen der unerbittlichen Zusammenstöße perfektioniert wurde. Die Fähigkeit des Immunsystems, fremde Angreifer selektiv und zielgerichtet zu bekämpfen, versetzte die Immunologen in Begeisterung. Diese natürliche Variante des „Medikamentendesigns" lässt die Versuche des Menschen ganz schön plump aussehen. Das Immunsystem ist eine ausgeklügelte zelluläre Miliz, die alle Elemente des modernen Militärs umfasst. Als Makrophagen bezeichnete Zellen agieren wie Panzer: Sie verfügen über eine imposante militärische Ausrüstung, spüren Feinde auf und gehen zu unbarmherzigen Angriffen über. Befehlshabende Zellen dirigieren den Kampf, indem sie Truppen vorrücken und an den Flanken zuschlagen lassen, Überraschungsangriffe inszenieren und eine Vielzahl glänzender Manöver veranstalten, die durch die Erfahrungen, die in der Tiefenzeit gesammelt wurden, perfektioniert worden sind. Daneben verfügt das Immunsystem über eine Art Lenkflugkörper: die sogenannten Antikörper. Sie werden von der äußeren Membran spezialisierter Zellen abgefeuert, den B-Lymphozyten, die unvorstellbar gut ausgerüstet und dadurch in der Lage sind, praktisch jedes Virus oder Bakterium auf diesem Planeten ins Visier zu nehmen. Während eines infektiösen Angriffs wandelt sich eine aktivierte B-Zelle in ein biologisches Maschinengewehr um, das ungefähr 2.000 Antikörper pro Sekunde abfeuert. Und genau diese Antikörper zogen die Aufmerksamkeit der Wissenschaftler auf sich – besonders ihre Fähigkeit, auf jeden vorstellbaren Angreifer zu zielen. Für die Medikamentenentwickler waren sie die langersehnten „Zauberkugeln".

Die Vorstellung von zielgerichteten Medikamenten zog Biologen bereits 1908 in ihren Bann, als der deutsche Forscher Paul Ehrlich die Idee der „Zauberkugeln" aufbrachte. Ihm schwebte ein Mittel vor, dessen Zweck es wäre, krankheitserregende Organismen selektiv anzupeilen. Im späten 20. Jahrhundert wurde seine geniale Vision Wirklichkeit, als Wissenschaftler zielgerichtete Medikamente nicht mehr selbst entwickelten, sondern das Immunsystem dazu veranlassten, diese Aufgabe für sie zu übernehmen. Denn sie hatten herausgefunden, dass sie die Zellen, die Antikörper produzierten (B-Lymphozyten), dazu bringen konnten, ihren Anordnungen Folge zu leisten. Zu diesem Zweck injizierten sie das gewünschte Zielobjekt (das Antigen) in eine Maus und regten ihr Immunsystem an, vermehrt B-Lymphozyten herzustellen, deren Antikörper auf die fremde Substanz ausgerichtet waren. Anschließend gewannen sie die B-Lymphozyten aus der Milz des Nagetiers und brachten sie in einer Art „Vernunfthochzeit" mit kanzerösen Myelomzellen zusammen. Indem sie die Entartung zu etwas Nützlichem ummünzten, schlugen sie aus dem übermäßigen Wachstum der Krebszellen Kapital: Die Hybridzellen verwandelten sich in Fabriken, die ungeheure Mengen eines Antikörpers ausstießen, die auf die Antigene losgelassen werden konnten. Wenn die Antikörper erst einmal hergestellt, isoliert und aufbereitet waren, bezeichnete man sie als monoklonale Antikörper. Und fertig waren die Zauberkugeln, die so dringend benötigt wurden.

Ullrich bestellte am erfahrenen Immunologie-Department von Genentech einen monoklonalen Antikörper, der auf *Her2* abzielte. Mit diesen Zauberkugeln, die er alsbald in Händen hielt, führte er einen weiteren einfachen Versuch durch: In einer Petrischale hetzte er den monoklonalen Antikörper auf *HER2*-positive Brustkrebszellen. Die Antikörper führten ihren bemerkenswerten Auftrag mit außerordentlicher Genauigkeit aus. Sie richteten ihre Aufmerksamkeit auf den *Her2*-Rezeptor, banden an ihn und bedeckten seine Oberfläche wie eine Plane, wodurch sie seine Fähigkeit hemmten, Wachstumssignale von außen zu erhalten. Der Antikörper brachte das Wachstum der Krebszellen urplötzlich zum Stillstand. Als Ullrich die Antikörper von der Zelloberfläche wusch, setzte das Wachstum wieder ein, als ob nichts geschehen wäre. Das war ein eindeutiger Beleg für die Effizienz des Antikörpers und seinen Wirkmechanismus. Als Slamon sich die Einfachheit und die gewaltigen Konsequenzen des Experiments in Erinnerung rief, meinte er nur: „Es war fantastisch.“[7]

Ullrich und Slamon verfügten nun über alle Beweise, die nötig waren, aber noch stand ihnen die schwierige Aufgabe bevor, die Führungsetage von Genentech dafür zu gewinnen, 100 Millionen Dollar auf ihre Idee zu setzen – eine Angelegenheit, die zu Ullrichs Untergang führen sollte. Da er außerstande war, das Management vom Potenzial des Konzepts zu überzeugen, wurde er immer unzufriedener. Seine Verdrossenheit schaukelte sich so lange auf, bis er kündigte und sich anderen akademischen und geschäftlichen Aufgaben widmete.

Der in einer Bergarbeiterfamilie aus den Appalachen aufgewachsene Slamon bewahrte sich dagegen die dickköpfige, zähe Entschlossenheit, die durch die Adern des einfachen, bodenständigen Volks fließt. Anders als Ullrich stürzte sich Slamon in das Unterfangen, um zu sehen, was letztendlich dabei herauskäme, ganz egal, worum es sich handeln mochte. Das Schicksal schien es gut mit ihm zu meinen.

1982 behandelte Slamon, damals ein junger Arzt mit rotem Antlitz, einen Mann, bei dem die Hodgkin-Krankheit zurückgekehrt war. Wie bei jeder anderen Krebsform auch, war die Prognose bei Morbus Hodgkin nach einem Rückfall weitaus ungünstiger als beim erstmaligen Auftreten. Bei dem Patienten handelte es sich um den 30-jährigen Brandon Tartikoff, den neuen Nachwuchsstar der Programmgestaltung bei *NBC*. Die Liste der Serien, an denen Tartikoff beteiligt war, indem er entweder die Idee beisteuerte oder sich dafür starkmachte, ist lang: Die „Cosby Show“, „Golden Girls“, „Miami Vice“, „Cheers“, „Seinfeld“ … Er verhalf *NBC* zu Top-Einschaltquoten.

Tartikoffs Behandlung bestand aus einer Chemotherapie mit neun Zyklen im Laufe eines Jahres. Bemerkenswerterweise gestaltete er in dieser Zeit *NBC* um und wurde Vater eines Kindes – alles unter dem Einfluss der von der Chemotherapie verursachten Benommenheit. Der gemeinsame Kampf führte dazu, dass die Familien Tartikoff und Slamon sehr vertraut miteinander wurden; sogar ihre Kinder schlossen Freundschaft.

1986, vier Jahre nachdem Tartikoffs Chemotherapie geendet hatte und das Ergebnis der Nachsorgeuntersuchung ganz und gar erfreulich war, wollte sich seine Frau Lilly Slamon gegenüber erkenntlich zeigen. Sie hatte das Gefühl, dass Slamon ihrem Mann das Leben gerettet hatte, und wollte sich revanchieren, indem sie seine Forschung unterstützte. Slamon allerdings beharrte darauf, dass ihre einzige Verpflichtung darin bestehe, die Rechnungen zu bezahlen. Auf jeden einzelnen ihrer Versuche, Slamons Forschung finanziell zu fördern, folgte eine Ablehnung. So ging es zwei Jahre lang – Lilly wollte die empfundene Schuld ausgleichen, Slamon jedoch verwehrte sich dagegen. 1989 war es dann so weit, dass Lilly kein „Nein" mehr akzeptieren wollte. „Ich kann es nicht ausstehen, in jemandes Schuld zu stehen", sagte sie. „Er hat Brandons Leben gerettet, und nun sollte er dafür belohnt werden." Sie rief Slamon an. „Ich habe es satt, andauernd nur ‚Nein' von dir zu hören. Ich werde jetzt etwas für die Krebsforschung tun. Keinesfalls mache ich es nur dir zuliebe."[8]

Ihre Beharrlichkeit brach Slamons Widerstand. Schließlich willigte er ein, und Lilly startete eine Fundraisingkampagne. Sie wandte sich an ihren wohlhabenden Freund Ron Perelman, den Eigentümer von Max Factor und Revlon. „Du verdienst dein ganzes Geld mit den Frauen und solltest etwas davon zurückgeben"[9], versuchte sie ihn zu überzeugen. Auch Perelman hatte ihrer Beharrlichkeit nichts entgegenzusetzen. Er stellte einen Scheck über 2,5 Millionen Dollar zugunsten von Slamons Forschung aus. Von einem Moment auf den anderen war Slamon zum bestfinanzierten Wissenschaftler der UCLA geworden.

Die internen Machtkämpfe rund um Herceptin wurden bei Genentech munter weitergeführt; denn das Biotechnologie-Unternehmen war nicht bereit, alles auf das Medikament zu setzen. Slamons Revlon-Geld (das sich zwischen 1989 und 1997 insgesamt auf mehr als 13 Millionen Dollar belaufen sollte) löste schließlich das Problem: Es handelte sich um den Motivationsschub, den Genentech benötigte, um die Beurteilung der Risiken und Chancen zugunsten des Medikaments ausschlagen zu lassen. „Ohne Denny Slamon und sein Revlon-Geld gäbe es kein Herceptin"[10], meinte ein Genentech-Verantwortlicher. Endlich konnte das erste zielgerichtete Medikament aus der Taufe gehoben werden.

Die Melange aus der Spitzenforschung eines Biotechnologie-Unternehmens, Schecks aus Hollywood und der Aussicht auf ein zielgerichtetes Krebsmedikament erwies sich als zu verführerisch, um von der Presse ignoriert zu werden. Kein Krebsmedikament war jemals mit einem solchen Medienrummel bedacht worden. Der namhafte Brustkrebsspezialist Craig Henderson beschrieb Herceptin als „den ersten Schritt in die Zukunft", weg von den „Giften" der Vergangenheit.[11] Die *New York Times* bezeichnete das Medikament als „einen bedeutsamen medizinischen Durchbruch" und kommentierte, dass Herceptin „neue Horizonte in der Krebstherapie eröffnete".[12] Herceptin brachte die Menschen sogar dazu, Winston Churchill zu zitieren. „Dies ist nicht das Ende. Es ist nicht einmal der Anfang vom Ende. Aber es ist, vielleicht, das Ende des Anfangs"[13], schrieb Dr. Mary-Claire King, eine Genetikerin der American Cancer Society in der Einleitung zu Robert Bazells Buch „HER-2: The Making of Herceptin, a Revolutionary Treatment for Breast Cancer". Allüberall wurden Phrasen gedroschen, es war von einem „gänzlich neuen Zeitalter der Krebsbehandlung" die Rede; der Fortschritt war wahlweise „bahnbrechend" oder „revolutionär".

Im Frühling 1998 veranstaltete ASCO, die Berufsvereinigung der Krebsspezialisten, ihren jährlichen Kongress im Los Angeles Convention Center. Herceptin hatte seine wechselvolle Reise durch die klinischen Versuche vollendet. Das glamouröse, berühmte Medikament war bereit für die öffentliche Vorstellung. Normalerweise schlurften die Ärzte mechanisch von Präsentation zu Präsentation, aber an diesem Sonntagnachmittag quetschte sich die überwiegende Mehrheit der 18.000 Anwesenden in die Zuschauerränge, um Slamon gespannt zuzuhören, wie er die Ergebnisse der klinischen Herceptin-Tests bekanntgab. Es war ein richtiges Großereignis.

Ehrfürchtige Stille begrüßte Slamon, als er sich den Weg auf die Bühne bahnte. Er begann seinen Vortrag mit der stürmischen Geschichte des Medikaments, hatte jedoch nicht den Anspruch auf Vollständigkeit. Zu viele Faktoren hatten zu seiner Entstehung beigetragen – einschließlich der kollektiven Anstrengungen von Pott, Hansemann, Rous, Varmus und Bishop. Generationen von Forschern waren durch ihre Bemühungen vereinigt. Der Moment war gekommen, um die makellose Logik zu offenbaren, die der Entwicklung von Herceptin – von der Entdeckung des Zielproteins bis hin zum Wirkstoff – innewohnte.

Die Eigenschaften, die Herceptin zugesprochen wurden, der ganze Pomp und das Getöse waren bedeutungslos, falls das Medikament Brustkrebspatientinnen nicht ausreichend helfen konnte. Slamon hielt noch einmal inne, bevor er die Ergebnisse bekanntgab. „Nach jedem denkbaren Reaktionsindex hatten die zusätzlich mit Herceptin behandelten Frauen eindeutig und messbar profitiert. Die Reaktion auf die Standard-Chemotherapie hatte sich um 150 Prozent verbessert. Bei der Hälfte der mit Herceptin behandelten Frauen waren die Tumoren geschrumpft – in der Kontrollgruppe nur bei einem Drittel." [14]

Von einem anderen Blickwinkel aus lassen sich Slamons Worte abweichend deuten; denn obwohl das Hervorheben der Tumorschrumpfung eine gängige Methode ist, um ein Medikament besser erscheinen zu lassen, ist der prozentuale Rückgang des Tumorvolumens bedeutungslos für alle, die um ihr Leben kämpfen. Es handelte sich um eine schöngefärbte Angabe des Wirkungsgrades – um eine Statistik, die von allem Aussagekräftigen befreit worden ist. „150 Prozent" in Zusammenhang mit der Wirkung eines Medikaments klingt wunderbar, aber das einzige, was zählt, ist dennoch das Überleben. Es ist nicht ganz klar, ob Slamon auch über die unbereinigte Version der Ergebnisse auf dem Kongress sprach. Falls er es tat, dürfte er ungefähr folgende Worte verwendet haben: „Herceptin kann das Leben von metastatischen Brustkrebspatientinnen um vier Monate verlängern." Ein Jahrzehnt später enthüllte eine Folgestudie, dass die um Herceptin erweiterte Standard-Chemotherapie die Überlebensrate nach vier Jahren um 2,9 Prozent, nach sechs Jahren um 5,5 Prozent, nach acht Jahren um 7,8 Prozent und nach zehn Jahren um 8,8 Prozent steigern konnte. Für die geretteten Patienten war das gewiss von großer Bedeutung, und dennoch lassen diese Zahlen den Rummel um das Medikament als übertrieben erscheinen.

Mark Twain sagte einmal: „Fakten sind stur. Statistiken sind gefügiger."[15] Hinter der statistischen Holzhammermethode – dem Hinweis, dass das sehnlichst erwartete Medikament in vielleicht 15 bis 20 Prozent der Brustkrebsfälle einen geringfügigen Überlebensvorteil verschaffte – lag eine unausgesprochene Feststellung verborgen.

Ullrich konnte anhand seines Experiments, bei dem er *HER2*-Gene gesunden Zellen hinzugefügt hatte, sodass sie in Krebszellen umgewandelt wurden, nachweisen, dass *HER2* die alleinige Ursache für die Entstehung von Krebs war. Andere Laboratorien lieferten weitere Belege, dass *HER2* gesunde Zellen in Krebszellen verwandelte. Philip Leder von der medizinischen Fakultät der Harvard University züchtete einen Mausstamm, der *Her2* von Geburt an überexprimierte. Die Mäuse entwickelten mit einer ungewöhnlich hohen Rate Brustkrebs. Wurden die Tumoren mit Antikörpern behandelt, so lösten sie sich auf. Mike Shepard (der das *HER2/neu*-Programm übernahm, nachdem Ullrich gekündigt hatte) beschrieb das Verfahren, mit dessen Hilfe ein Konzept für eine adäquate biotechnologische Methode ausgearbeitet werden konnte, kurz und bündig: „Zuerst muss man die molekularen Vorgänge verstehen, die zu einer gefährlichen Krebserkrankung führen. Dann wirft man einen Blick auf den Signalweg und entwirft im Kopf eine Therapie, die auf der vorhandenen Technik basiert."[16] Der molekulare Vorgang, der als Ursache bzw. „Driver" für eine bestimmte Untergruppe von Brustkrebs ermittelt wurde, war die Überexpression des *HER2*-Gens. Herceptin unterdrückte die Genprodukte bzw. würgte sie ab, um das Krebs auslösende Ereignis zu neutralisieren. Doch der Nutzen war nur gering. Irgendetwas konnte nicht stimmen.

Wenn Herceptin weder Heilung bewirkte noch das Überleben wesentlich verlängerte, dann musste etwas anderes als Triebfeder der Krebserkrankung fungieren. Die makellose Logik, die die Entwicklung von Herceptin anleitete, enthielt einen entscheidenden Fehler. Denn falls die Überexpression von *HER2* die einzige Ursache für eine Untergruppe von Brustkrebs war und Herceptin das geeignete Gegenmittel, dann sollten die Patientinnen eigentlich geheilt werden.

Darüber sprach niemand, als der ASCO-Kongress vorüber und Herceptin öffentlich präsentiert worden war. Alle, die an der Entwicklung von Herceptin beteiligt waren, wollten das Ereignis feiern. Die Getränke flossen in großen Mengen. Tatsächlich gab es reichlich Grund zum Feiern, weil der beschwerliche Weg zur FDA-Zulassung abgeschlossen war. In den nächsten zehn Jahren sollte das Medikament fast 6,7 Milliarden Dollar in die Kassen von Genentech spülen.

Warburg, Pedersen & Ko

Während der 1990er Jahre, als Herceptin die Schlagzeilen in der Krebstherapie beherrschte, klärte Pedersen den beeinträchtigten Stoffwechsel von Krebszellen hinter den Kulissen systematisch auf. Schon im Jahr 1978 hatte er nachgewiesen, dass Tumorzellen im Vergleich zu gesunden Zellen weniger Mitochondrien enthielten und dass die wenigen Zellorganellen, die er auffinden konnte, schwer beschädigt waren. Dies war ein Beleg dafür, dass Tumorzellen nur eingeschränkt dazu fähig sind, Energie mithilfe von Sauerstoff zu gewinnen. Im Jahr 1977 war es seinem Labor gelungen, die Abweichung im Stoffwechsel darzustellen, die für den Warburg-Effekt verantwortlich ist: die Ausbootung der normalen Hexokinase durch Hexokinase II, gefolgt von einer ungeheuren Überproduktion des Proteins. 1986 bemerkten sein Team und eine Gruppe von der Universität Maryland, die von Marco Colombini geleitet wurde, dass ihre Forschungsbemühungen in dieselbe Richtung wiesen, und vereinbarten eine Zusammenarbeit. Gemeinsam konnten sie nachweisen, dass Hexokinase II nicht für sich allein existierte; es lag gebunden an ein Protein der Mitochondrienmembran vor, das als spannungsabhängiger Anionenkanal bezeichnet wird (engl. Abk. VDAC). In seiner Eigenschaft als Tunnelprotein gewährleistet VDAC, dass Moleküle (beispielsweise ATP) in die Mitochondrien eintreten und sie wieder verlassen können. Zusätzlich übernimmt VDAC eine Funktion in dem Prozess, der als Apoptose oder „programmierter Zelltod“ bekannt ist, indem es die Freisetzung von Cytochrom

C ermöglicht, das eine Abfolge von Ereignissen auslöst, die zum Absterben der Zelle führt.

Eine Fülle an ungünstigen Einflüssen kann dazu führen, dass eine Zelle den programmierten Zelltod einleitet. Es handelt sich um einen überaus ausgeklügelten und organisierten Prozess, der sich entwickelt hat, um beschädigte Zellen rasch und effizient zu entfernen und die Unversehrtheit des Organismus zu gewährleisten, aber auch, um die Anhäufung von Abfallprodukten zu verhindern, die Krankheiten verursachen könnten. Die Apoptose ist ein wichtiger zellulärer Prozess, dessen Bedeutung oft unterschätzt wird, aber sie verlangt einem Organismus auch ab, einen schmalen Grat zu beschreiten. Das Gleichgewicht zwischen Zellwachstum und Zelltod stellt einen Drahtseilakt dar, den der Körper jeden Tag mit Milliarden Zellen vollführen muss, die zum Absterben durch Apoptose verdammt sind, und mit weiteren Milliarden Zellen, die sich teilen müssen, um für Ersatz zu sorgen. Wenn sich die zerbrechliche Wechselbeziehung zu weit in Richtung Zelltod verlagert, können degenerative Krankheiten wie Morbus Parkinson, Morbus Alzheimer oder Amyotrophe Lateralsklerose (ALS) auftreten. Wenn sich das Gleichgewicht zu sehr in Richtung Zellteilung verschiebt, kann es zu Krebserkrankungen kommen.

Die Forschungsgruppen von Pedersen und Colombini entdeckten, dass Hexokinase II mit VDAC eine Bindung eingeht. Infolge dieser Liaison der beiden Proteine bleiben die Tunnels verschlossen und die Freisetzung von Cytochrom C wird verhindert. Dies wiederum unterbindet die Apoptose und verhilft der Zelle praktisch zu Unsterblichkeit – eine der hervorstechendsten und furchteinflößendsten Eigenschaften einer Krebszelle. Anders als die Überexpression des Onkogens *HER2/neu*, die nur einen Teil der Brustkrebsfälle betraf, war die Überexpression von Hexokinase II in praktisch jeder Krebszelle nachweisbar. Auf einen Schlag war es den Krebszellen durch das Umschalten von normaler Hexokinase zu Hexokinase II nicht nur möglich, die Energie, die sie durch den Verlust und die Beeinträchtigung der Mitochondrien eingebüßt hatten, zu kompensieren, sondern sie erlangten auch Unsterblichkeit. Sie waren zu einem unersättlichen, düsteren und beharrlichen Abklatsch von normalen Zellen geworden.

In Pedersens Labor glückte im Jahr 2003 eine weitere Entdeckung. Zusätzlich zum rasenden Glukosekonsum und der Aushebelung der Apoptose positionierte sich Hexokinase II in unmittelbarer Nähe eines Proteinkomplexes, der ATP-Synthasom genannt wird, eines rotierenden, maschinenähnlichen Gebildes, das die Energiewährung der Zelle, ATP, ausspuckt. In dieser Position war es der Hexokinase II möglich, ATP an sich zu reißen, bevor das energiereiche Molekül entkommen konnte. Anstatt andere Bedürfnisse befriedigen zu können, wurde ATP gezwungen, den unersättlichen Appetit der Krebszelle nach Glukose zu stillen. Hexokinase II war mit plündernden Piraten vergleichbar, die sich mit ihrer Schaluppe einem mit Schätzen beladenen Handelsschiff näherten, sich an eine der Bordseiten ketteten und sich unverfroren der Fracht bemächtigten.

Die gesamten 1970er, 80er und 90er Jahre hindurch bis hinein ins neue Jahrtausend befasste sich Pedersen weiter mit der Aufklärung der Einzelheiten des Warburg-Effekts, während die Tumorgenetik im Zentrum der Forschungsbemühungen des wissenschaftlichen Mainstreams stand. Pedersen machte sich von der Krankheit, die gemeinhin als ein Wirbelwind des genetischen Chaos erachtet wurde, ein anderes Bild, das von Organisation und Koordination geprägt war. Für ihn war die Krankheit kein Mysterium, vielmehr war alles an ihr eindeutig und einfach. Ein einzelner molekularer Übergang zu einem parasitischen Isoenzym war im Großen und Ganzen verantwortlich für zwei zentrale Merkmale von Tumoren: den Warburg-Effekt und die Unterbindung der Apoptose. Anders als *HER2* wurde diese Eigenschaft nicht nur bei einem Bruchteil einer einzigen Krebsform beobachtet (unter ungefähr 200 Krebsformen, die unterschieden werden). Die PET-Aufnahmen verrieten, dass sie in allen Tumoren vorhanden war.

Das Potenzial der Hexokinase II als therapeutisches Ziel war Pedersen nicht verborgen geblieben. An der Schwelle zum neuen Jahrtausend fand er, dass die Zeit reif war, sich darauf zu konzentrieren. Er verlagerte das Hauptaugenmerk seines Labors von der Erforschung der Tumoreigenschaften hin zur Entwicklung von Therapien, bei denen das erworbene Wissen zur Anwendung kommen sollte – ein Wechsel von der Grundlagenforschung hin zur angewandten Forschung. Aber so verlockend dieses Ziel auch war, es war von einem Burggraben umgeben.

Auch wenn es sich bei *HER2/neu* um ein flüchtiges und ungeeignetes Ziel handelte, so gab es doch eine nicht unbedeutende Eigenschaft, die sich günstig auf die Medikamentenentwicklung auswirkte, nämlich die Zugänglichkeit des Proteins. Es hielt sich gut sichtbar an der Zelloberfläche auf. Pedersen musste sich einer weit größeren Herausforderung stellen, wenn er die Hexokinase II direkt angreifen wollte, saß sie doch bequem und geschützt im Inneren der Zelle. Um zu dem Enzym vorzudringen, versuchte er es über die Hintertreppe – statt direkt zuzuschlagen, griff er Hexokinase II auf der Ebene der Genexpression an. Wenn er verhindern könnte, dass das Gen transkribiert und in das Protein translatiert wurde, so seine Überlegung, könnte er die maßlose Überexpression eindämmen. Dadurch würde man dem Warburg-Effekt entgegenwirken *und* auch die Voraussetzungen dafür schaffen, dass sich die beschädigte Zelle selbst durch Apoptose töten konnte.

Zu diesem Zweck wandte er eine Methode an, die sich der Antisense-RNS (aRNA) bediente. Theoretisch würde ein RNS-Einzelstrang, der komplementär zu dem Einzelstrang der Hexokinase-II-Messenger-RNS war, ähnlich wie die Angelrute von Varmus und Bishop wirken – die beiden Ribonukleinsäure-Moleküle würden sich verbinden, und das Protein könnte nicht synthetisiert werden. Es handelte sich um eine Methode, die darauf ausgerichtet war, die Boten auszuschalten und zu verhindern, dass das Protein zusammengesetzt wurde. Aber, wie viele andere Forscher vor ihm, musste Pedersen entdecken, dass das Prinzip schwierig umzusetzen war. Ein Wissenschaftsautor drückte es so aus: „Antisense-RNS ist eine Methode mit einem umwerfenden Konzept, aber in der Anwendung zum Verzweifeln."[1]

Als sich Pedersen 1991 gerade damit abmühte, seine Pläne in die Tat umzusetzen, trat eine neue Postdoktorandin ihre Stelle in seinem Labor an. Die quirlige Südkoreanerin Young Hee Ko sollte Pedersens Leben gehörig umkrempeln. Ko wurde mit den besten Empfehlungen bei Pedersen vorstellig. Vier ihrer früheren Professoren schrieben auf ihre Bitte an Pedersen, und ihr Doktorvater, Bruce McFadden, meinte, dass eines ihrer Dissertationsthemen das „beste und originellste ist, an das ich mich in den 25 Jahren meiner Tätigkeit an der Washington State University erinnern kann. Dr. Ko ist die einfallsreichste Dissertantin, die ich in 25 Jahren betreut habe". Und weiter: „Persönlich ist Dr. Ko entzückend. Sie ist äußerst bescheiden und zurückhaltend, dabei verfügt sie über eine gesunde Kritikfähigkeit. Sie ist eine sehr taktvolle Laborkollegin." Ein Mitglied aus Kos Gutachterkomitee, Dr. Ralph G. Yount (ein Präsident der Amerikanischen Gesellschaft für experimentelle Biologie) schrieb: „Persönlich ist sie etwas zurückhaltend, sie verfügt jedoch über einen scharfen Intellekt. Ich denke, sie würde problemlos in so gut wie jedes Labor passen. Sie hat meine besten Empfehlungen. Ich hätte mich glücklich geschätzt, wenn sie für mich gearbeitet hätte!" Kos Bewerbung für eine Postdoktorandenstelle wurde laut Pedersen von den „besten Empfehlungen, die ich jemals gesehen habe" begleitet.[2]

Pedersen befürchtete jedoch, dass sich das konkurrenzbetonte Milieu der Johns Hopkins Universität als problematisch für Ko erweisen könnte. „Mein erster Eindruck aufgrund ihrer zierlichen Statur war, dass andere Studenten sie übervorteilen könnten. Ich erkannte jedoch bald, dass sie kein Problem damit hatte, ihr Revier zu verteidigen." Nachdem sie sich mit einem anstehenden Projekt vertraut gemacht hatte, merkte Pedersen, dass Kos außergewöhnliche Empfehlungen möglicherweise noch untertrieben gewesen waren. Ihre kleine Statur verschleierte eine unerbittliche Schärfe, Energie und die Fähigkeit, viele Stunden lang zu arbeiten. „Sie hat nie Urlaub genommen; sie arbeitet sieben Tage die Woche. Sie erscheint morgens um sechs oder sieben Uhr … und geht irgendwann nach Mitternacht wieder nach Hause. Wenn Sie das nicht für möglich halten, fragen Sie doch einfach den Portier", erzählte Pedersen einem Reporter von der *Baltimore Sun*. Sie schreitet leidenschaftlich mit ihren Projekten voran. Sie bewegt sich wie der Blitz und arbeitet unnachgiebig, bis sie ihr Ziel erreicht hat." Der Mann, der alle seine Schwächen, ob sie nun offen zu Tage traten oder nicht, durch seine zähe Entschlossenheit überwinden konnte, ertappte sich nun dabei, dass er aufgrund der „übermenschlichen" Arbeitsmoral seiner neuen Postdoktorandin von Ehrfurcht ergriffen war.[3]

Die gebürtige Südkoreanerin hatte 1981 an der Kon-Kuk Universität in Seoul ihren Bachelorabschluss erlangt. Im folgenden Jahr wanderte sie in die Vereinigten Staaten aus und schrieb sich für das Masterstudium Ernährungsphysiologie an der Iowa State University ein, das sie 1985 abschloss. Damit gab sich Ko noch nicht zufrieden. In ihr hatte sich das Gefühl breitgemacht, dass Ernährung nur an der Oberfläche kratzte. Sie wollte unbedingt tiefer gehende Einsichten in die Art und Weise gewinnen, wie das Leben auf der fundamentalsten Ebene funktionierte, weshalb sie sich für ein Doktoratsstudium in Biochemie an der Washington State University entschied, das sie 1990 abschloss.

Als Ko ihre Stelle als Postdoktorandin in Pedersens Labor antrat, wurden gerade verschiedene Projekte verfolgt, von denen eines die Erforschung der speziellen Pathologie der Mukoviszidose betraf. Andere Laboratorien hatten die primäre Ursache der Erkrankung nachgewiesen: eine mutierte Form eines Proteins, das als Cystic Fibrosis Transmembrane Conductance Regulator (CFTR) bezeichnet wurde. Wenn jemand sowohl von der Mutter als auch vom Vater ein mutiertes Allel geerbt hatte, waren die Zellen nicht in der Lage, den Transport von Chlorid- und Natrium-Ionen durch die Membran zu regulieren – das heißt, ein fundamentaler Prozess war beeinträchtigt. Opfer der Erbkrankheit litten an vielfältigen Symptomen, darunter Lungeninfektionen, Magen-Darm-Beschwerden und Probleme mit den Drüsen.

Ko sollte herausfinden, warum das mutierte Protein zu Funktionsstörungen führte. Bei dieser Aufgabe kamen ihr die Fähigkeiten gelegen, die sie erlernt hatte, als sie mit ihrer Doktorarbeit beschäftigt gewesen war. Ihrer Natur entsprechend tauchte sie mit rücksichtsloser Hingabe in das Projekt ein. Sieben Jahre und sieben Publikationen später waren sie und Pedersen überzeugt, dass sie entdeckt hatten, wie das fehlerhafte Protein seine krankmachende Wirkung entfaltete. „Es handelte sich um eine örtlich begrenzte Beeinträchtigung der Proteinfaltung, die zur Fehlfunktion von CFTR führte"[4], fasste Ko die langjährigen Forschungsbemühungen in einem einzigen Satz zusammen. Die Opfer der Mukoviszidose wiesen ein fehlerhaftes Codon auf, das zu einer fehlenden oder abweichenden Aminosäure innerhalb des CFTR-Proteins führte, wodurch dessen dreidimensionale Struktur verändert und seine Funktion gestört wurde.

Als das neue Jahrtausend näher rückte und die Arbeit über Mukoviszidose abgeschlossen war, wechselte Ko zum bedeutendsten Forschungsvorhaben des Labors über: dem Krebsproblem. Sie wussten genau, wo sie ansetzen konnten, um eine Krebstherapie zu entwickeln. Die Hexokinase II musste bekämpft werden, das Protein, das sie als springenden Punkt der Krebserkrankung erachteten. Ko sollte sich voll und ganz einer Aufgabe widmen: Hexokinase II zu aufzuspüren und zu hemmen, auf welchem Weg auch immer. Inzwischen hatte Pedersen klar erkannt, wie außergewöhnlich Ko war. Sie arbeiteten bereits seit langer Zeit zusammen, und Pedersens Wertschätzung erreichte neue Dimensionen, so dass er Ko schlicht und einfach als „die beste Wissenschaftlerin, die während meiner 35-jährigen Laufbahn in meinem Labor gearbeitet hat"[5], bezeichnete. Er erkannte, dass es für ihn das Beste wäre, zur Seite zu treten; damit der kreative Prozess ins Rollen käme, wäre es am zweckmäßigsten, sich dem Ziel unvoreingenommen anzunähern, sodass die Vorstellungskraft unbelastet zum Kern vordringen könnte. Wie er es erwartet hatte, verfolgte Ko ihr Ziel mit der Energie, für die sie bekannt war.

Ko erkannte, dass die Antisense-RNS nutzlos wäre, um die Hexokinase II ins Visier zu nehmen. „Ich bezweifelte, dass Antisense-RNS etwas bringen würde"[6], sagte sie. Anstatt Pedersens Versuch über die Hintertreppe weiterzuverfolgen, suchte sie nach einer Möglichkeit, die Hexokinase II unmittelbar zu hemmen. Wie Pedersen sah sie sich mit dem verzwickten Problem konfrontiert, Substanzen in die Krebszelle zu schleusen. Sie begann, das Problem am Schwanz anzupacken, indem sie das Ziel definierte, bevor sie die Wahl der Waffen traf. Aufgrund von Pedersens unermüdlicher Forschungsarbeit wusste Ko, was Warburg bereits mehr als 70 Jahre zuvor nachgewiesen hatte: Tumorzellen produzierten Milchsäure im Überfluss. Das bedeutete, dass das ätzende Abfallprodukt sofort beseitigt werden musste oder es würde der Zelle von innen nach außen den Garaus machen – so wie Kohlenmonoxid, das in einer geschlossenen Garage aus einem Auto im Leerlauf dringt und seine giftige Wirkung entfaltet.

Als Überlebenskünstler produzieren Tumorzellen übermäßige Mengen eines membrangebundenen Proteins, das zur Gruppe der Monocarboxylat-Transporter (MCT) gehört. Das Transportprotein fungiert als Schleuse, indem es Milchsäure und Pyruvat selektiv Durchlass gewährt (Pyruvat hat eine ähnliche Molekülstruktur wie Milchsäure), damit sie die Zelle betreten oder verlassen können.

Ko erkannte, dass Tumorzellen viel mehr dieser „Schleusen" hervorbrachten als gesunde Zellen. Im Gegensatz zu normalen Zellen war in Krebszellen dem Pyruvat, der Milchsäure und ähnlichen Molekülen grundsätzlich Tür und Tor geöffnet. Dies war der Unterschied, den Ko benötigte: das Mauseloch, das sie so lange bearbeiten und vergrößern würde, bis sie in die Zelle vordringen konnte. Während einer Stunde der Muße, in der sie darüber nachdachte, wie sie aus der Öffnung einen Vorteil ziehen konnte, kam ihr ein Molekül in den Sinn, mit dem sie gearbeitet hatte, als sie als Doktorandin an der Washington State University tätig gewesen war: 3-Bromopyruvat (3-BP). Es handelte sich um ein Molekül mit drei Kohlenstoffatomen, das dieselbe chemische Struktur wie Pyruvat aufwies, abgesehen von einem einzigen Unterschied: ein Wasserstoff-Atom war durch ein Brom-Atom ersetzt. Sie dachte, es sei ähnlich genug, dass das MCT-Protein den Unterschied nicht erkennen würde. Es unterschied sich in einem einzigen Atom und könnte durchaus durch die Schleuse gelangen, unbemerkt wie ein molekulares Trojanisches Pferd. Zusätzlich wäre es möglich, dass das Atom, das 3-BP vom normalen Pyruvat unterschied, die Reaktionsfreudigkeit mitbrachte, um die Hexokinase II tödlich zu treffen, wenn es erst einmal in der Zelle wäre.

Ko war sich bewusst, wie aussichtslos dieses Unterfangen eigentlich war, aber ihre Einfachheit verlieh der Idee eine gewisse Eleganz. Und doch war sie wohl zu einfach. War es möglich, dass sich der Krebs eine solche Blöße gab? Konnte eine erfolgreiche Behandlung tatsächlich auf einem Molekül beruhen, das so einfach war, so gewöhnlich und so bekannt, dass es problemlos in einem Laden für Laborbedarf aus dem Regal weg gekauft werden konnte? Krebs war unendlich komplex – Ko wusste das aus den Lehrbüchern. Die Krankheit wurde von einem Geflecht aus chemischen Reaktionen ausgelöst, die so verwickelt und verwoben waren, dass wohl Jahrzehnte, wenn nicht Jahrtausende notwendig wären, um alles auseinanderzuklauben. Es bestand gar keine Möglichkeit, dass dieser simple Gedankengang funktionieren könnte, aber jedes Mal, wenn sie sich alles durch den Kopf gehen ließ, fand sie keinen logischen Grund, warum es *nicht funktionieren sollte*. Ohne dass irgendjemand im Labor davon wusste, auch Pedersen nicht, bestellte sie in einem Laborfachgeschäft eine Charge 3-BP.

Als das Paket eintraf, entschloss sie sich dazu, 3-BP mit einem Dutzend anderer stoffwechselaktiver Substanzen zu vergleichen, die möglicherweise über Antikrebs-Eigenschaften verfügten. Sie versetzte Krebszellen, die in Petrischalen wuchsen, mit den Chemikalien, um die Wirkungen unmittelbar gegeneinander abwägen zu können. 3-BP machte dabei sofort die beste Figur. „Anfangs war ich überrascht davon, wie gut die Substanz im Vergleich zu den anderen wirkte, die ich nebenher untersuchte," sagte Ko. Die Überlegenheit gegenüber einigen wenigen unbekannten Stoffen war eine Sache, aber 3-BP würde beweisen müssen, dass es mit den Größen der Chemotherapie mithalten konnte. „Ich begann damit, 3-BP mit Carboplatin, Cyclophosphamid, Doxorubicin, 5-Fluorouracil, Methotrexat und Paclitaxel zu vergleichen und hatte den Eindruck, dass etwas nicht stimmen konnte. 3-BP tötete die Zellen erheblich schneller als alle anderen", sagte Ko. „Ich konnte es einfach nicht glauben, deshalb führte ich die Versuche über hundert Mal durch. Ohne Übertreibung."[7]

Jeder neuerliche Durchgang lieferte dieselben erstaunlichen Ergebnisse – 3-BP war nicht einfach ein bisschen besser beim Abtöten von Tumorzellen als konventionelle Chemotherapeutika, es war ihnen um Längen überlegen. Noch aufregender war, dass das für jede Krebsform galt, die sie sich vornahm: Gehirn-, Darm-, Bauchspeicheldrüsen-, Leber-, Lungen-, Haut-, Nieren-, Eierstock-, Prostata- und Brustkrebs. In jedem einzelnen Fall führte 3-BP die Rangliste an. Wie jeder Krebsforscher wusste, war es angeraten, nicht gleich in Begeisterung auszubrechen. In einer Petrischale Medikamente zu untersuchen war eine Sache, aber sie in dem komplexen und hochdifferenzierten Milieu eines Lebewesens zu untersuchen, war eine andere Baustelle. Bei vielen Medikamenten, die in der Petrischale einen großartigen Eindruck hinterließen, blieb entweder der Erfolg bei Tieren aus oder sie zeitigten eine untragbare Palette an Nebenwirkungen.

Nachdem sie die beschränkten Möglichkeiten der In-vitro-Experimente ausgeschöpft hatte, erkannte Ko, dass es nun an der Zeit wäre, Pedersen in die 3-BP-Sache einzuweihen und ihn darum zu bitten, die vielversprechende Substanz im Tierversuch auf die Probe stellen zu dürfen. „Das kann doch gar nicht funktionieren", sagte er, als sie ihn darauf ansprach, 3-BP an Kaninchen testen zu wollen. „Es ist zu reaktionsfreudig." Er wusste, dass die Chemie, die Molekülen mit ähnlicher Struktur innewohnte, sie mit Hyperre-

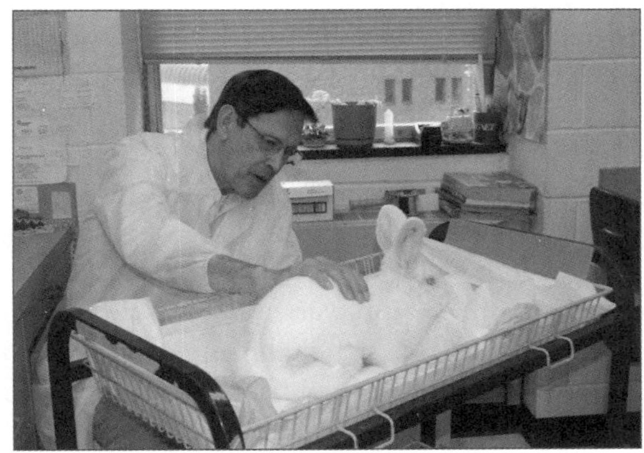

Dr. Peter Pedersen

aktivität tränkte, wie ein zittriger Finger am Abzug. Als er die Idee abwog, 3-BP an Tieren zu testen, war sein erster Gedanke, dass es bestenfalls ein Schildbürgerstreich wäre und im schlechtesten Fall unmoralisch. Er ging davon aus, dass das nervöse Molekül – bevor es die Gelegenheit bekäme, in die Tumorzelle zu rutschen – auf der Stelle und heftig reagieren würde. Für das Tier gäbe es dann wohl keine Rettung mehr.[8]

Ko sprach mit ihrem Mentor an der Washington State University, der in dieselbe Kerbe schlug. „Sie würden Ihre gesamte Laufbahn darauf verwenden müssen, herauszufinden, wie man die Substanz weniger reaktionsfreudig macht“[9], sagte er.

Doch ihre Beharrlichkeit machte Pedersen schließlich so mürbe, dass er einwilligte. Sie entschlossen sich, 3-BP an Kaninchen, die an Leberkrebs litten (Kaninchen, denen Hautkrebs aus einem gemeinsamen Spender in ihre Lebern eingepflanzt wurde), auszuprobieren. Pedersen war noch immer überzeugt davon, dass es reine Zeitverschwendung sei, und beobachtete das Geschehen wie ein Außenstehender. „Ich hatte Mitleid mit den Kaninchen“[10], sagte er. Nacheinander erhielten die Tiere ihre Injektionen. Sollte 3-BP für die Kaninchen tödlich sein, so würde dies wahrscheinlich bald nach der Injektion passieren. Als die kritische Phase vorüber war und die Kaninchen, die anscheinend völlig unbeeindruckt waren, nach wie vor vergnügt herumhüpften, wurde ihnen bewusst, dass 3-BP nicht ganz so giftig sein konnte, wie Pedersen gedacht hatte.

Am nächsten Morgen, nach einer schlaflosen Nacht, sah Ko sofort nach den Kaninchen. Sie waren bei bester Gesundheit. Sie hatten Appetit, liefen herum und verhielten sich, als ob nichts geschehen wäre. Nach einigen Tagen, an denen wenig vorfiel, war es an der Zeit, die Ergebnisse zu überprüfen. Die Kaninchen wurden getötet, und eine Autopsie wurde durchgeführt, um herauszufinden, ob 3-BP eine Wirkung auf die Tumoren gehabt hatte. Die reaktionsfreudige Substanz hatte keine der naheliegenden Nebenwirkungen hervorgerufen, die Pedersen und andere vorhergesagt hatten. Die größere Hürde jedoch, nämlich zu bestimmen, ob die Substanz entscheidend auf den Tumor eingewirkt hatte, musste erst noch genommen werden.

Sie entfernten die Tumoren operativ aus den Kontrollkaninchen, die kein 3-BP erhalten hatten. Wie erwartet, zeigten die Objektträger unter dem Mikroskop zu 100 Prozent aktive, in Teilung befindliche Krebszellen. Die nächsten Objektträger enthielten Proben von einem Kaninchen, dem 3-BP verabreicht worden war, und es bot sich ihnen ein „dramatisches Bild“, wie sie es selbst ausdrückten. Jede Probe enthielt fast zur Gänze abgestorbene, nekrotische Zellen. Sie untersuchten das Lebergewebe, das die Tumoren umgab, genauer, weil sie annahmen, dass die Kampflinien nicht so scharf wären und dass das Gift, das die Krebszellen abgetötet hatte, möglicherweise auch das gesunde Gewebe beeinträchtigt hätte. Die Ränder waren sauber – auch das umgebende Lebergewebe war unbeschadet. Wo sie auch immer nachsahen, es hatte den Anschein, als ob das nervöse Molekül gesundes Gewebe verschonte – Lungen, Nieren, Gehirn, Herz, Magen, Dickdarm, Muskeln und Dünndarm. Jedes Organ, das untersucht wurde, war unversehrt. „Zu diesem Zeitpunkt realisierte ich, dass wir etwas Großem auf der Spur waren"[11], sagte Pedersen.

So aufregend die Petrischalen- und Kaninchenexperimente auch gewesen waren, der nächste Versuch sollte es erst recht sein. Pedersen und Ko entschlossen sich dazu, alles neu aufzurollen und von Anfang bis Ende durchzuspielen. Sie wollten versuchen, Ratten von einem aggressiven, fortgeschrittenen Leberkrebs zu heilen, um auf diese Weise ihre Lebenserwartung zu erhöhen. Sie ließen es nicht bei einer einzigen Injektion mit 3-BP bewenden, sondern verabreichten mehrfache Injektionen, die im Laufe von Wochen gegeben wurden – ein aussagekräftiger Test, um zu sehen, was der Wirkstoff zu leisten imstande war. Der Versuch bestand aus zwei Gruppen: eine, die 3-BP erhielt, und eine Kontrollgruppe, die ohne das Pyruvat-Analogon auskommen musste. Wie erwartet, erlagen die Ratten aus der Kontrollgruppe rasch der aggressiven Krebserkrankung; sie lebten nur noch zwei Wochen. Als die letzte der 14 Kontrollratten gestorben war, lebten noch alle 19 Ratten der 3-BP-Gruppe, auch diejenigen mit den aggressivsten metastatischen Verläufen, und überschritten dadurch die unsichtbare Grenze des Unvermeidbaren, die von der Krankheit abgesteckt worden war.

Als die Wochen ins Land gingen, und die reguläre Behandlung der Tiere fortgesetzt wurde, formte sich schön langsam ein Bild aus den einzelnen PET-Scans, die jeder für sich nur bedingt aussagekräftig waren: Die Ratten waren geheilt worden, *vollständig geheilt*. Aus Wochen wurden Monate, und die Nagetiere machten einen gesünderen Eindruck denn je. „Sie genossen das Leben wieder in vollen Zügen", sagte Pedersen. Jede Ratte, die mit 3-BP behandelt worden war, erreichte ein Alter, das man sich für gesunde Tiere erwarten durfte, und der Krebs kehrte in keinem einzigen Fall wieder. „Ich war bereits seit 20 Jahren in der Krebsforschung tätig, aber etwas, das (Tumoren) einfach wegschmilzt, war mir noch nie untergekommen", sagte ein altgedienter Krebsforscher.[12]

Jedes potenzielle Krebsmedikament musste eine Reihe von Schritten absolvieren, bis es am Ziel angekommen war, das darin bestand, für die Behandlung von Menschen zugelassen zu werden. Der Weg war gesäumt mit Medikamentenleichen, die diese Reise nicht schafften. Während der gesamten 1990er Jahre wurden nur fünf Prozent der Tumormedikamente zugelassen, die in die klinische Phase der Entwicklung eingetreten waren. Schlimmer noch: 60 Prozent der Medikamente, die es nicht schaffen sollten, wurden während der Phase-3-Studien aus dem Rennen geworfen – nachdem bereits Millionen Dollar ausgegeben worden waren. Die Erprobung am Menschen war die einzige Möglichkeit, voranzukommen. Nur sie konnte Aufschluss darüber geben, ob ein Medikament eine günstige Wirkung entfaltete.

Das Gute, das Böse und das Hässliche

Die Zeit des Übergangs, bis 3-Bromopyruvat an menschlichen Patienten erprobt werden durfte, verlief alles andere als reibungslos: Während auf des Messers Schneide stand, ob 3-BP die Möglichkeit erhalten sollte, das Steuer für so viele Krebspatienten herumzureißen, wurde der Wirkstoff in einen bitteren Skandal verwickelt. Neugierde, Mitgefühl und Vernunft, die vorzüglichsten Eigenschaften des Menschen, die 3-BP hervorgebracht hatten, stießen nun auf ihre wesensverschiedenen Verwandten, die ihrer Entwicklung nicht förderlich waren. Ko drückte es so aus: „Von diesem Zeitpunkt an passierten äußerst unangenehme Dinge." Pedersen beschrieb die Entdeckung von 3-BP und die darauffolgenden Ereignisse als „das Gute, das Böse und das Hässliche".[1]

Einer Klageschrift zufolge, die am United States District Court für den Verwaltungsbezirk Maryland eingereicht worden war, begannen die Schwierigkeiten für Ko im Jahr 2002, als ihr ein Vertrag angeboten wurde, drei Jahre als Assistenzprofessorin in der Abteilung für Radiologie am Johns Hopkins Hospital zu arbeiten. Laut Ko war dieses Angebot mit einem unüberwindbaren Problem verknüpft: Die Tatsache, dass ihr kein eigenes, unabhängiges Labor zur Verfügung gestellt wurde, brachte sie als Forscherin in eine missliche Lage, die sie folgendermaßen beschrieb: „Es ist sehr schwierig, Fördergelder zu erhalten, um medizinische Forschung zu betreiben (ungefähr eines von zehn bis 15 Förderansuchen wird letztendlich gewährt)… Fast immer wird vom Projektleiter ein eigenes Labor verlangt, in dem er/sie einem Projekt oder einer Studie nachgehen kann, um die Unabhängigkeit der Forschung unter Beweis zu stellen."[2] Ko befand sich in einer eigenartigen Zwickmühle: Zwar konnte sie sich um Fördergelder bemühen, aber da sie kein eigenes Labor besaß, musste sie praktisch davon ausgehen, dass ihre Bemühungen im Sand verlaufen würden.

Der schwelende Konflikt flammte im Sommer 2003 auf, und zwar kurze Zeit nach der 3-BP-Rattenstudie, als Ko sich für das angesehene Susan-B.-Komen-Stipendium bewarb, um die Wirkung von 3-BP auf Brustkrebs zu untersuchen. Als sie Nachricht erhielt, dass ihr das Stipendium gewährt worden war, kannte ihre Begeisterung keine Grenzen. „Es war einer der glücklichsten Tage in meinem ganzen Leben"[3], erinnerte sich Ko. Sie hatte doppelten Grund zur Freude: Erstens würden ihr die reichlichen Fördergelder die weitere Erforschung der Anti-Krebs-Wirkung von 3-BP ermöglichen, wodurch sie den klinischen Versuchen einen Schritt näher käme. Und zweitens glaubte Ko, dass sie aufgrund der Auszeichnung endlich den dringend benötigten Laborraum bekommen würde; denn der Klageschrift zufolge hatte Ko einen Brief von Dr. Robert Gayler, dem ehemaligen Leiter der Abteilung für Radiologie erhalten, in dem ihr ein Labor- und ein Büroraum in Aussicht gestellt wurden, falls sie mit dem Komen-Stipendium ausgezeichnet werden sollte und Dr. Chi Dang (der damalige Vizedekan für Forschung) nichts einzuwenden hätte.

„Meine Jubelstimmung hielt jedoch nur für eine Stunde an", sagte Ko. Beschwingt durch ihr neues Stipendium, machte Ko einen Vorstoß, um den neuen Vizedekan für Forschung nach ihrem versprochenen Laborplatz zu befragen. Nachdem sie sich mit Dang getroffen hatte, hörte Ko ihre Mailbox summen. Sie hatte eine E-Mail des stellvertretenden Dekans erhalten, in die dieser weitere fünf Nachrichten hineinkopiert hatte, denen zufolge Kos Bewerbung „die Komen-Stiftung irregeführt hatte". Fassungslos kontaktierte sie den Vizedekan, um ihn zu befragen, worauf diese Anschuldigung beruhte. Die Verwirrung konnte auf ein einziges Detail eingegrenzt werden: Der Klageschrift zufolge ging Dang davon aus, dass die Bewerbung für das Stipendium, die bei der Komen-Stiftung eingereicht wurde, zur Voraussetzung hatte, dass der Antragsteller bereits über einen Laborraum verfügte, wie es in der überwiegenden Mehrheit solcher Fälle üblich war – die unüberwindliche Zwickmühle, in der Ko gefangen war. „Aber um sich für das Komen-Stipendium zu bewerben, war dies gar nicht notwendig, es wurde nicht einmal nach einem Labor gefragt", sagte Ko. Sie ging davon aus, dass die Anschuldigung tatsächlich ganz andere Gründe hatte: Einige Jahre zuvor war ein Forschungstreffen einberufen worden, in dem die Fakultätsmitglieder dazu angehalten wurden, über ihre aktuellen Projekte zu diskutieren. Als Pedersen an der Reihe war, erzählte er von der aufregenden Arbeit seines Labors mit 3-BP. Pedersen erläuterte, dass Ko und er vorsichtig optimistisch wären, dass 3-BP als Medikament im Kampf gegen Krebs zugelassen werden würde. Gemäß der Klageschrift „forderte das von Dang geleitete Labor anschließend 3-BP an, um damit zu arbeiten". In weiterer Folge wurden Ko und Pedersen sogar dazu angehalten, ihre Fachkenntnisse an Dangs Labor weiterzugeben. Aus der Klageschrift geht hervor, dass Ko für eine einzige Analyse, die sie für das andere Labor durchführte, 80 Stunden aufwendete, in denen sie sowohl die Untersuchung durchführte als auch die Dokumentation erstellte. Bei einer anderen Gelegenheit suchte ein Mitglied aus Dangs Labor Pedersen auf, um Kos Unterstützung bei der Arbeit mit Hexokinase II zu erhalten. Zu Kos und Pedersens Überraschung lenkte Dangs Labor seine Forschungsbemühungen in eine Richtung, die Pedersens Team schon längst verfolgte. Dennoch verbrachte Ko der Klageschrift zufolge mehr als 30 Stunden damit, einem Studenten beizubringen, wie man mit Hexokinase arbeitet, und ersparte Dangs Labor dadurch geschätzte zwei bis zwölf Monate Arbeit.[4]

Ko war erschüttert darüber, dass sie angesichts der ganzen Hilfe, die sie den anderen hatte angedeihen lassen, weder beglückwünscht wurde noch den versprochen geglaubten Laborplatz erhielt, auch wenn bei ihrer Bewerbung für das Komen-Stipendium keinerlei Information über einen Laborplatz notwendig gewesen war. Sie spürte deutlich, dass hier mit zweierlei Maß gemessen wurde. Bestürzt forderte sie den stellvertretenden Dekan dazu auf, sich für die E-Mail zu entschuldigen, in der er behauptet hatte, ihre Bewerbung hätte die Komen-Stiftung irregeführt. Ko hatte den Eindruck, dass ihre Karriere und ihre Forschungsbemühungen absichtlich sabotiert würden. Aber die Situation war bereits zu sehr aus dem Ruder geraten – beide Seiten waren so aufgebracht, dass ein Kompromiss unmöglich war. Am 22. April wurde Ko ein Brief übergeben, in dem die Verlängerung ihres Arbeitsvertrages von der Erstellung eines psychiatrischen Gutachtens abhängig gemacht wurde.

„Ich war stinksauer", sagte Pedersen. „Da war nun diese Forscherin, die versuchte, Krebs zu heilen, und dann wird sie so behandelt." In einem Augenblick des sorgfältigeren Nachdenkens machte er das Problem an der Entmutigung fest. „Es ist nicht richtig, Forschern die Verantwortung für Personen zu übertragen, die ihrerseits in der Forschung tätig sind – zwischen Wissenschaftlern auf diesem Niveau besteht eine gewisse Konkurrenz, man bettelt dadurch praktisch um Probleme. Dass Personen, die über Laborplätze entschieden, Forschungen verfolgten, die sich mit unseren überschnitten, war die perfekte Voraussetzung für ein negatives Ergebnis."[5]

Pedersen war schon lange genug an der Johns Hopkins Universität, um zu wissen, dass die Disziplinarmaßnahmen, denen Ko unterworfen wurde, alles andere als koscher waren. „Der psychiatrische Gutachter arbeitete wahrscheinlich mit dem Antragsteller zusammen", meinte Pedersen. „Ich wusste, dass das nicht gut ausgehen würde. Es war der erste Schritt aus der Tür." Ko lehnte das Gutachten ab, weil „sie nicht den Wunsch hatte, als Wissenschaftlerin wahrgenommen zu werden, die unzurechnungsfähig ist, und jedes einschlägige Verfahren wäre in ihre Akte aufgenommen worden". Im vollen Wissen darum, dass eine Weigerung, sich begutachten zu lassen, wahrscheinlich zu ihrer Kündigung führen würde, reichte sie am 1. Juni 2005 eine 108 Seiten starke Klageschrift am United States District Court dees Bundesstaates Maryland ein, in der sie die Vorwürfe der Diskriminierung, Repressalien und eine Reihe zivilrechtlicher Delikte vorbrachte.[6]

Im Winter 2005, als sich die Gemüter gerade wieder etwas beruhigt hatten, veröffentlichte ein Reporter der *Baltimore Sun* einen preisgekrönten dreiseitigen Artikel über 3-BP mit dem Titel: „Young researcher stalks cancer: With little life outside the lab, a Hopkins worker studies a chemical that shuts down tumors in rats" (dt.: „Junge Forscherin stellt dem Krebs nach: Sie lebt für ihre Mission – eine Hopkins-Mitarbeiterin erforscht eine Substanz, die Tumoren in Ratten ausbremst"). Ko zufolge war die Führungsetage der Johns Hopkins Universität der Meinung, dass es unverantwortlich und voreilig sei, mit den Vorzügen von 3-BP

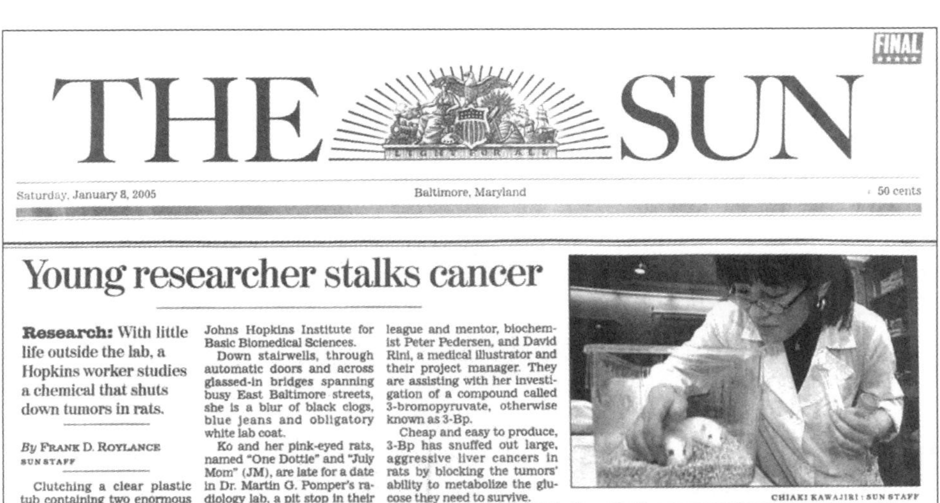

FINAL

THE SUN

Saturday, January 8, 2005 — Baltimore, Maryland — 50 cents

Young researcher stalks cancer

Research: With little life outside the lab, a Hopkins worker studies a chemical that shuts down tumors in rats.

By Frank D. Roylance
SUN STAFF

Clutching a clear plastic tub containing two enormous white rats, Young Hee Ko scampers through a labyrinth of laboratory hallways at the Johns Hopkins Institute for Basic Biomedical Sciences.

Down stairwells, through automatic doors and across glassed-in bridges spanning busy East Baltimore streets, she is a blur of black clogs, blue jeans and obligatory white lab coat.

Ko and her pink-eyed rats, named "One Dottie" and "July Mom" (JM), are late for a date in Dr. Martin G. Pomper's radiology lab, a pit stop in their marathon race to find a cure for cancer.

Trailing her are Ko's colleague and mentor, biochemist Peter Pedersen, and David Rini, a medical illustrator and their project manager. They are assisting with her investigation of a compound called 3-bromopyruvate, otherwise known as 3-Bp.

Cheap and easy to produce, 3-Bp has snuffed out large, aggressive liver cancers in rats by blocking the tumors' ability to metabolize the glucose they need to survive.

In a small study published last month in *Biochemical and Biophysi-* [*See Ko, 6A*]

CHIAKI KAWAJIRI : SUN STAFF

Young Hee Ko prepares One Dottie (the rat she's touching) and July Mom for PET scans of their cancerous tumors, which she is treating with a commonly available chemical.

Der Auszug aus dem Artikel über 3-BP in der Zeitschrift „The Sun".

hausieren zu gehen, und im Handumdrehen entzündete sich der gesamte Konflikt aufs Neue und eine weitere Runde der Spannungen wurde losgetreten, was Kos und Pedersens Forschungsarbeit abermals hinderlich war. Der Rechtsstreit wurde schließlich im Jahr 2006 beigelegt. Im Rahmen eines Vergleichs wurden zwei Patente bestätigt. Das erste davon teilten sich Pedersen, Ko und ein Arzt namens Jean-François Geschwind.

Im Winter 1999 war Geschwind im Rahmen seiner Weiterbildung in Pedersens Labor eingetreten. Laborerfahrung macht im Lebenslauf immer einen guten Eindruck, und junge Akademiker bieten Professoren häufig ihre Hilfe im Labor an, um einschlägige Erfahrungen zu sammeln. Pedersen konnte es damals noch nicht wissen, aber rückblickend sagte er, dass es „der größte Fehler in seiner gesamten Laufbahn" gewesen sei, Geschwind Zutritt zu seinem Labor zu gewähren. Geschwind wurde im Krebstherapie-Projekt eingesetzt, und war schließlich auch an der 3-BP/Kaninchen-Studie beteiligt. Kos Klageschrift zufolge bestand sein Beitrag darin, den Katheter in die Leberarterie einzuführen und den „Einspritzkolben zu betätigen". „Nichts Böses ahnend", sagte Ko, nahm Pedersen Geschwinds Namen in eine der Veröffentlichungen, die sich mit 3-BP befassten, mit auf. Pedersen schloss Geschwind auch in den ersten Patentantrag hinsichtlich der Wirkung von 3-BP gegen Krebs mit ein, „ohne zu wissen, dass es einen Unterschied gibt zwischen Erfinder und Autor", sagte Ko. [7]

Obwohl Geschwind also angeblich wenig mit der Entdeckung und Entwicklung der 3-BP-Therapie zu tun hatte, wurde er auf dem ersten eingereichten Patentantrag erwähnt. Das Patent, das man sich mit der Johns Hopkins Universität teilte, betraf die intraarterielle Zuleitung von 3-BP, um dadurch in den Vereinigten Staaten Leberkrebs zu behandeln. Der zweite Patentantrag, der 2006 eingereicht wurde, gab Ko die Exklusivrechte an ihrer geschützten Arzneiformel für 3-BP, um alle PET-positiven Krebsarten sowohl in den Vereinigten Staaten als auch anderswo zu behandeln. Und Ko zufolge ist die Arzneiformel alles. Nur sie macht es möglich, dass 3-BP die notwendige Konzentration erreicht, um dem Krebs erfolgreich zu Leibe zu rücken. Die Formel verhindert auch, dass 3-BP zu früh reagiert und die Giftwirkung abgeschwächt wird. Als das Verfahren eingestellt wurde, machte Geschwind sich rasch zunutze, dass das erste Patent auch auf seinen Namen ausgestellt worden war. Er gründete eine Firma mit dem Namen PreScience Labs. Die erklärte Mission des Unternehmens lautete: „Leistungsstarke, wirksame und sichere Anti-Krebs-Mittel zu entwickeln, die den Tumorstoffwechsel stören."[8] Im Jahr 2013 erhielt das Unternehmen die Bewilligung für die sofortige Aufnahme von Phase-1-Studien, bei denen 3-BP verwendet werden sollte, um metastatische Leberkrebspatienten zu behandeln. Der Website des Unternehmens und einem Telefongespräch zufolge, das 2013 mit dem Geschäftsführer Jason Rifkin geführt wurde, ist man immer noch damit beschäftigt, die finanziellen Mittel für die Phase-1-Studien zu beschaffen.

Der entstandene Schaden war beträchtlich. 3-BPs schwieriger Weg, der zu Studien am Menschen führen sollte, war durch einen mehrjährigen Rechtsstreit abgeschnitten worden. Ko verließ die Johns Hopkins Universität und hinterließ eine merkliche Lücke in Pedersens Labor – eine Lücke mitten im Herzen. Das einstmals pulsierende, betriebsame Labor stand plötzlich ohne seine Starforscherin da. Die wahre Tragödie jedoch bestand jenseits der gedämpften Unterhaltungen und der geschäftigen Rechtsanwälte; jenseits der verletzten Gefühle, des Ärgers, der Scheinheiligkeit und der Verbitterung. Die wahre Tragödie war flüchtig und abstrakt – es war der unsägliche Schaden, der den Blicken verborgen blieb. Die wahre Tragödie wurde durch Kos leere Glaskolben, Pipetten und sonstige Laborgegenstände, die nicht mehr verwendet und allmählich mit Staub bedeckt wurden, am Besten symbolisiert. Sie bestand darin, dass mithilfe von 3-BP Leben gerettet hätten werden können. Wie viele? Niemand wird es jemals erfahren.

Ohne ihren Laborplatz – die Umgebung, die ihr ganzes Leben über ein Jahrzehnt lang ausgemacht hatte – zog sich Ko zurück, schottete sich ab und konzentrierte sich auf ihre Arbeit, die einen einzigen Zweck hatte, nämlich eine nahezu mütterliche Verbindung zu 3-BP und seinem Potenzial, Menschen zu helfen, zu entwickeln. „Ich habe aus meinem Leben sonst nichts gemacht", gibt Ko zu, „also ist es mein Kind." Im Jahr 2008 hatte sie den Eindruck, dass die Rezeptformel schließlich so weit war, um am Menschen erprobt zu werden. In der Regel muss sich ein Medikament zuerst dadurch beweisen, dass es eine Wirkung im Rahmen einer „Fallstudie" an einem einzelnen Patienten erzielt, bevor es zu größer angelegten Untersuchungen kommt. Ko musste nicht nach einer „Fallstudie" suchen; im Herbst des Jahres 2008 kam eine zu ihr. Sie erhielt eine E-Mail von einem Vater, dessen Sohn im Sterben lag und der inständig um Hilfe bat. Der Name dieses Vaters war Harrie Verhoeven, und er lebte gemeinsam mit seinem Sohn Yvar in der kleinen niederländischen Stadt Schijndel. Nachdem alle Möglichkeiten ausgeschöpft waren, den Krebs seines Sohnes zu behandeln, hatte ihn seine verzweifelte Suche zu Ko geführt. Es war die letzte Chance für ihn. „Es hat mich sehr bewegt", sagte sie. „Ich denke, dass 3-BP wirklich die letzte Chance für seinen Sohn war."[9]

„Wenn ich es nicht mit eigenen Augen gesehen hätte, ich würde es nicht glauben"

Beinahe ein Jahrzehnt war bereits verstrichen, seit Ko aus allen Wolken gefallen war, weil 3-BP die Crème de la Crème der FDA-zugelassenen Chemotherapeutika in den Schatten gestellt hatte (um dann von den dramatischen Ereignissen eingeholt zu werden). Nun sollte der Wirkstoff mit dem außergewöhnlichen Potenzial endlich die Gelegenheit erhalten, jemandem zu helfen. Damit das „jugendliche" Medikament erwachsen werden konnte, musste es am Menschen erprobt werden: Erst dann würde sich herausstellen, ob es wirksam, unwirksam oder zu giftig war. Ein wichtiger Schritt vorwärts wäre es allemal – danach würde man besser beurteilen können, was man sich in Zukunft von dem Medikament erwarten durfte.

Die Geschichte hatte bereits ein Jahr zuvor begonnen, als Yvar aufgefallen war, dass er pausenlos aufstoßen musste – wie aus dem Nichts. Für den Teenager bedeutete das eher ein Ärgernis, als dass er sich Sorgen gemacht hätte. Ein Monat verging, dann ein weiterer, und Yvar musste andauernd aufstoßen. „Nun hör doch endlich auf zu rülpsen", wies ihn seine Mutter zurecht, die nichts als die Unverschämtheit eines 16-Jährigen darin erkennen konnte. Nach einigen weiteren Monaten hatte sich das, was als Unannehmlichkeit begonnen hatte, zu einem schrecklichen Ärgernis verwandelt. Unaufhörlich musste er aufstoßen. Allmählich dämmerte es seiner Familie, dass etwas nicht in Ordnung war. Obwohl die Eltern weiter von einem leichten Verdauungsproblem ausgingen, vereinbarten sie einen Arzttermin.[1]

Der Arzt war derselben Meinung. Alles deutete auf einen minderschweren Fall von erhöhter Gasproduktion im Darm hin. Vieles kam als Ursache in Frage – eine Magen-Darm-Infektion, zu viele Gewürze im Essen, zu viel Kohlensäure in den Getränken. Aber ganz bestimmt war es nichts, weswegen man sich Sorgen machen musste. Er verordnete ein Medikament, das die Magensäure reduzierte, und schickte Yvar wieder nach Hause. Zwar hatte der Arzt beim Abtasten von Yvars Bauch eine leichte Vergrößerung der Leber festgestellt, aber er meinte, dass es keinen Grund zur Beunruhigung gebe. Gemeinsam mit den übermäßigen Gasbildungen würde sich auch dieses Problem bald verflüchtigen.

Yvar widmete sich wieder den alltäglichen Dingen, hing mit seinen Freunden herum und betrieb Taekwondo. Er gehörte zu den jüngsten Taekwondo-Schülern der Niederlande, denen der Schwarze Gürtel verliehen wurde. Pokale und Schleifen, die er auf Turnieren in ganz Europa gewonnen hatte, lagen in seinem Zimmer verstreut.

Doch das lästige Problem wollte nicht nachlassen, sondern verschlimmerte sich weiter. Yvar rülpste ständig, sogar mitten im Satz. Die Medikamente konnten nichts dagegen ausrichten.

Der 9. August 2008 fing an wie jeder andere Tag. Es war ein ganz gewöhnlicher Sommermorgen, an dem Yvar mit seinen amerikanischen Freunden online X-Box spielte. „Vom Nebenzimmer aus hörte ich ihn, wie er johlte und über den Spielverlauf fluchte", erzählte sein Vater. „Dann schrie er plötzlich vor Schmerzen, also lief ich ihm rasch zu Hilfe. Er hielt sich den Bauch, war blass und hatte Schüttelfrost." Seine Familienmitglieder halfen ihm ins Auto, und sie fuhren so schnell sie konnten in die Notaufnahme. „Er hatte schreckliche Schmerzen", sagte sein Vater.[2]

Als sie angekommen waren, tastete der diensthabende Arzt Yvars Bauch ab. Seine Leber war vergrößert, so wie seine Milz. Er hatte Fieber. Der Arzt ließ ein Blutbild erstellen, um anhand der Konzentration der Leberenzyme festzustellen, ob ein Leberleiden vorlag.

Als die Ergebnisse eintrafen, blieb Verhoeven der beunruhigte Blick des Arztes nicht verborgen. Yvar und seine Familie wurden in ein eigenes Krankenzimmer gebracht. Dort erfuhren sie, dass das Blut des Jungen verglichen mit dem Normalwert die 15-fache Konzentration an Leberenzymen aufwies. Eine mögliche Erklärung dafür war ein Tumor, aber Leberkrebs bei 16-Jährigen war so gut wie unbekannt. Was auch immer dafür verantwortlich sein mochte, eine empfindliche biologische Schranke war mit beängstigender Geschwindigkeit durchbrochen worden, ohne dass es eine allmähliche Entwicklung der Symptome gegeben hätte. Etwas war plötzlich aufgetaucht und hatte sich festgebissen. Für den nächsten Tag wurden verschiedene Untersuchungen anberaumt.

Am Morgen absolvierte Yvar eine Computertomographie, eine Magnetresonanztomographie und eine PET. Alle führten zu demselben schrecklichen Ergebnis: Er litt an einem Leberzellkarzinom, das seine Leber erfüllte. Faustgroße Tumoren hatten bereits mehr als 95 Prozent des Organs erobert. Die Bilder deuteten darauf hin, dass sich der Krebs mit ungewöhnlicher Heftigkeit ausgebreitet hatte und sogar bis zum Herzen vorgedrungen war. Yvar und seine Familie wurden durch diese plötzliche Wendung der Ereignisse, die sich mit rasender Geschwindigkeit vollzogen hatte, in eine Schockstarre versetzt. Was einige Tage zuvor noch ein harmloser Fall von unerklärlichen Gasansammlungen gewesen war, hatte sich in ein paar trüben Augenblicken in die Verkündung des Todesurteils verwandelt. Der Tumor hatte sich weit über das operable Stadium hinaus entwickelt. Was in schrecklichen Fällen wie diesem noch blieb, war eine Transplantation. Aber die Ärzte erklärten, dass nicht einmal das möglich wäre. Weil Yvars Tumor sich so aggressiv ausgebreitet hatte, kam das nicht infrage. Nüchtern wurde darüber diskutiert, ob man es mit einer Chemotherapie versuchen sollte, aber weniger deshalb, weil man sich etwas davon versprach, sondern vor allem, weil man irgendetwas unternehmen musste. Er war viel zu jung, um ihn einfach zum Sterben nach Hause zu schicken. Trotzdem erzählten die Ärzte Yvar und seiner Familie die brutale Wahrheit. Höchstwahrscheinlich blieben ihm keine drei Monate mehr. Man musste damit rechnen, dass er seinen 17. Geburtstag nicht mehr erleben würde.

Eine Woche nach der Diagnose erhielt Yvar einen Anruf seines Arztes: Endlich gab es auch gute Nachrichten. Nexavar, ein Chemotherapeutikum, das zur Behandlung von Nierenkrebs zugelassen war, hatte den Status eines Orphan-Arzneimittels für die Therapie von Leberkrebs erlangt. Das war ein Strohhalm, an den man sich in dieser verzweifelten Situation klammern konnte. Für die Familie gab es einen Hoffnungsschimmer.

Auch wenn das Medikament weitgehend ungeprüft war und Yvar der jüngste Patient sein sollte, dem es jemals verabreicht wurde, war es immerhin besser als nichts. Nexavar galt als Chemotherapeutikum der neuen Generation der „zielgerichteten Medikamente“, die man entwickelte, um auf die heimtückische Maschinerie der Krebszellen mit außerordentlicher Genauigkeit einzuwirken. Es richtete sich insbesondere gegen Tyrosinkinasen, eine Gruppe von Proteinen, die in der Pathogenese von Tumoren häufig eine Rolle spielen. Allerdings nehmen Tyrosinkinasen auch in gesunden Zellen wichtige Aufgaben wahr. Die Fähigkeit eines Medikaments, zwischen Zielen in gesunden und in befallenen Zellen zu differenzieren, entscheidet nicht nur darüber, wie wirksam es ist, sondern auch, wie heftig die unerwünschten Nebenwirkungen ausfallen.

Zunächst wirkte das Medikament. Der unerbittliche Expansionsfeldzug von Yvars Tumoren kam zum Stillstand. Die anfängliche Reaktion erwies sich jedoch als kurzfristig, was nicht selten vorkommt. Das Medikament stellte einen einzigen Zug in einem Schachspiel dar. Der Krebs hatte ihn bereits erwidert und hatte ebenfalls einen Zug gemacht. Als sich die Wirkung von Nexavar verflüchtigte, schwand auch Yvars Hoffnung. Sein Gesundheitszustand befand sich in freiem Fall. Die systematische Zerstörung von dem, was von seiner Leber noch geblieben war, setzte einen ständigen Strom von giftigen „Granatsplittern“ in seine Blutbahn frei, sodass er zwischen Bewusstsein und Bewusstlosigkeit wechselte. Sein Vater gab seine Tätigkeit an einer universitären Forschungseinrichtung auf, wo er als Pflanzengenetiker gearbeitet hatte, um rund um die Uhr für Yvar da sein zu können. Seine Nächte verbrachte er damit, im Internet zu recherchieren, weil er hoffte, irgendetwas zu entdecken, was noch helfen könnte. Er hatte einen Vorteil. Aufgrund seiner Ausbildung und seiner Berufserfahrung wusste er, wo er suchen musste.

Seine Recherche führte ihn zu Evangelos Michelakis von der University of Alberta, dem Forscher, dem die Entdeckung von Dichloracetat (DCA) zu verdanken ist. Das Molekül war für kurze Zeit in den Mittelpunkt des Interesses gerückt, da die vorklinischen Testergebnisse bei einer Reihe von Krebsformen vielversprechend ausfielen. „Aber man erzählte mir, dass sich Yvar nicht für DCA eignete“[3], sagte Verhoeven.

Da die Zeit drängte, lenkte er seine Aufmerksamkeit auf ein Molekül namens 3-Bromopyruvat. Er hatte von den vorklinischen Ergebnissen gehört, und die *Baltimore Sun* brachte einen eindrucksvollen Artikel, in dem herausgestrichen wurde, welche Hoffnungen man in den Wirkstoff setzte, zumal das Molekül 19 Ratten von fortgeschrittenem Leberkrebs geheilt hatte.

Die Substanz unterschied sich von traditionellen Krebsmedikamenten dadurch, dass sie auf den beeinträchtigten Stoffwechsel der Krebszelle abzielte. Seine gründlichere Recherche ergab, dass das Medikament äußerst reaktionsfreudig war und mit Gefahren verbunden sein konnte, wenn es nicht ordnungsgemäß verabreicht wurde. Es handelte sich um ein einfaches, billiges Molekül, das jederzeit in den meisten Chemiefachgeschäften erhältlich war. Er würde es also problemlos auftreiben können. Erst hatte er vor, es auf eigene Faust zu bestellen. Doch im Wissen darum, dass die Arzneirezeptur der Schlüssel für eine erfolgreiche Behandlung war, befürchtete er, dass die Reaktionsfreudigkeit des Moleküls Yvar endgültig in den Abgrund stürzen könnte. Das Leben seines Sohnes hing an einem seidenen Faden, es wurde von dem Bisschen an gesundem Lebergewebe aufrechterhalten, das ihm noch geblieben war.

Verhoeven nahm Kontakt zu Dr. Young Ko von der Johns Hopkins Universität auf, der Frau, die für die Entdeckung der Anti-Krebs-Wirkung von 3-BP verantwortlich war. Er wusste, dass sie mit allen Einzelheiten vertraut war, die das Molekül betrafen, dass sie also über die geeignete Dosis und die richtige Arzneirezeptur Bescheid wusste. Sollte Yvar mit 3-BP behandelt werden, so musste Ko mit von der Partie sein. Die Zeit drängte, zumal sich Yvar in einem miserablen Zustand befand. Jeder Tag konnte sein letzter sein. Als er Ko die Lage erklärte, war sie den Tränen nahe. Sie musste einfach tiefes Mitgefühl für den verzweifelten Vater und den sterbenskranken Sohn empfinden. Sie war der perfekten Arzneirezeptur so nahe wie möglich gekommen. Das war besonders wichtig, weil der ruhelose Wirkstoff keinesfalls zu früh reagieren durfte, wenn er sich einmal im Körper befand. Sie hatte den Eindruck, dass 3-BP einsatzbereit war.

Sofort ließ sie alles liegen und stehen, um ihre Zeit und ihre gewaltige Energie darauf zu verwenden, Verhoeven und seinem Sohn zu helfen. Sie musste einen Arzt ausfindig machen, der willens war, das unbekannte Mittel zu verabreichen. Das erwies sich als schwieriger als erwartet. Die Suche verschlang etwas, wovon Yvar nicht genug hatte: Zeit. Gemeinsam mit ihren Assistenten entschloss sie sich dazu, nach dem Gießkannenprinzip vorzugehen und über 500 E-Mails an verschiedene Ärzte in den gesamten Vereinigten Staaten zu senden, denen sie die Lage erklärte. Sie hoffte, dass einer von ihnen den Mut aufbringen würde, das Medikament zu verabreichen. Die Erfolgsaussichten waren gering. Wenn man ein neues Arzneimittel durch die Probephase bekommen wollte, gehörte die Suche nach einem Arzt, der bereit war, das damit verbundene Risiko auf sich zu nehmen, zu den schwierigsten Aspekten. Als Ko auf die Anfragen keine positive Antwort erhielt, wandte sie sich an einen Freund, der einen deutschen Arzt kannte, der möglicherweise behilflich sein würde. Europäische Ärzte haben mehr Ermessensspielraum als ihre amerikanischen Kollegen. Sie sind eher geneigt, noch nicht erprobte Wirkstoffe und Methoden bei Patienten anzuwenden, die keine anderen Möglichkeiten mehr haben.

Ko nahm Kontakt zu Thomas Vogl auf, einem Arzt an der Goethe-Universität in Frankfurt am Main. Vogl galt als weltbekannter Fachmann für eine bahnbrechende Methode der Medikamentenverabreichung, die als Transarterielle Chemoembolisation (TACE) bezeichnet wird. Sie besteht darin, ein Röhrchen von Arterie zu Arterie zu schlängeln, bis ein Blutgefäß erreicht ist, das den Tumor unmittelbar versorgt. Beim chemotherapeutischen Angriff ermöglicht diese Methode einen direkten und kraftvollen Schlag, der die zufällige Diffusion des Medikaments durch den Körper ersetzt. Über 500 Ärzte waren vor der Anwendung des unbekannten Medikaments zurückgeschreckt, aber Vogl zögerte nicht, weil er wusste, dass es Yvars letzte Chance war. Zuerst jedoch war die Erlaubnis einzuholen, das experimentelle Medikament verabreichen zu dürfen. Der Antrag musste die Ethikkommission der Universität Frankfurt durchlaufen – ein Verfahren, das einen weiteren kostbaren Monat verschlingen würde. Die Ethikkommission beriet über den Fall, und die Wochen vergingen. Yvars Verfassung war miserabel. „Die Ärzte hatten keine Ahnung, warum er noch am Leben war"[4], sagte Verhoeven.

Vogl erkannte, dass er versuchen musste, Yvar ein wenig Zeit zu verschaffen – mithilfe von TACE wollte er dem unerbittlichen Zerstörungsprozess des Tumors

Einhalt gebieten. Er schickte einen Katheter auf seine transarterielle Reise, die in Yvars Leistengegend begann und bis zu den Blutgefäßen führte, die die Tumoren versorgten. Anschließend verabreichte Vogl Gemcitabin und Cisplatin, zwei hochgiftige Medikamente, von denen bekannt war, dass sie auf Leberkrebs wirkten, aber zur Steigerung der Überlebensrate ungeeignet waren. „Es war ein verzweifelter Versuch, Yvar so weit zu bringen, dass er mit 3-BP behandelt werden konnte, so krank war er“[5], sagte Verhoeven. Die zytotoxischen Medikamente schlugen den Tumor möglicherweise ein wenig zurück und verschafften Yvar ein bisschen mehr Zeit, aber sie führten gleichzeitig zu den Qualen unablässiger Übelkeit, die sein Leid weiter verschärften.

Da sie wusste, dass die Bewilligung bevorstand, reiste Ko nach Deutschland, um bei der Verabreichung von 3-BP zu helfen. Als sie eintraf, war sie geschockt von dem Bild, das sich ihr bot. „Bei meiner Ankunft war Yvar in einer schrecklichen Verfassung. Er bestand aus Haut und Knochen, seine Arme waren gelb und blutunterlaufen. Er konnte nicht selbst essen, und er hatte eine Magensonde. Er musste im Sitzen schlafen, weil die Tumoren so groß waren, dass sie den Bauch dehnten, wenn er versuchte sich zurückzulegen. Und er musste sich in einem Ausmaß übergeben, dass kein Eimer neben seinem Bett stand, sondern ein Fass“[6], sagte Ko.

In Vogls Büro besprachen sie den Probelauf, die Dosierung, das Timing und die Verabreichungsform. Ko blieb nicht verborgen, dass große Aufregung herrschte – einige Männer huschten herum und trugen etwas, das wie eine Kameraausrüstung aussah. Sie erfuhr, dass gerade eine Dokumentation über die Schauspielerin Farrah Fawcett und ihren Kampf gegen den Krebs gedreht wurde. Fawcetts Versuche, gegen die Krankheit vorzugehen, hatten sie zu Vogl und seiner TACE-Technik geführt. Ihr Krebs hatte sich heftig ausgebreitet, und alle Versuche, ihn zu bekämpfen, hatten sich als wirkungslos herausgestellt. Bewegt von ihrer Geschichte, drängte Ko Vogl, ihr zu helfen und 3-BP zu verabreichen. Dafür war es jedoch zu spät – ihr Krebs hatte sich zu stark ausgebreitet, und sie hatten nicht die Zeit, um all die Hürden zu nehmen.

Im Februar 2009, ein Jahr und einen Monat, nachdem Yvar die niederschmetternde Diagnose gestellt worden war, stimmte der Ethikausschuss der Behandlung mit dem experimentellen Medikament zu. Vogl und Ko entschieden, dass aufgrund der Reaktionsfreudigkeit von 3-BP TACE die geeignete Verabreichungsform wäre. Je näher man das Medikament an den Tumor heranführen würde, umso besser. Gemeinsam mit Kos patentierter Formel könnte das ausschlaggebend sein. Ko verglich das Verfahren mit einem „schichtweisen Vorgehen – wie

Zwiebelschalen, die nacheinander abgestreift werden, um Wellen des aktiven Wirkstoffs an die Krebszellen heranzutragen".Yvars Situation war so ernst, dass die beiden beschlossen, am ersten Tag zwei Injektionen mit einer Gesamtdosis von 250 Millilitern zu verabreichen. „Ich habe bereits ins Auge gefasst, Dr. Ko in die Notaufnahme zu schicken, während wir Yvar ihr Medikament injizierten. Sie war aufgrund der Aufregung so von der Rolle, dass wir dachten, sie würde gleich in Ohnmacht fallen", sagte eine Krankenschwester. „Schließlich beruhigte sie sich etwas, sodass sie bei Bewusstsein blieb." Nun konnte man nur noch abwarten. „Ich war so angespannt, weil ich endlich miterleben durfte, wie 3-BP in einen Patienten eintrat. Man weiß einfach nie, ob man nicht mit Nebenwirkungen rechnen muss", erinnerte sich Ko.[7]

Die Injektion wurde Yvar um zwei Uhr verabreicht. Um drei Uhr fühlte er sich noch immer gut und verspürte keine unmittelbaren Nebenwirkungen, anders als bei den zytotoxischen Chemotherapeutika, die ihm stark zugesetzt und Wellen der Übelkeit ausgelöst hatten. Um vier Uhr gab es kein Unbehagen, keine erhöhte Temperatur und keinen Ausschlag.

Um fünf Uhr bewegte sich Yvar, schmatzte und sagte: „Ich bin hungrig." Schon seit Monaten hatte er nichts mehr essen können. „Als er sagte, dass er Hunger hatte, begannen wir alle zu weinen", erzählte Ko. „Es war ein so emotionaler Augenblick. Möglicherweise hatte die Wirkung des Medikaments derart schnell eingesetzt."[8]

Eine Woche darauf erhielt Yvar eine weitere 3-BP-Injektion mithilfe der TACE-Methode. Wiederum waren keine unmittelbaren Nebenwirkungen zu beklagen, sodass er nach Hause durfte. Dort verwandelte sich jedoch eine milde Form der Benommenheit in einen Zustand zunehmender Verwirrung. „Er erkannte uns nicht und verhielt sich bald sehr unruhig und aggressiv", erzählte Verhoeven. Am nächsten Morgen war Yvar ins Koma gefallen. „Ich rief im Krankenhaus an und schilderte die Situation. Im Wesentlichen versuchte man mir zu verdeutlichen, dass Yvars Lage hoffnungslos sei und ich ihn einfach sterben lassen solle."[9]

Allerdings hatte Verhoeven einen Verdacht, worin das Problem bestehen könnte. Mit dem Rettungswagen wurde Yvar in die Notaufnahme gebracht, wo der verzweifelte Vater die diensthabenden Ärzte aufs Neue davon überzeugen musste, seinen Sohn zu behandeln. Sie sträubten sich dagegen und gingen die Diagnose in Gedanken durch. Bei Leberkrebs im Endstadium konnte man abgesehen von palliativer Pflege nichts mehr machen. Verhoevens Verzweiflung brachte die Ärzte jedoch dazu, eine Reihe von Blutuntersuchungen durchzuführen, um den Schuldigen mithilfe eines engmaschigen diagnostischen Netzes zu schnappen. Kurz darauf war das Ergebnis da: Es handelte sich um Ammoniak. Verhoeven hatte es vorhergesehen. Yvars Ammoniakwerte befanden sich in schwindelnden Höhen und wiesen auf das Tumorlyse-Syndrom hin – ein seltenes Ereignis, wenn große Mengen an Tumorzellen plötzlich und ungeregelt absterben und ihre toxische Fracht in die Blutbahn freisetzen. 3-BP wirkte nicht nur, die Substanz wirkte *zu gut*. Zum Glück erwiesen sich die Nebenwirkungen in Gestalt des Tumorlyse-Syndroms als vorübergehend, und Yvar erlangte sein Bewusstsein wieder. Die Ärzte hielten ihn eine Zeitlang unter Beobachtung und erlaubten ihm, bei Einbruch der Nacht nach Hause zu gehen. „Wir alle stießen einen riesigen Seufzer der Erleichterung aus“[10], berichtete Ko.

Zwei Wochen später, als die nächste Behandlung folgte, war man darauf vorbereitet. Yvar wurde Hepa-Merz verabreicht, ein Medikament, das überschüssiges Ammoniak entfernt und den giftigen Auswirkungen des Tumorlyse-Syndroms entgegenwirkt. Sein Ammoniakspiegel begann zu steigen, was als dramatischer Beleg für die Wirksamkeit des Medikaments zu werten war, aber er blieb bei Bewusstsein und wurde nur von leichter Übelkeit heimgesucht. Die folgenden fünf Behandlungen, die etwa im Zweiwochenrhythmus durchgeführt wurden, gingen sanft über die Bühne. Im Sommer dann, vier Monate, nachdem die Behandlung mit 3-BP begonnen hatte, kehrten Yvars Kräfte allmählich wieder. Seine Magensonde, die ihn rund um die Uhr versorgt hatte, wurde entfernt, sodass er ab jetzt essen konnte, was ihm schmeckte. Regelmäßig erhob er sich aus seinem Rollstuhl, um herumzugehen. Er traf sich mit Freunden, spielte X-Box und fluchte, wenn er sich in die Handlung einer Fernsehsendung hineinversetzte.

Im September, sechs Monate, nachdem Yvar mit der 3-BP-Behandlung begonnen hatte, flog Ko wieder in die Niederlande, um seinen 18. Geburtstag zu feiern. „Es war absolut fantastisch“, sagte Ko. „Die Ärzte hatten ihm erzählt, er würde seinen 17. Geburtstag nicht mehr erleben, und nun feierten wir seinen 18. Er wurde von Tag zu Tag kräftiger.“[11] Nach seiner neunten Behandlung mit 3-BP wurden CT-Aufnahmen von Yvar gemacht, die mit den Bildern aus der Zeit der Diagnose verglichen wurden, um zu bestimmen, wie wirksam die Therapie mit 3-BP gewesen war. Der Unterschied war atemberaubend. Die Davor-Bilder zeigten eine Leber, die voll von aktiven Krebsgeschwulsten war; die umgebenden Lymphknoten und die Milz waren völlig zersetzt von der Krankheit. Die Danach-Bilder offenbarten nekrotische, eingekapselte Tumoren, die von normalen Lymphknoten und einer gesunden Milz umgeben waren. Die Flüssigkeit, die die Leber umspülte und einst Unmengen von herumschwimmenden bösartigen

Zellen beherbergt hatte, war nun frei davon, was darauf hinwies, dass der Krebs vollständig ausgemerzt war. Es gab keine Anzeichen mehr auf aktive Krebszellen. Was blieb, war ein verbranntes Schlachtfeld. Aber auch die Trümmer wurden entfernt; Vogl entdeckte Anzeichen für eine Leberregeneration – das Leben erhob sich aus der Asche. „So etwas hatten wir nie zuvor erlebt"[12], sagte Vogl über Yvars Leber, die dabei war, sich zu regenerieren. Jede Untersuchung führte zum selben Schluss, an dem es nichts zu rütteln gab: 3-BP hatte Yvars Krebs ausgerottet.

Zwei Monate später nahm Yvar eine Einladung von Pedersen und Ko an, die Johns Hopkins Universität zu besuchen und vor den erstsemestrigen Medizinstudenten über seine Erfahrungen mit 3-BP zu sprechen. Weil sich Yvar von Tag zu Tag besser fühlte, plante seine Familie zusätzlich zu der Veranstaltung einen Urlaubsaufenthalt. Nach dem Seminar wollten sie nach Utah weiterfliegen, ein Wohnmobil mieten und die westlichen Vereinigten Staaten erkunden. „Wir haben vor, den Grand Canyon zu besuchen, den meine Mutter unbedingt sehen will. Ich möchte nach Las Vegas", erzählte Yvar den amüsierten Medizinstudenten, als sie sich nach der Präsentation unterhielten. Nach der Wohnmobil-Tour wollten sie nach Salt Lake City zurückkehren, um gemeinsam mit der Familie Thanksgiving zu feiern. Anschließend würden sie nach New York fliegen, um vor dem Rückflug in die Niederlande auch hier die Sehenswürdigkeiten zu bewundern.

Die Studenten bedankten sich herzlich bei Yvar und seiner Familie für ihren Besuch. Mit ihrem oft eintönigen Studienalltag war diese Veranstaltung nicht zu vergleichen gewesen. „Auch ich danke euch. Ich habe viel Spaß gehabt.", sagte Yvar mit einem breiten Grinsen im Gesicht.

Kurz nach ihrer Rückkehr nach Europa erkrankte Yvar an einer Lungenentzündung. Niemand konnte sagen, wo oder wie er sich die Infektion zugezogen hatte. Den Krieg gegen den Krebs hatte er gewonnen, aber der Kampf hatte Spuren hinterlassen. Unglücklicherweise wusste niemand, wie kostspielig er gewesen war – weder sein Vater, noch seine Ärzte und auch Dr. Ko nicht. Durch die Krankheit war so viel von Yvars Leber zerstört worden, dass ihm nur noch ein kleiner Teil – grob geschätzt fünf Prozent – funktionstüchtigen Lebergewebes blieb, auch wenn der Krebs ausgerottet war. Und obwohl sich seine Leber gerade regenerierte, hing sein Leben an einem seidenen Faden.

Als Ko Yvars Geschichte erzählte, hielt sie zahlreiche Male inne, wenn ihr die Augen vor Tränen überquollen. Ihre Stimme versagte, als ihre Gedanken darum kreisten, was alles anders laufen hätte können. „Hätten wir ihn nur von allem abgeschirmt, bis er seine Kräfte wiedererlangt und seine Leber wieder funktioniert hätte."[13] Die Antibiotika, die er nehmen musste, waren auf eine funktionierende Leber angewiesen, um verarbeitet werden zu können. Sie waren zu viel für den kleinen Rest des Entgiftungsorgans, der Yvar noch geblieben war.

Yvar starb nicht an Krebs. Eine Computertomographie, die man kurz nach dem Einsetzen seiner Lungenentzündung gemacht hatte, gab Aufschluss darüber. Nicht eine einzige lebende Krebszelle wurde in seinem Körper gefunden. Letztlich schaffte er es nicht, weil der Krebs zu großen Schaden in seinem Körper angerichtet hatte – dieser Unterschied ist von Bedeutung. Das experimentelle Molekül, das in völlig anderer Art und Weise wirkte als alle anderen Krebsmedikamente, hatte etwas Wunderbares vollbracht. „Wenn ich diese Ergebnisse nicht mit eigenen Augen auf meinen Apparaten gesehen hätte", sagte Vogl, „dann hätte ich es nicht geglaubt."[14]

Im Sommer 2009, also vier Jahre nach dem Artikel in der *Baltimore Sun* und als Yvars Behandlung beinahe abgeschlossen war, sickerte die Nachricht, dass 3-BP das Zeug zum Kassenschlager hatte, bis ganz nach oben durch. Pedersen und Ko hatten das Gefühl, dass 3-BP voll ausgereift war, und nun in großangelegte Studien eintreten könnte, um der Welt ein für alle Mal seine Wirkmächtigkeit zu beweisen. Ko und der Milliardär David Koch besaßen einen gemeinsamen Freund. Dieser Freund wusste, dass sie mit 3-BP arbeitete, und erzählte Koch zwanglos von der Aufregung um das neue Medikament. Während der Unterhaltung ließ Koch sein Interesse erkennen und fragte, ob das Medikament Prostatakrebs heilen könne. Der gemeinsame Freund wandte sich anschließend an Ko und überbrachte ihr die Nachricht, dass Koch möglicherweise daran interessiert wäre, Forschungen über die Wirkung von 3-BP auf Prostatakrebs finanziell zu unterstützen. Um Bewegung in die Sache zu bringen, bat Koch um vorläufige Daten, weil er erfahren wollte, ob das experimentelle Medikament seine Finanzspritze verdiente. Freudig erregt über die Aussicht auf Förderung, machte sich Ko an die Arbeit und trug rasch Belege zusammen, um zu dokumentieren, dass 3-BP wenigstens in der Petrischale eine Wirkung gegen Prostatakrebs hatte.

Ko brachte in Erfahrung, dass Koch James Watson als seinen wissenschaftlichen Berater beschäftigte. Sämtliche Informationen würden also durch dessen Hände gehen. „Ich stellte Watson die Daten zur Verfügung und wartete dann auf seine Reaktion"[15], sagte sie. Alsbald meldete sich Watson telefonisch und lud Pedersen und Ko ein, nach Manhattan zu kommen, um bei einem Essen die weiteren Schritte zu besprechen. Es war ein außergewöhnlich heißer Augusttag, an dem Pedersen und Ko die dreieinhalbstündige Fahrt nach Downtown Manhattan antraten. Dort waren sie mit Watson im L'Absinthe, einem exquisiten französischen Restaurant in der östlichen 67. Straße, verabredet.

Ko fragte Watson, ob er Koch empfohlen hätte, ihre Forschung zu unterstützen. Ko zufolge gab Watson zu, dass er mit Koch nicht darüber gesprochen, sondern die Daten stattdessen an Lewis Cantley weitergegeben hätte, den Leiter des Cancer Center am Weill Cornell Medical College und am New York-Presbyterian Hospital (er ist außerdem Mitbegründer der Biotechnologie-Firma Agios, ein Start-up, das sich auf den Krebsstoffwechsel konzentriert). Für Ko hatte es den Anschein, dass Watson die Daten ohne ihre Erlaubnis an einen Konkurrenten übermittelt hätte.

Sie war verdutzt. „Ich hatte ihm die Informationen in aller Vertraulichkeit übergeben", sagte sie. „Es tat ihm nicht leid, er bedauerte es nicht." „Die Atmosphäre beim Essen wurde rasch angespannt", schilderte Pedersen. „Ich bemühte mich nur noch darum, dass alles im Rahmen blieb."[16]

Ko erzählte, dass Watson daraufhin einen Richtungswechsel einschlug und einen neuen Vorschlag unterbreitete. Er war der Vorsitzende des wissenschaftlichen Komitees der Champalimaud Foundation, einer außerordentlich gut situierten Stiftung, die sich der Erforschung von Gesundheitsthemen verschrieben hatte. Sie war von der verstorbenen portugiesischen Unternehmerin Antonia de Sommer Champalimaud gegründet worden.

„Watson schlug vor, dass Pete und ich die Daten der Stiftung aushändigen und ihr das Feld überlassen sollten. Er wollte 3-BP an sich bringen; Pete und ich sollten stillschweigend verzichten", meinte Ko. „Natürlich hatte ich etwas dagegen."[17]

Als sich das Essen dem Ende näherte, hatte Watson noch eine Überraschung parat. Er lud Pedersen ein, nach Cold Spring Harbor in New York zu kommen – an das Non-Profit-Forschungsinstitut also, dem Watson während des größten Teils seiner Laufbahn als Direktor und Präsident vorgestanden hatte –, um ein Seminar über 3-BP abzuhalten. Pedersen willigte ein.

Als der Tag der Abreise nach Cold Spring Harbor gekommen war, fragte Pederson Ko, ob sie ihn nicht begleiten wollte, um bei der Beantwortung von Fragen zu helfen. „Die Präsentation in Cold Spring war eine Katastrophe", berichtete Ko. „Mein Computer gab seinen Geist auf. So etwas war mir noch nie zuvor passiert. Eine Dreiviertelstunde lang konnte ich rein gar nichts tun. Als wir ihn endlich so weit hatten, befand er sich im Read-Only-Modus, weshalb die Auflösung der Folien eine schreckliche Qualität hatte – man konnte sie kaum entziffern." Rückblickend betrachtete sie alles etwas differenzierter: „Vielleicht handelte es sich ja um einen göttlichen Eingriff – eine Eingebung, die mir sagen wollte, nicht zu viele Informationen preiszugeben." Nach dem Seminar hielt sich Watson ständig in ihrer Nähe auf und versuchte, ihr die Arzneiformel herauszulocken", sagte

Pedersen. Weil sie Watsons Absichten misstraute, hütete sie ihre Informationen wie ihren Augapfel. 3-BP, das Molekül, das so große und inzwischen weitverbreitete Erwartungen hervorgerufen hatte, stand nach wie vor ohne finanzielle Unterstützung da.[18]

Nachdem sie ihren Dienst an der Johns Hopkins Universität quittiert hatte, ist Ko mittlerweile am BioPark der University of Maryland tätig. Sie hat ihre akademische Laufbahn aufgegeben, um ein biotechnologisches bzw. pharmazeutisches Jungunternehmen namens KoDiscovery LLC zu gründen, das sich ausschließlich darauf konzentriert, 3-BP marktreif zu machen. Der dynamische BioPark stellte das perfekte Ambiente für diesen Übergang dar. Pedersen und Ko mussten einige Klippen umschiffen, um dorthin zu gelangen. Manche Narben waren nicht zu verdecken. Andere blieben verborgen. Doch es gibt etwas, das all die Tumulte unbeschadet überstanden hat, und das ist ihre gute Arbeitsbeziehung. Von Anfang an war es ein schicksalhaftes Zusammenwirken. Pedersen, das letzte Mitglied aus Warburgs Geisteslinie, hatte das Ziel ausgearbeitet und dadurch die Voraussetzungen dafür geschaffen, dass Ko die Verbindung zwischen 3-BP und der veränderten Stoffwechsellandschaft der Krebszelle herstellen konnte. Pedersen war die graue Eminenz, Ko die Starschülerin. Sie stellten einander nie in Frage oder zweifelten aneinander. Sie gaben einander Rückendeckung, was auch immer passieren mochte. Allerdings war ihre Beziehung ebenso turbulent wie bemerkenswert produktiv. Der Weg für 3-BP war alles andere als einfach. Ko hatte die Schwierigkeiten bestimmt nicht herausgefordert, sie war einfach in diesen Strudel hineingeraten. Ohne Frage hat sie sich durch die Probleme, mit denen sie an der Johns Hopkins Universität konfrontiert worden war, verändert. Sie ist vorsichtiger und argwöhnischer geworden, wenn es um die Absichten anderer Menschen geht. „Young würde alles für die Menschen machen, die sie liebt. Sie würde zu Fuß nach China gehen für dich, wenn du sie darum bitten würdest", sagte ein guter Freund. „Aber ich wünschte, sie würde mehr nach vorne schauen als in die Vergangenheit. Sie muss das, was geschehen ist, hinter sich lassen."

Am meisten bedauerte sie, dass der Fortschritt bei der Entwicklung von 3-BP unnötigerweise durch das Gerichtsverfahren aufgehalten wurde. Ein Arzneimittel mit riesigem Potenzial hatte fast ein Jahrzehnt lang ein Schattendasein gefristet; gleichzeitig litt und starb eine gewaltige Zahl von Menschen an Krebs. Wie bei allen neu entwickelten Medikamenten stellte die Finanzierung die größte Hürde dar, und heutzutage ist es schwieriger denn je. Sogar Pedersen hatte Probleme, Unterstützung für seine Krebsforschung zu erhalten, und zwei seiner jüngsten NIH-Anträge wurden buchstäblich in den Mülleimer geworfen, ohne dass sie formell geprüft worden wären. Im Januar 2013, als er mit seiner Weisheit am Ende war, schickte Pedersen einen Brief an Präsident Obama, in dem er die Sachlage erklärte und ihn dringend um finanzielle Förderung bat, um klinische Versuche mit 3-BP durchführen zu können. Angesichts des Bürokratiedschungels überrascht es nicht, dass Pedersen ein Jahr warten musste, bis er ein Standardschreiben als Antwort erhielt. Da die Probleme, mit denen sich Pedersen und Ko nach der Entdeckung von 3-BP herumschlagen mussten, nun ausgestanden zu sein scheinen, sollte man meinen, dass es nur noch eine Frage der Zeit ist, bis 3-BP die notwendige finanzielle Unterstützung erhält, um mit den Studien zu beginnen.

Als der Tag, den ich damit verbrachte, Ko und Pedersen zu interviewen, in die Nacht überging, sprang Ko immer wieder auf, wieselte durch den Raum und verließ ihn von Zeit zu Zeit, um verschiedene Einzelheiten in ihrem Labor nachzusehen. Ihr Geist war unaufhörlich in Bewegung. Als ich sie fragte, ob die Gerüchte zutreffend seien, dass sie 18 Stunden am Tag arbeitete, gab sie keine Antwort. Sie neigte ihren Kopf zur Seite und wollte weder zustimmen noch verneinen. Dass ich einmal nachts um 2 Uhr 36 eine E-Mail von ihr erhielt, sprach für ihre episch langen Arbeitstage. „Ich habe Schwierigkeiten zu schlafen", sagte sie. „Ich kann meine Gedanken nicht abschalten." Es war offensichtlich, dass das lebensrettende Potenzial von 3-BP sie für ihre Opfer entschädigte. Wenn sie von den Menschen sprach, die sie liebte, oder denen sie half, wurde ihr Gesicht von einem warmen Lächeln erhellt. Es wurde deutlich, dass sie eine tiefe Bindung zu Yvar und seiner Familie entwickelt hatte und zutiefst betroffen war, als er schließlich doch sterben musste. „Wenn wir besser auf ihn aufgepasst hätten, hätte er keine Lungenentzündung bekommen und wäre noch unter uns", meinte Ko.[19]

Bei all dem tiefen Mitgefühl war klar, dass sie sich dagegen wehrte, herumkommandiert zu werden oder vor Ungerechtigkeiten zu kapitulieren. Sie selbst wollte über ihr Leben bestimmen, ohne gegenüber Personen mit fragwürdigen Absichten auch nur ein Quäntchen nachzugeben. Ihr Wunsch, nichts dem Zufall zu überlassen, war überall evident – jedes Detail des Tages war durchgeplant. Gemeinsam mit dem bestellten Essen tauchten ein paar Freunde auf – ein paar Vertraute aus ihrem engsten Kreis.

Im Interview gingen wir nun von der Vergangenheit zur Zukunft über. Pedersens zuverlässiger Buchhalter und sein Sohn (ebenfalls ein Buchhalter, der darüber hinaus über Erfahrung mit Start-up-Unternehmen und mit dem Aufstellen von Risikokapital verfügt) übernahmen das Wort und sprachen über die Zukunft von 3-BP. Ko hatte sich von einer akademisch tätigen Wissenschaftlerin in die Geschäftsführerin ihres eigenen Pharmaunternehmens verwandelt. Sie rasselte die Anforderungen der FDA und das Verfahren bei klinischen Versuchen herunter. Um mit einer Studie an ungefähr 20 Patienten voranzukommen, wären schätzungsweise drei Millionen Dollar nötig. Ko hatte ein Angebot, „aber ein schlechtes", weil es das Potenzial von 3-BP stark unterschätzte. Es wurde deutlich, dass es ihr nicht ums Geld ging, sondern um die Anerkennung ihrer Arbeit und vielleicht auch darum, nicht zu viel Kontrolle über 3-BP aus der Hand zu geben. Schließlich hatte sie dem Medikament einen Großteil ihres bisherigen Lebens gewidmet.

Im Zusammenhang mit 3-BP war eine Sache besonders auffällig: Weil das Medikament generell auf den gestörten Stoffwechsel von Tumoren abzielte, konnte Ko fast jede beliebige Krebsform für ihre anfänglichen Studien auswählen. „Wenn wir uns auf Nierenkrebs festlegen, weil er selten ist, macht es uns die FDA einfacher. Der Antrag kostet nicht so viel und nimmt weniger Zeit in Anspruch", sagte sie, „aber wir könnten uns genauso für Gehirntumoren oder Hautkrebs entscheiden."[20] Herceptin richtet sich nur gegen 20 Prozent aller Krebsformen, was eine Verschreibung bei ungefähr 50.000 Krebsfällen von jährlich 1,7 Millionen Diagnosen ermöglicht. Glivec wird in weniger als 9.000 Krankheitsfällen pro Jahr oder 0,5 Prozent aller Diagnosen verschrieben. Theoretisch konnte 3-BP jeden Tumor bekämpfen, der „PET-positiv" war (was bedeutet, dass der Krebs unter Mitwirkung von überexprimierter Hexokinase II aktiv Glukose vergärte). Wenn man berücksichtigte, dass dies ungefähr 95 Prozent aller Krebsformen entsprach (und die, die nicht PET-positiv waren, wuchsen wahrscheinlich gar nicht oder sehr langsam), so waren die Auswirkungen fast unvorstellbar. Falls 3-BP halten würde, was man sich von ihm versprach, könnte es sich um die bedeutendste Entdeckung im Kampf des Menschen gegen den Krebs handeln – und zwar seit Anbeginn der Zeiten.

Gemessen an den sonstigen finanziellen Bedürfnissen der Krebsindustrie war der Geldbetrag, der nötig war, um die Dinge ins Rollen zu bringen, fast unbedeutend. Warum also war das Interesse an 3-BP nicht größer? Hier gab es nun endlich ein Medikament, das die Krebsbehandlung revolutionieren konnte, aber wo blieben die Ron Perelmans? Wo waren die Patientenvertretungen, die Genentechs Vorgarten belagert und bedingungslos nach Herceptin verlangt hatten?

4 DUNKLE MATERIE

„Es gilt mittlerweile als unumstößliche Tatsache, dass der Keim des Krebses in den Genen verborgen liegt.“[1]

– Michael Bishop

„Wichtig ist, dass man nicht aufhört zu fragen.“

– Albert Einstein

In den späten 90er Jahren griff die Technikbegeisterung in den Vereinigten Staaten rasant um sich. Es war ein glanzvolles Jahrzehnt der unbegrenzten Möglichkeiten, des Wirtschaftswachstums und des Wohlstands. Alan Greenspan charakterisierte diese Zeit treffenderweise als eine Periode des „unvernünftigen Überschwangs“[2]. Der Kurs der Technikbörse NASDAQ schnellte zwischen 1995 und 2000 um nahezu 700 Prozent in die Höhe. Über Nacht konnte man ein Vermögen machen.

Die Euphorie wurde von der aufkommenden Macht des Internets entfacht. Man bezeichnete das neue Geschäftsfeld als „New Economy“, und die ganze Welt wurde vom Dotcom-Fieber erfasst. Investoren überzeugten sich gegenseitig, dass Briefkastenfirmen ohne Gewinne, die nur eine wahnsinnig optimistische Vision besaßen sowie einen Firmennamen, der auf .com endete, durchaus hunderte Millionen Dollar an der Börse wert waren. Die Begeisterung schwappte auf die Biotechnologie über. Visionäre gründeten Biotechnologie-Firmen und lukrierten Risikokapital, ohne dass sie mehr zu bieten hatten als einen elegant angepriesenen Traum und ein Märchen von einer Zukunft ohne Krankheit und Alterung.

Diese Atmosphäre wurde befruchtet, als Mitte der 90er das Schaf Dolly geklont wurde. Die Technik, die als somatischer Zellkerntransfer bezeichnet wird, brachte uns Juan Ponce de Léons sagenumwobenem Jungbrunnen näher – eine Kopie von uns selbst in einer funkelnagelneuen Version. Der biologische Taschenspielertrick bestand darin, DNS aus den Zellen eines erwachsenen Organismus zu entnehmen und in eine isolierte Eizelle, deren eigene DNS entfernt worden war, einzupflanzen. Anstatt das Erbgut der Erzeuger zu vermischen, wie es die Evolution betreibt, um sich die Rosinen unter den Genen herauszupicken, war der Embryo ein Klon, eine exakte Kopie der Spenderin. Das „befruchtete" Ei wurde dann in eine Leihmutter eingepflanzt, von der es bis zur Geburt ausgetragen wurde. Für die meisten Wissenschaftler war es ein Schock, dass Klonen überhaupt möglich war. Man sprach der Eizelle beinahe magische Fähigkeiten zu. Das Ei enthielt unbekannte Faktoren, deren Zusammenwirken das Erbgut des älteren Schafes verjüngten und es auf den Nullpunkt zurücksetzten, also auf den Augenblick, als die Samenzelle das Ei befruchtete. Indem die Forscher die biologische Uhr zurückdrehten, machten sie es möglich, dass das Leben seine wundersame Reise von neuem begann und sich eine überwältigende Symphonie der molekularen Choreographie entfaltete, aus der ein Lebewesen hervorging.

Dass die DNS so formbar war, so biegsam und fähig, verjüngt zu werden, war unglaublich. Ein unfassbares Spektrum an Möglichkeiten tat sich auf. Firmen schossen wie Pilze aus dem Boden, um Kapital aus den unbegrenzten Chancen dieser Technik zu schlagen. Eine davon war Advanced Cell Technology: „Wir stehen kurz davor, das den Keimzellen innewohnende Merkmal der Unsterblichkeit auf unsere Körper zu übertragen und das Altern praktisch auszurotten", erzählte Michael West, der Gründer des Unternehmens, der Zeitschrift *Wired*. „Das klingt spektakulär, aber ich denke, dass es den Tatsachen entspricht." West war nicht der einzige, der diesem Glauben anhing. Calvin Harley, der leitende Wissenschaftler bei Geron, sagte: „Wir sind alle jung, wenn wir auf die Welt kommen. Es existiert eine Form der immerwährenden Weitergabe von Zellen, die im Rahmen unserer Evolution von Keimbahn zu Keimbahn erfolgt. Unsere somatischen Zellen bzw. unsere Körper sind eine Sackgasse und dienen nur der Übertragung. Aber das muss nicht so bleiben."[3]

Vielleicht wie kein anderes Jahrzehnt waren die 90er Jahre von dem kollektiven Glauben geprägt, dass wir an der Schwelle zu einem neuen Zeitalter der Umwälzungen stünden – auch wenn sich viele der Träume, die von visionären Unternehmen propagiert wurden, nicht realisierten. Mit dieser Euphorie war auch die Zuversicht verbunden, dass die explosionsartige Entwicklung der Biotechnologie dem Krebs endlich zu Leibe rücken würde.

Die technischen Möglichkeiten infizierten das Unterbewusstsein und spukten in allen Köpfen herum, als Präsident Clinton am 26. Juni 2000 das Podium des East Room im Weißen Haus betrat. Er gab bekannt, dass die Ergebnisse der

Regierungsbemühungen, das gesamte menschliche Genom zu sequenzieren, nun als Rohfassung vorlägen. Zu seiner Linken stand Francis Collins, der Projektleiter, und zu seiner Rechten Craig Venter, der Präsident und Leiter der Forschungsabteilung von Celera Genomics, einem Biotechnologie-Unternehmen mit dem unscharf definierten Geschäftsplan, das menschliche Genom parallel zu den Anstrengungen der Regierung zu sequenzieren.

Die Anfänge des Humangenomprojekts (HGP) sind undurchsichtig. Ursprünglich wurde es entworfen, um der reuigen Verpflichtung der Vereinigten Staaten nachzukommen, die genetischen Schäden zu verfolgen, die den radioaktiven Nachwehen der Atombombenabwürfe auf Hiroshima und Nagasaki entstammten. Als die technischen Möglichkeiten bereitstanden, um DNS automatisch zu sequenzieren – ein Verfahren, das sich Watson und Crick nur in ihren kühnsten Träumen hätten vorstellen können – war das Sequenzieren des Genoms scheinbar die beste Möglichkeit, um die von radioaktiver Strahlung verursachten Defekte zu verstehen, weshalb man ein nationales Projekt anregte. Auch wenn das die ursprüngliche Absicht gewesen sein mag, verwandelte sich das Projekt bald in ein Sammelsurium mehr oder weniger hochfliegender Ziele. 1987 war in einem Artikel der *New York Times* zu lesen, dass es „Einblicke in die menschliche Biologie gewähren würde, über die bisher nur Gott verfügte".[4]

Das Konzept war zu verlockend, es musste einfach weiterverfolgt werden, zumal es sich als Grundlage für das ehrgeizige, neue Zeitalter der personalisierten Medizin eignete. Bis 1990 war die Planung abgeschlossen. Während der nächsten 15 Jahre wollte man im Rahmen des Humangenomprojekts versuchen, alle drei Milliarden Basenpaare des menschlichen Genoms zu sequenzieren. Der Nobelpreisträger und Harvard-Professor Walter Gilbert bezeichnete HGP als „das größte, teuerste und herausforderndste biomedizinische Forschungsprojekt der Geschichte".[5]

Es war nicht verwunderlich, dass James Watson als Leiter der NIH-Fraktion des HGP eingesetzt wurde. Er würde das vollenden, was er mehr als 35 Jahre zuvor mit der Entdeckung der Struktur der DNS begonnen hatte. Es handelte sich um das Molekül im Zentrum der biotechnologischen Revolution. Allerdings wurde er in eine Auseinandersetzung darüber verwickelt, ob das NIH die Patentierung der neu sequenzierten Gene zulassen sollte. Watson war der Meinung, dass die Ergebnisse des Projekts Gemeingut sein sollten, so dass jeder davon profitieren könne: „Wir wollten nicht, dass eine Einzelperson oder ein Unternehmen den Rechtsanspruch auf die nützlichen Informationen monopolisierte, die in einem menschlichen Gen verschlüsselt sind. Die Informationen sollten der

Besserstellung der gesamten Menschheit dienen"[6], erklärte er. Watson verlor den Kampf. Er wurde zum Rücktritt gezwungen, und nach einigen Personalrochaden wurde Collins als neuer Leiter des Projekts eingesetzt, dem er bis zum Schluss vorstand. Das Humangenomprojekt kostete die US-amerikanischen Steuerzahler drei Milliarden Dollar – so viel wie einige Milchkaffees bei Starbucks für jeden Amerikaner.

So wichtig die vollständige Kartierung des Genoms auch war, möglicherweise noch bedeutender waren die erstaunlichen Fortschritte bei Geschwindigkeit und Effizienz der Sequenzierungstechnik, die während der Projektdauer erzielt werden konnten. Die anfallenden Kosten, um die gesamten drei Milliarden Basenpaare zu sequenzieren, beliefen sich auf 500 Millionen Dollar, und das Projekt dauerte 13 Jahre – zwei Jahre weniger als geplant. Bis 2007 hatte sich die Technik weiter verbessert, sodass man an dem Punkt angelangt war, an dem das Sequenzieren des gesamten Genoms nur noch 8,9 Millionen Dollar gekostet hätte. Würden wir heutzutage die vollständige menschliche Erbsubstanz sequenzieren, müssten wir lediglich 5.000 Dollar dafür aufwenden und wären nach zwei Tagen fertig damit. Fachleute erwarten in Kürze das sagenumwobene 1.000-Dollar-Genom. Die Steigerung der Sequenzierungsleistung machte mit dem Mooreschen Gesetz kurzen Prozess (das Gesetz, das die atemberaubende Geschwindigkeit beschreibt, mit der sich die Rechenleistung von Computern erhöht). Im Jahr 2000, als sich das HGP in seiner letzten Runde befand und die PCR-Maschinen drohten, bald ungenutzt herumzustehen, verfiel man auf eine verlockende Idee: *Wäre es möglich, das Genom von Krebszellen zu sequenzieren?* Auf diesen Gedanken waren viele gekommen. Die Revolution in der „Diagnose, Vorbeugung und Behandlung der meisten, wenn nicht aller menschlichen Krankheiten"[7], die Clinton in seiner Rede in Aussicht gestellt hatte, *könnte* doch mit Krebs beginnen.

Im Winter 2005 erfolgte die sehnlichst erwartete Ankündigung. Die NIH gaben eine Pressekonferenz in Washington, D.C., in der der Startschuss für „großangelegte Bemühungen" gegeben wurde, „unser Verständnis der molekularen Grundlagen von Krebserkrankungen durch die Anwendung von Genomanalysetechniken zu steigern, besonders durch umfangreiche Genomsequenzierung". Das gewaltige Regierungsprojekt erhielt den Namen „The Cancer Genome Atlas"; das Akronym TCGA wurde unter Verwendung der Abkürzungen für die im genetischen Code enthaltenen Basen gebildet.[8]

Das Konsortium des Krebsgenomprojekts setzte sich aus Forschergruppen zusammen, die über Laboratorien in vielen Ländern verfügten. Ein weiteres Labor, das privat finanziert und von Bert Vogelstein von der Johns Hopkins Universität geleitet wurde, arbeitete parallel zu dem von der Regierung geförderten Projekt und ergänzte das Konsortium eher, als dass es mit ihm konkurrierte.

„Ist es möglich, aus dieser Komplexität schlau zu werden?"

Bert Vogelstein, Jahrgang 1949, war ein stilles und verschlossenes Kind. Gerne schwänzte er die Schule und zog sich in die Bibliothek zurück, wo er in Science-Fiction-Büchern versank. Weil er ausgezeichnet rechnen konnte, überzeugten ihn seine Universitätsprofessoren, nach dem Bachelorabschluss Mathematik zu studieren.

Bald verspürte er jedoch den Wunsch, sich mit etwas zu beschäftigen, das das Leben der Menschen verbessern konnte, also wechselte er zur medizinischen Fakultät der Johns Hopkins Universität über, wo er 1974 seinen Abschluss machte. Vogelstein entdeckte, dass seine wahre Leidenschaft der medizinischen Forschung galt. Er liebte Rätsel und deren Aufdeckung. Darin war er so gut, dass er zum Leiter einer der bestfinanzierten und produktivsten Forschungsstätten des ganzen Landes ernannt wurde.

Die Produktivität seines Labors ist seinen Führungsqualitäten zu verdanken: Er herrscht nicht über seine Mitarbeiter, vielmehr kann man ihn mit einem Stardirigenten vergleichen. Wie Vogelstein beziehen seine Studenten ihre Motivation aus der Aussicht, Entdeckungen zu machen, und aus dem Gefühl, dass ihre Arbeit einen tieferen Sinn hat. Er sorgt für Rahmenbedingungen, unter denen seine Mitarbeiter gedeihen können. Wohl wissend, dass der kreative Prozess sich gut mit einer ungezwungenen Geisteshaltung verträgt, ließ er in seinem Labor Tischtennistische aufstellen und gründete mit seinen Mitarbeitern eine Band. Seine einfache und bescheidene Art führt dazu, dass sich die Menschen in seiner Gesellschaft wohl fühlen. Abgesehen von seiner einnehmenden Natur sind auch seine geistigen Fähigkeiten äußerst beeindruckend. Er denkt wie ein Mathematiker: in Zahlen, Wahrscheinlichkeiten, Korrelationen, Mustern, Beziehungen, Symmetrien und Asymmetrien.

Sein Stern ging auf, als sein Labor die Bedeutung von *p53*-Mutationen in Zusammenhang mit Krebserkrankungen entdeckte. Bei *p53* handelte es sich um das Gen, das bei verschiedenen Krebsformen am häufigsten mutiert ist – insgesamt in mehr als der Hälfte aller Krankheitsfälle. Es war das Vorzeigekind der Onkogenetik.

Dem Institute of Scientific Information zufolge führte Vogelstein im Jahr 2003 die Liste der meistzitierten Wissenschaftler der vorhergehenden 20 Jahre an. Die Zahl der Auszeichnungen und Finanzmittel, die sich über ihn ergossen, nahmen atemberaubende Ausmaße an. Er gehörte zu den elf Forschern, denen der bestdotierte akademische Preis für Medizin und Biologie verliehen wurde. Der Breakthrough Prize in Life Sciences ist mit drei Millionen Dollar pro Preisträger dotiert. Das bedeutet, dass mehr als doppelt so viel ausgeschüttet wird wie anlässlich der Nobelpreisverleihung. Vier Internetunternehmer haben den Preis gestiftet: Yuri Milner, ein russischer Unternehmer und Philanthrop; Sergey Brin, ein Gründungsmitglied von Google; Brins Ehefrau Anne Wojcicki, die Gründerin des Genetikunternehmens 23andMe, sowie Facebook-Gründer Mark Zuckerberg. Wojcicki teilte auf einer Pressekonferenz mit, dass der Preis zur Auszeichnung von Wissenschaftlern bestimmt sei, „die sich hohe Ziele stecken, Risiken in Kauf nehmen und unser Leben maßgeblich beeinflusst haben“.[1]

Während der 90er Jahre und noch bis ins beginnende dritte Jahrtausend hinein prägte Vogelstein – wie vielleicht kein anderer Forscher – das Bild vom Krebs als einer genetischen Krankheit. Dabei steckte er die flüchtigen Grenzen der Tumorgenetik ab. Als 2006 die gewaltigen Sequenziermaschinen ansprangen und ihre Mission begannen, den stolzen, neuen Krebsatlas zu erstellen, wurde Vogelstein zur Stimme des gigantischen Projekts – ob er nun wollte oder nicht.

Die Finanzierung war unter Dach und Fach, das Konsortium sowie Vogelsteins Team waren bereit, also konnte das Sequenzieren der Krebsgenome im Herbst 2006 beginnen. Als die Ergebnisse zuerst langsam hereintröpfelten und dann immer schneller hereinkamen, analysierten die Forscher ängstlich die Daten, um nach den mutierten Fingerabdrücken zu suchen, die für die jeweiligen Krebsformen verantwortlich sein sollten.

Die Voraussetzungen für Entdeckungen, mit denen die Forscher schon Jahrzehnte früher gerechnet hatten, waren geschaffen. Ärzte wie George Papanicolaou (der den Pap-Test entwickelte) hatten bemerkt, dass Krebs nicht einfach aus heiterem Himmel erscheint, sondern einen vorhersagbaren Pfad beschreitet, der allmählich hin zur Bösartigkeit führt. Papanicolaou hatte herausgefunden, dass lange Zeit vor dem Ausbruch von Gebärmutterhalskrebs Populationen prämaligner Zellen auftauchen, die die Grenzen des Wachstums durchbrechen, die gesunden Zellen gesetzt sind. Obwohl sie noch nicht invasiv sind, kann man unschwer erkennen, dass sie sich auf dem besten Wege dazu befinden.

Während der 80er und 90er Jahre begann Vogelstein, den diese Entdeckung beflügelt hatte, die abgestufte Reihenfolge der Ereignisse, die man bei klinischen Untersuchungen beobachtet hatte, genetischen Veränderungen zuzuordnen, um auf diese Weise Ursache und Wirkung in Zusammenhang zu bringen. Er konzentrierte sich auf Darmkrebs, weil Kliniker festgestellt hatten, dass sich diese Krebsform – genau wie Gebärmutterhalskrebs – graduell weiterentwickelt, wobei es manchmal Jahrzehnte dauert, bis die fortgeschrittene, invasive Stufe erreicht wird. Vogelstein sammelte Proben von Patienten, die vier verschiedenen Progressionsstadien angehörten. Er untersuchte die Proben auf Mutationen. Obwohl die Technik noch nicht so ausgereift war, dass alle Mutationen entdeckt werden konnten, deuteten seine Ergebnisse darauf hin, dass jedem Stadium eine bestimmte genetische Veränderung entsprach. Die Mutationen marschierten im Gleichschritt mit der klinischen Progression. Aus seiner Arbeit ging ein systematisches Muster an Mutationsprozessen hervor. Es handelte sich um eine Idee von theoretischer Eleganz, die perfekt zu der aktuellen Krebstheorie passte. Vogelstein legte dar, dass Krebs aller Wahrscheinlichkeit nach ein schrittweiser Prozess war, der durch eine aufeinanderfolgende Serie von Mutationen vorwärtsgetrieben wurde. Nicht nur, dass Krebs auf der Ebene der Mutationen nachvollziehbar war, er zeigte auch ein zeitliches Muster und bewegte sich in exakt bestimmbaren Schritten in der Zeit. Vogelstein zeichnete ein Bild vom Krebs als einer wohlgeordneten Krankheit, einer Krankheit, die man verstehen konnte. Genau das erwarteten sich auch die Forscher, als die Daten des Krebsgenomprojekts hereinströmten: Modelle „im Stil Vogelsteins" für jede Krebsform, eine saubere Abfolge von Mutationen, eine unverkennbare Signatur, die den Übergang von der gesunden zur mörderischen Zelle definierte.

Als die TCGA-Daten analysiert wurden, erkannten die Forscher rasch, dass es eine saubere Aufeinanderfolge von Mutationen schlichtweg nicht gab – allen Erwartungen, die auf Vogelsteins Modell beruhten, zum Trotz. Noch beunruhigender war, dass die Daten einfach kein widerspruchsfreies Muster ergeben wollten. Sie beherbergten ein Ausmaß an Zufälligkeit, auf das niemand vorbereitet war. Krebs zeichnete sich schon immer durch seine Komplexität aus, aber die Forscher hatten gedacht, dass sich das Chaos auf der fundamentalen Ebene der Mutationen in Klarheit verwandeln und das Verständnis die Oberhand gewinnen würde. Mehr als ein Jahrhundert der Forschungsbemühungen im Zeichen des dogmatischen Glaubens an den Krebs als einer genetischen Krankheit brach in diesem Augenblick zusammen. Ausgerechnet als sich das Blatt zugunsten der Forscher zu wenden schien und sie darauf hoffen durften, den Krebs in seiner Gesamtheit zu verstehen, änderte der Krebs seine Regeln – ein Jahr nach Beginn des größten Regierungsprojekts, das jemals in Angriff genommen wurde, um die

Natur der Krankheit zu beleuchten. Was man glaubte, über Tumorgenetik zu wissen, wurde vom Wind erfasst und in alle Richtungen zerstreut.

Um zu ermessen, in welcher Situation sich die Krebsforschung befand, musste man sich nur durch die Ergebnisse des Krebsgenomprojekts ackern. Die Verwicklungen und Konsequenzen, die sich aus den Daten ergaben, waren gewaltig.

Im Jahr 2006 veröffentliche Vogelsteins Labor die Ergebnisse der ersten großangelegten Bemühungen, einzelne Tumoren aus Brust- und Darmkrebsproben systematisch auf somatische Mutationen zu untersuchen. Die Resultate enthielten die erste Überraschung: Es konnten außergewöhnlich wenige Onkogene identifiziert werden, die vorher unbekannt gewesen waren. Eigentlich hatte man mit der Entdeckung neuer Schlüssel-Onkogene gerechnet, auch wenn man sich darüber im Unklaren war, wie viele es sein würden. Aber dem war nicht so. Womöglich war die jahrzehntelange Forschungsarbeit im Zeichen der Onkogene in den Labors von Vogelstein, Weinberg und anderen Wissenschaftlern gründlicher gewesen, als alle gedacht hatten.

Die ursprünglichen Analysen waren verhältnismäßig eingeschränkt, weil nicht alle 20.000 Gene des menschlichen Genoms sequenziert werden konnten. Die umfangreicheren Studien, die nun folgten, waren aussagekräftiger. 2007 wurden in Vogelsteins Labor wiederum Brust- und Darmkrebsproben sequenziert. Die Analysen befassten sich eingehender als die früheren Arbeiten mit den Genomen dieser Krebsformen und waren von der Hoffnung getragen, die Handvoll Gene, die für diese häufigen Krebserkrankungen verantwortlich waren, herauszufiltern. Als die Ergebnisse veröffentlicht wurden, musste man sich wie schon zuvor eingestehen, dass man nichts in der Hand hatte.

Es konnten keine neuen Onkogene gefunden werden. Aber noch beunruhigender war die Erkenntnis, dass sich für keine der gefundenen Mutationen eindeutig nachweisen ließ, dass sie die Krankheit verursachte. Damit die somatische Mutationstheorie schlüssig war, mussten Mutationsmuster gefunden werden, die die Entstehung einer gegebenen Krebsform erklärten – die Ursache musste der Wirkung vorausgehen und sie begründen. Eine schrittweise Aufeinanderfolge von Mutationen war einfach nicht da. Die Mutationen, die als Auslöser und Motor der Krankheit ermittelt wurden, unterschieden sich erheblich von Patient zu Patient. Den Grad der Abweichung zwischen den Mutationen von Tumoren bezeichnet man als *intertumorale Heterogenität*. Es handelt sich um ein Maß für die Variabilität. Angenommen, zehn Darmkrebsproben, die von verschiedenen Patienten stammen, enthalten allesamt dieselben Onkogene A, B, D und F. Dann ist der Grad an intertumoraler Heterogenität null, weil alle Proben dieselben Mutationen beinhalten. Wenn aber Probe 1 beispielsweise die Onkogene A, B, D und F enthielte und Probe 2 die Onkogene M, R, Q, K und Y, Probe 3 wiederum nur das Onkogen Z usw., dann ist der Grad an intertumoraler Heterogenität hoch, weil die Onkogene in den unterschiedlichen Proben völlig verschieden sind .

Die hochgradige intertumorale Heterogenität, die vom TCGA-Projekt aufgedeckt wurde, löste kollektive Fassungslosigkeit aus. Es ließen sich weder eine einzige Mutation noch eine Kombination von Mutationen identifizieren, die für den Ausbruch der Krankheit unbedingt erforderlich gewesen wären. Abgesehen von einigen wenigen häufig mutierten Onkogenen gab es einen erschreckenden Grad an Zufälligkeit. Im Rahmen der Untersuchungen wurden die Tumoren von elf Patienten mit Brustkrebs und elf Patienten mit Darmkrebs sequenziert. Über 18.000 Gene waren sequenziert worden – das 40-fache der ursprünglichen Analysen. Es handelte sich um das bis dahin vollständigste Sequenzierungsprojekt. Vogelstein war fassungslos angesichts der offensichtlich zufälligen Beschaffenheit des Krebsgenoms, das sich nach zwei Jahren der Projektarbeit offenbarte. Er sprach die Frage aus, die in allen Köpfen herumspukte: „Ist es möglich, aus dieser Komplexität schlau zu werden?"[2]

Die Sequenziertechnik wurde weiter verbessert, sie wurde schneller, billiger und genauer. Die Forschungsgemeinschaft – gerüstet, wiedererstarkt und entschlossen – nahm sich als Nächstes Bauchspeicheldrüsenkrebs vor. 2008 sequenzierte die Vogelstein-Gruppe mit mehr als 20.000 Genen nahezu alle Gene, von denen man annahm, dass sie im menschlichen Genom für Proteine codieren. Die Proben stammten von 24 Patienten, die an Bauchspeicheldrüsenkrebs litten. Es ging in der bereits bekannten Manier weiter. Man fand keine neuen Mutationen, denen man irgendeine Bedeutung hätte abgewinnen können. Die Mutationen, die man aufspürte, konnten nicht eindeutig als ursächlich klassifiziert werden. Wie bei den Darmkrebs- und Brustkrebs-Studien, wurde ein schockierender Grad an intertumoraler Heterogenität aufgedeckt. Wenn die SMT der Krebsentstehung weiter Bestand haben sollte, musste sich etwas ändern.

Ein Paradigmenwechsel

Vogelstein erkannte, dass die somatische Mutationstheorie in Schwierigkeiten steckte. Man hatte genügend Daten gesammelt, die darauf hinwiesen, dass sein Modell, das eine Reihe aufeinanderfolgender Mutationen als Ursache für Krebs vorsah, aufgegeben werden musste. Deshalb dokterte er an der ursprünglichen Theorie herum und verkündete, dass eine bestimmte Krebsform nicht durch eine wohldefinierte Abfolge bestimmter Mutationen verursacht werde. Tumoren entstünden vielmehr durch Mutationen, die die Funktion bestimmter biologischer Systeme beeinträchtigten (von Systemen, die an den qualitativen Aspekten der Krebserkrankung beteiligt sind, zum Beispiel unkontrolliertes Wachstum, Inhibition des programmierten Zelltodes und Gewebsinvasion). Krebs, so argumentierte Vogelstein, müsse eine Erkrankung zellulärer Systeme sein. Gemäß seiner Theorie benötigt ein bestimmtes System ungefähr 20 Gene, um reibungslos zu funktionieren. Falls aber ein einzelnes Gen durch eine Mutation seine Funktion verlor, behindert dies den Betrieb des gesamten Systems, sodass die Zelle ein Stück weiter in Richtung Bösartigkeit gestoßen wird. Zum Vergleich: Damit eine Autokupplung funktioniert, sind viele Einzelteile notwendig. Falls auch nur einer dieser Teile kaputt geht, ist das gesamte Kupplungssystem defekt.

Einige wenige Krebsforscher machten geltend, dass es sich hierbei um eine Anpassung handle, deren Zweck darin bestehe, die gescheiterte Theorie an die Zahlen anzugleichen.[1] Gewiss sei es eine Erweiterung oder Abschwächung der Definition; und mit Sicherheit ließen sich die Daten dadurch besser mit der Theorie in Einklang bringen. Andere Forscher wiederum waren der Meinung, dass es vollkommen schlüssig sei, Krebs als „Systemkrankheit" zu bezeichnen. Die Zelle operiere durch komplexe Systeme, und Krebs könne als eine Krankheit eingestuft werden, bei der ein System aus den Fugen geraten sei. Dies müsse jedoch erst durch Daten bestätigt werden.

Hinsichtlich der Untersuchung von Pankreaskrebsproben aus dem Jahr 2008 fand Vogelstein zum Paradigmenwechsel in der SMT folgende Worte:

> *„Theoretisch trägt der Signalweg-Ansatz dazu bei, Ordnung in eine äußerst komplexe Krankheit zu bringen und rudimentäre Einblicke zu ermöglichen."*[2]

Wenn man die modifizierte Theorie anwendete, kam man zum Ergebnis, dass Bauchspeicheldrüsenkrebs auf einer Fehlfunktion von zwölf verschiedenen biologischen Systemen beruhte. Dass die Theorie durch ihre Veränderung so ausgedünnt worden war, wurde kritisch beurteilt. In diesem konkreten Fall machte sie einen überaus verwässerten Eindruck: Es stellte sich nämlich heraus, dass die Autoren einige Fantasie aufbringen mussten, um manche Mutationen einem der zwölf Systeme zuzuordnen, die in der Pathogenese von Bauchspeicheldrüsenkrebs beteiligt waren. So zeigte sich, dass einige der mutierten Gene „Freunde von Freunden eines Freundes" eines Gens waren, das einem der Systeme angehörte. Die Autoren räumten ein, dass „wir nicht sicher sein können, dass jede identifizierte Mutation eine funktionelle Rolle im Signalweg oder Prozess spielt, mit dem sie in Zusammenhang gebracht wird".[3] Es hatte den Anschein, dass die Gesetzmäßigkeit, die man in dieser komplexen Krankheit zu erkennen glaubte, ein Konstrukt der Autoren war.

Der Verwirrung zum Trotz lief das TCGA-Projekt unermüdlich weiter. Im Herbst 2008 veröffentlichte Vogelsteins Labor die Ergebnisse der Sequenzierung des Glioblastoms, einer aggressiven Form des Gehirntumors. Forscherteams hatten mehr als 20.000 Gene aus 22 Tumorproben sequenziert. Ein neues Onkogen wurde entdeckt, das bei zwölf Prozent der Proben eine Mutation aufwies, und Vogelsteins Team führte den Fund als eine „Bestätigung für den Nutzen genomweiter genetischer Tumoranalysen"[4] an. Die Ergebnisse legten nahe, dass das Glioblastom durch Mutationen verursacht wurde, die die Funktion dreier biologischer Schlüsselsysteme beeinträchtigten. Wie beim Bauchspeicheldrüsenkrebs jedoch enthüllte ein gründlicherer Blick auf die Daten etwas anderes. Keine der Untersuchungen konnte die SMT der Krebsentstehung bestätigen, nicht einmal die neue, modifizierte systemische Version. Und keine legte den Schluss nahe, dass Mutationen überhaupt die Ursache der Krankheit waren. Von den 22 Proben wiesen nur vier Mutationen auf, die alle drei Systeme einschlossen, die man mit dem Auftreten eines Glioblastoms in Zusammenhang gebracht hatte. Neun Proben beinhalteten Mutationen in zwei der drei Systeme, fünf Proben wiesen Mutationen in einem der drei Systeme auf. Am aussagekräftigsten war aber die Tatsache, dass bei einer Probe (mit der Beschriftung Br20P) keine einzige genetische Veränderung in einem der drei Systeme entdeckt werden konnte, obwohl es sich um einen aggressiven Fall eines Glioblastoms handelte. Das Schweigen in Bezug auf die Widersprüche in der neuen, modifizierten SMT der Krebsentstehung sprach Bände. Damit die Theorie, ob in der alten oder neuen Form, gültig wäre, dürfte es Proben wie Br20P gar nicht geben.

2012 wurden die Sequenzdaten von über 21.000 Genen aus 100 Brustkrebsproben veröffentlicht. Es handelte sich nicht nur um die bislang umfangreichste Analyse, sondern auch um die vernichtendste für die SMT der Krebsentstehung. Die Autoren huldigten der Komplexität der Sequenzdaten und gaben bekannt, dass „das Panorama der mutierten Tumorgene und Mutationsprozesse bei Brustkrebs klarer wird, und dass sich ein ernüchternder Ausblick auf die Komplexität und Vielgestaltigkeit der Krankheit auftut. Driver-Mutationen spielen bei vielen Krebsgenen eine Rolle. Ein paar Gene sind häufig mutiert; aber zahlreiche selten mutierte Gene leisten in einer Myriade unterschiedlicher Kombinationen einen wesentlichen Beitrag".[5]

Diese Feststellung wurde der Komplexität, die im Mutationsprofil von Brustkrebs oder bei den meisten anderen Krebsformen festgestellt worden war, nicht annähernd gerecht. Anhand der 100 sequenzierten Proben hatten die Forscher 44 Genen eine Rolle in der Karzinogenese von Brustkrebs zugewiesen. Die maximale Anzahl der mutierten Tumorgene in einem einzelnen Brustkrebsfall war sechs, allerdings wiesen 28 Proben nur eine einzige Driver-Mutation auf. Diese Feststellung ist so bedeutend, dass wir sie wiederholen müssen: *28 Fälle wiesen nur eine einzige Driver-Mutation auf.* Die Daten widersprechen allem, was von der SMT der Krebsentstehung vorausgesagt worden war. Vogelsteins Modell, demzufolge die wichtigsten Merkmale von malignen Tumoren aufgrund einer fortschreitenden Abfolge von Mutationen entwickelt werden, kann nicht erklären, dass es einen ausgereiften Tumor mit einer einzigen Driver-Mutation gibt. Aber hier war er nun.

Als ob das noch nicht genug gewesen wäre, unterließen es die Autoren in einem weiteren eklatanten Versäumnis, fünf Proben zu erwähnen, die überhaupt keine Mutationen aufwiesen. Man fand keinerlei Driver-Mutationen, obwohl es sich wie bei Probe Br20P um aggressive Killerkrebszellen handelte, die histologisch identisch mit den anderen Proben waren. Wiederum gilt, dass es solche Proben überhaupt nicht geben durfte, wenn die SMT der Krebsentstehung zutreffen sollte. Diese Proben bargen Hinweise darauf, dass die Krankheit nicht von Mutationen, sondern von etwas anderem ausgelöst und angefeuert wurde.

Als das Projekt bereits seit vier Jahren lief, war es an der Zeit, in aller Ruhe über die gesammelten Daten nachzudenken. Larry Loeb von der University of Washington und seine Kollegen machten 2010 den Versuch, all das zusammenzufassen, was man bisher herausgefunden hatte. Der Überblicksartikel trug den Titel: „Mutational Heterogeneity in Human Cancers: Origin and Consequences" (dt.: „Heterogenität der Mutationen in menschlichen Tumoren: Ursachen und Auswirkungen"). Loeb kam auf das Offensichtliche zu sprechen: „Manche waren überrascht von der unerwartet hohen Zahl und der Vielfalt an Mutationen, die in menschlichen Tumoren vorhanden sind."[6] Er brachte das Problem auf den Punkt. Es war klar, dass die intertumorale Heterogenität bzw. die Variabilität der Mutationen in den verschiedenen Proben als prägnantestes Merkmal der Krankheit eingestuft werden musste. Die Tumoren der einzelnen Patienten waren beinahe so einzigartig wie ein Fingerabdruck oder eine Schneeflocke.

Loeb bemerkte auch den Sand, der sich von Anfang an im Getriebe des Projekts befunden hatte. Die Häufigkeit der spontanen Mutationen, von denen die menschliche DNS betroffen ist, entsprach nicht der von Tumoren bekannten Mutationsrate. Es hatte sich herausgestellt, dass die Rate der spontanen Änderungen in der DNS bemerkenswert niedrig ist. Mutationen sind seltene Ereignisse. Man musste auch berücksichtigen, dass die Zelle im Verlauf der Jahrmilliarden ausgeklügelte und höchst robuste Mechanismen entwickelt hatte, um Mutationen der DNS zu verhindern oder zu reparieren. Es konnten bereits „mehr als 100 DNS-Reparaturgene identifiziert"[7] werden, sagte Loeb. Die Zelle ist überaus gut gerüstet dank der Legionen von Reparaturproteinen, deren Aufgabenbereiche sich überlappen und deren einziger Zweck es ist, die Landschaft des Genoms zu kontrollieren, um ihre Unversehrtheit unermüdlich zu gewährleisten, immer und immerfort. Loebs Rechnungen zufolge entkommen nur wenige Mutationen dem Reparaturmechanismus der Zelle. Für die SMT der Krebsentstehung stellt das ein ziemliches Rätsel dar. Verwundert über die niedrige Mutationsrate in gesunden Zellen und über die hohe Anzahl der genetischen Veränderungen in menschlichen Krebszellen, stellte Loeb die zentrale Frage: „Wenn also nicht weniger als zwölf verschiedene Mutationen auftreten müssen, damit Krebs entsteht … und die Mutationsrate so niedrig ist, wie berechnet … wie ist es dann überhaupt möglich, dass sich Krebs im Laufe eines Menschenlebens entwickelt?"[8] Um diese Frage zu beantworten, waren die Forscher gezwungen, eine neue Hypothese aufzustellen.

Damit Krebs überhaupt entstehen konnte, musste die erste Mutation möglicherweise in einem Gen auftreten, das für die DNS-Reparatur verantwortlich war, so dass die Fähigkeit der Zelle beeinträchtigt wurde, zukünftigen Mutationen entgegenzuwirken. Ein Glückstreffer für den Krebs, der die Wahrscheinlichkeit erhöhte, dass andere Mutationen nicht repariert werden konnten und den Zellen erhalten blieben. Somit beinhaltete die Theorie weiter die Möglichkeit, dass Krebs durch einen Mutationsprozess entstand. Andere sprachen sich gegen diese Vorstellung aus, indem sie einer einfachen Logik folgten: Angesichts der Tatsache, dass Mutationen ohnehin so selten sind, stellt sich die Frage, warum Zellen ausgerechnet anfälliger gegenüber Mutationen in Genen sein sollten, die sich entwickelt haben, um Mutationen entgegenzuwirken. Ein Forscher sagte: „Das wäre mit einer Bank vergleichbar, die korrupte Mitarbeiter anwirbt."[9]

Auch wenn Loeb nicht erklären konnte, auf welche Weise Mutationen Krebs verursachten, so eröffnete seine Arbeit doch ernüchternde Einblicke, welche therapeutischen Konsequenzen aufgrund der hohen intertumoralen Heterogenität zu erwarten wären, die im Rahmen des Krebsgenomprojekts zum Vorschein kam. Er merkte an, dass es kein einheitliches therapeutisches Ziel gebe, weil sich die Mutationen so sehr von Patient zu Patient unterschieden. Wie sollten Arzneimittelchemiker eine bestimmte Krebsform anvisieren, wenn sich die Zielmoleküle von Patient zu Patient unterschieden? „Es wären gewaltige Anstrengungen in einem Ausmaß notwendig, das unsere derzeitigen Kapazitäten hinsichtlich Medikamentenentwicklung und Organisation sprengen würde, wenn man ausreichende Mengen kleinmolekularer Hemmstoffe synthetisieren und testen wollte, um auch nur die Hälfte der mutmaßlichen Tumor-Driver aus der Klasse der Kinasen zu bekämpfen.“[10] Loeb zeichnete ein trostloses Bild. Nicht nur, dass es schwierig war, aufgrund des hohen Grades an intertumoraler Heterogenität und der bekannten Mutationsrate den Ursprung für Krebserkrankungen nachzuweisen, es wäre auch ein ziemlich sinnloses Unterfangen, die Mutationen anvisieren zu wollen, wenn sie sich erst einmal festgesetzt hätten. Loeb fasste zusammen, was die Daten zeigten: „Es gibt eine riesige Anzahl an Mutationen, die in jedem Tumor vorhanden sind – und es ist sehr, sehr schwierig zu bestimmen, welche davon ursächlich sind. Wir verfügen nicht über die angemessene Ausstattung an wirksamen Medikamenten, um das Spektrum an mutierten Genen innerhalb individueller Tumoren anzugreifen. Die Komplexität der Mutationen, die man bei Krebs vorfindet, ist wahrhaft entmutigend.“[11]

Ebenso wie Loeb wusste Vogelstein, dass an der verwirrenden genetischen Komplexität angesetzt werden musste. In seinem Überblicksartikel aus dem Jahr 2013 sprach er die Probleme mit den Daten aus dem Krebsgenomprojekt an. Er erklärte, dass die genomumfassende Sequenziertechnik alles andere als perfekt sei und sich herausgestellt habe, dass die Quote der falsch-negativen Fehler zwischen 15 bis 37 Prozent betrage. Aber auch wenn man die potenzielle Fehlerquote berücksichtigte, erlaubten die Daten noch immer nicht, einen konkreten Zusammenhang zwischen Ursache und Wirkung zu finden. Eine andere Erklärung war notwendig, und Vogelstein zeigte eine solche in einem Abschnitt seines Artikels auf, den er mit „Dunkle Materie“ überschrieben hatte.

In den 30er Jahren des vorigen Jahrhunderts hatte man bemerkt, dass die Umlaufgeschwindigkeiten von Galaxien, einschließlich unserer Milchstraße, nicht erklärbar waren. Galaxien rotierten viel schneller, als von der klassischen Mechanik vorhergesagt. Irgendetwas, das man nicht sehen konnte, war hier am Werk. Zur Erklärung wurde die Existenz eines unsichtbaren, flüchtigen, bisher unentdeckten Materials postuliert, das unseren Kosmos beeinflusst – die sogenannte „Dunkle Materie“. Noch heute jagen die Physiker dieser Materie nach. 40 Meilen von meinem Zuhause entfernt befindet sich die jüngste Verkörperung dieser 80 Jahre währenden Suche nach der Dunklen Materie. In einer aufgelassenen Goldmine in den Black Hills von South Dakota wird ein enormer Aufwand betrieben, um die Detektoren zu bauen, die notwendig sind, um eines dieser flüchtigen Teilchen einzufangen und unsere Kenntnisse des Universums zu mehren.

Vogelstein lieh sich den Begriff „Dunkle Materie" aus der Astrophysik und wendete ihn auf die klaffende Lücke in unserem Verständnis an, die sich durch die Ergebnisse des Krebsgenomprojekts aufgetan hatte. Ihm war bewusst geworden, dass ein unbekannter, nebelhafter Vorgang, der über die auftretenden Mutationen hinausging, den Krebs steuerte. Dieser Prozess verhinderte, dass wir ein vollständiges Bild der Krebserkrankung zeichnen konnten. Deshalb warf Vogelstein folgende Fragen auf:

> *„In pädiatrischen Tumoren wie Medulloblastomen ist die Anzahl der Driver-Gene gering (null bis zwei). In häufigen adulten Tumoren – wie Bauchspeicheldrüsen-, Dickdarm-, Brustkrebs und Gehirntumoren – beträgt die Zahl der mutierten Driver-Gene oft drei bis sechs, aber etliche Tumoren weisen nur eine bis zwei Driver-Mutationen auf. Wie kann man sich das erklären, wenn man die weithin anerkannte Auffassung als Maßstab nimmt, dass für Tumorentwicklung und -progression multiple aufeinanderfolgende genetische Veränderungen notwendig sind, die im Laufe von Jahrzehnten erworben werden? Wo befinden sich diese fehlenden Mutationsglieder?"*[12]

Er postulierte, dass die Antwort in der Tumor-Ausführung der Dunklen Materie verborgen sei. Die Forscher hatten nun alle Hände voll zu tun. Um den Ursprung der Krebserkrankung zu verstehen, musste die Dunkle Materie aus ihrem Versteck gelockt werden. Worum es sich dabei handelte und wo es sich versteckt hielt, darüber konnte man nur spekulieren.

So enttäuschend die intertumorale Heterogenität, die das Krebsgenomprojekt offenbart hatte, und Vogelsteins fehlende Mutationen auch gewesen sein mochten, eine neue Technik enthüllte eine noch weitaus ernüchterndere Eigenschaft von Tumoren. Im Verlauf des TCGA-Projekts wurde die nächste Generation der Sequenziertechnik entwickelt: Maschinen, die zum „Deep Sequencing" (dt.: „Tiefensequenzieren") fähig waren. Wie der Name vermuten lässt, versetzt diese Methode die Forscher in die Lage, der Basensequenz eine beispiellose Menge an Informationen über die Mutationen innerhalb eines bestimmten Tumors eines Patienten zu entlocken (unter „deep" versteht man, dass die Maschinen diejenigen Mutationen herauskitzeln, durch die sich die einzelnen Zellen innerhalb desselben Tumors unterscheiden). Das Ausmaß der Abweichung zwischen den Mutationen, die in den Zellen eines einzigen Tumors auftreten, wird als *intratumorale Heterogenität* bezeichnet. Diese intratumorale Heterogenität beschreibt die „Persönlichkeit" eines individuellen Tumors. Ein niedriger Grad an intratumoraler Heterogenität lässt auf einen langweiligen Tumor schließen, der in jeder Zelle dieselben Mutationen aufweist; ein hoher Grad zeugt von einer unzurechnungsfähigen, schizophrenen Persönlichkeit, in der sich die Mutationen deutlich von Zelle zu Zelle unterscheiden.

Die Tiefensequenzierung zeigte auf, dass Krebstumoren selten langweilig waren. Ganz im Gegenteil, die meisten Tumoren waren alles andere als homogen (durchgehend dieselben Mutationen). Häufig handelte es sich um Mosaike von atemberaubender Komplexität, wobei die Zellen innerhalb eines Tumors eine wilde Mischung an unterschiedlichen Mutationen aufwiesen. Als die PCR-Maschinen mit ihrer Entdeckungsreise in die Mutationslandschaft einzelner Tumoren begannen, wurde offensichtlich, dass Krebsgewebe nicht nur gewaltige Unterschiede zwischen den Patienten aufwiesen (intertumorale Heterogenität), sondern auch innerhalb desselben Tumors (intratumorale Heterogenität).

Die SMT der Krebsentstehung stützt sich auf ein einziges Modell zur Beschreibung der Tumorprogression. Der Theorie zufolge ist Krebs klonalen Ursprungs. Das Wort „klonal" bedeutet, dass alle Zellen innerhalb eines Tumors von einer einzigen Zelle abstammen. Dem Modell entsprechend, nimmt die Krebserkrankung ihren Anfang, wenn ein Onkogen einer einzelnen Zelle seine erste Schädigung erfährt. Mit der Zeit akkumuliert die Zelle Mutationen in anderen Onkogenen; jede Mutation bringt die Zelle einem ausgewachsenen Malignom einen Schritt näher. Während der Tumor wächst, erwerben die Sprösslinge des ursprünglichen Klons eigene Mutationen. Wenn sich diese Tochterzellen teilen und ausbreiten, wird eine neue subklonale Population von Krebszellen mit einer Mutationssignatur erzeugt, die sich vom ursprünglichen Klon unterscheidet. Tumoren entwickeln und ändern sich, so lange sie wachsen. Sie sind schwelende Problemherde, deren Komplexität exponentiell zunimmt.

Wie Sie vielleicht bereits vermutet haben, sind die therapeutischen Konsequenzen der intertumoralen und intratumoralen Heterogenität tiefgreifend, worauf auch Loeb angespielt hat. Ein Tumor mit einer vielgestaltigen Population von Subklonen macht das Medikamentendesign nahezu unmöglich. Ein Arzneimittel kann sich gegen eine bestimmte Mutation innerhalb eines bestimmten Systems richten. Aber es besteht eine gewisse Wahrscheinlichkeit, dass in diesem System eine subklonale Zellpopulation mit zusätzlichen Mutationen existiert, wodurch sich das Medikament als wirkungslos erweist. So kann ein Arzneimittelchemiker eine undichte Leitung stopfen, um dann zu bemerken, dass sich ein paar Zentimeter davon entfernt ein neues Leck auftut. Wenn der Chemiker in der Lage ist, beide Lecks auszubessern, erscheint ein drittes … Die intratumorale Heterogenität habe das Medikamentendesign in ein Blindekuh-Spiel verwandelt, kommentierte ein Journalist die Situation. Ein bekannter Forscher erklärte, dass die intratumorale Heterogenität das bedeutendste klinische Merkmal des Krebsgenoms darstelle, und lieferte angesichts der Hartnäckigkeit der Krebserkrankung einen pessimistischen Vergleich für die Aussichten der zielgerichteten Therapie: „Wenn ein alter Baum umstürzt oder gefällt wird, dann stehen bereits viele Keimlinge bereit, die mit dem Wachstum loslegen und seinen Platz einnehmen."

Das neueste Mitglied der Heterogenitätsfamilie ist die *intermetastatische Heterogenität*: die Unterschiede in den Mutationen, die zwischen den Zellen im Primärtumor und den Zellen an entfernten Körperstellen, an denen sich Metastasen des Tumors befinden, beobachtet werden. Während die intratumorale Heterogenität die Vielfalt bezeichnet, die es innerhalb eines einzelnen Tumors gibt, beschreibt die intermetastatische Heterogenität die genetischen Unterschiede zwischen Tumorzellgenerationen, die eine zunehmende Mutationskomplexität besitzen und sich an verschiedenen Stellen im Körper befinden, die weit voneinander entfernt liegen können. Eine typische metastatische Läsion kann bis zu 20 Mutationen enthalten, die an anderen metastatischen Körperstellen nicht auftreten.

Abgesehen von der offensichtlichen therapeutischen Bedeutung haben intratumorale und intermetastatische Heterogenität auch theoretische Auswirkungen. Wenn aufeinanderfolgende Mutationen an Schlüssel-Onkogenen einer einzelnen Zelle Krebs verursachen können, dann muss jeder Tumor die unauslöschliche Signatur dieses Prozesses tragen. Die Entwicklung eines Tumors wäre mit einem Familienstammbaum vergleichbar: Der Stamm repräsentiert die begründenden Mutationen der gesamten Familie, die alle nachfolgenden Generationen betreffen. Wäre das Auftreten von Mutationen das singuläre Ereignis, das die Krankheit auslöst, müsste jeder Tumor über diesen Grundstock verfügen, der die begründenden Mutationen verkörpert – eine unverwechselbare Signatur, die in jeder Zelle verankert ist. Auch wenn neue Mutationen in den Nachfolgegenerationen zufällig hinzutreten sollten, blieben die Begründer weiter bestehen und wären in jeder Zelle vorhanden. Falls ein Forscher Krebsfälle ohne begründende Mutationen nachweisen könnte, würde sich die SMT in Luft auflösen.

Gäbe es keine Mutationen, die am Anfang der Erkrankung stehen, bliebe nur die Schlussfolgerung übrig, dass etwas anderes, etwas im Sinne von Vogelsteins „Dunkler Materie" die Krankheit auslösen und vorantreiben muss. Würden hingegen beschädigte Mitochondrien Krebs verursachen, und wären Mutationen eine Begleiterscheinung der Krankheit, müsste man mit Proben rechnen, in denen begründende, in allen Zellen des Tumors enthaltene Mutationen fehlen. In diesem Fall würden Mutationen erst nach dem Einsetzen des unkontrollierten Wachstums auftreten, das beeinträchtigte Mitochondrien entfesselt hätten. Die beiden Modelle der Krebsentstehung, die SMT und die Stoffwechseltheorie, hielten den Mutationen unterschiedliche Entwicklungswege offen. Intratumorales Sequenzieren ermöglichte es den Forschern, den Krebs durch die Zeit zurückzuverfolgen und bis zu den Anfängen des Tumors zu reisen, zum Urknall der Krebserkrankung.

Um dem Krebs auf den Grund zu gehen, mussten die Forscher eine besondere Spielart des Sequenzierens anwenden und Proben von verschiedenen Stellen innerhalb desselben Tumors bzw. aus unterschiedlichen Metastasen entnehmen. Diese Aufgabe übernahm eine Gruppe britischer Forscher. Sie sequenzierten Proben, die von verschiedenen Stellen innerhalb desselben Primärtumors stammten, um so den Grad an intratumoraler Heterogenität zu messen. Um das Ausmaß der intermetastatischen Heterogenität zu bestimmen, wurden darüber hinaus Proben mehrerer metastatischer Körperstellen sequenziert. Diese Methode lieferte bewegte Bilder der Krebserkrankung, und zwar von dem Augenblick, an dem sie „geboren" wurde, über die Kindheit, das Jugendalter bis hin zur Zeit der Reife. Sie zeigte die „Lebensgeschichte" des Tumors auf und ermöglichte infolgedessen auch einen flüchtigen Blick auf die Umstände seiner Entstehung.

Dr. Charles Swantons Gruppe mit Sitz in London konzentrierte sich auf das theoriebeladene intratumorale und intermetastatische Sequenzieren. Ihre Vorgehensweise ermöglichte es den Forschern, eine Art Zeitmaschine zu besteigen, um die Mutationen bis zum Ursprung des Tumors zurückzuverfolgen. Swanton ist leidenschaftlich an der Mutationsgeschichte von Tumoren interessiert, teilweise aufgrund der theoretischen Beweiskraft, zum Teil aber auch, weil – wie er sagt –, „man die Möglichkeit hat, Fortschritte in der Therapie zu machen, wenn man die Art und Weise versteht, wie sich ein Tumor entwickelt".[13] Swanton verglich die Entwicklung eines Tumors mit einem in drei Dimensionen stattfindenden Schachspiel gegen einen Großmeister, mit einem schrecklich komplizierten Wettstreit der Geister also.

Von den therapeutischen Konsequenzen einmal abgesehen, stieß Swanton auf tief greifende Widersprüche, als er die Mutationen innerhalb eines einzelnen Tumors zurück zu seinen Ursprüngen verfolgte. „Ich würde Ihnen raten, Abstand von diesen linearen Modellen der Tumorentwicklung zu nehmen, weil sie das Geschehen insgesamt zu stark vereinfachen", sagte er. Als Swanton die Mutationen rekonstruierte, die seit den Anfängen des Tumors aufgetreten waren, entdeckte er manch „verblüffende" Tatsache. Die Daten sind noch nicht publiziert, aber Swanton meinte, dass die Ergebnisse „uns verblüffen" und „für Aufsehen sorgen" würden. Über das genaue Mutationsgeschehen, das den Krebs auslöst, sagte Swanton: „Ich bin mir nicht sicher, ob wir das verstehen – es ist außerordentlich kompliziert."[14]

Die Forscher fanden heraus, dass die Zahl der Driver-Mutationen, die die Krankheit loszutreten schienen, viel geringer war, als man angenommen hatte. In einigen Fällen gab es einen einzigen Driver bzw. eine einzige Gründer-Mutation – eine Tatsache, die Zweifel daran aufkommen lässt, dass Krebserkrankungen ausschließlich durch Mutationen entstehen, und Vogelstein so weit gebracht hatte, Dunkle Materie ins Spiel zu bringen. Obwohl es sich nicht um einen unmittelbaren Beweis für die Stoffwechseltheorie der Krebsentstehung handelte, war es genau das, was man erwarten konnte, wenn der Ursprung auf einer Beeinträchtigung des Stoffwechsels und nicht auf Mutationen beruhte. Sicherlich war die enorme intratumorale Heterogenität selbst schon eine verdächtige Entdeckung, die ihren Teil zu den Widersprüchlichkeiten beitrug, die der SMT zu schaffen machten.

Vogelstein wollte dem Krebs einen Sinn abgewinnen. Wie jeder Mathematiker hatte er den Wunsch, dass der Krebs einem Muster folgte und wenigstens ein Minimum an Regelmäßigkeit erkennen ließ. Als das Krebsgenomprojekt beinahe abgeschlossen war, drang ein Problem mitten ins Innerste der Krebsforschung: Wie konnten der überwältigende Grad an Heterogenität und die fehlenden Mutationen mit einem ausschließlich genetischen Ursprung unter einen Hut gebracht werden? Wie war es möglich, die Ursache irgendeiner Krebsform allein anhand von Mutationen zu bestimmen? Vogelstein hatte sein Leben der Krebsforschung gewidmet, und letztendlich war ihm eine saubere Erklärung, eine Erklärung, die einen Mathematiker befriedigen würde, verwehrt geblieben. Er fasste den Weg, auf dem ihn der Krebs hinters Licht geführt hatte, folgendermaßen zusammen:

> *„Ich stimme zu, dass es sehr verwirrend sein kann, aber man versucht, von oben hinunterzublicken, man versucht, das Große und Ganze trotz der vie-*

len Einzelheiten nicht aus dem Blick zu verlieren. Ich muss mich auf diese Weise nähern, damit ich mich nicht verirre."[45]

Er bewahrte sich das Gefühl, dass seine Arbeit trotz ihrer theoretischen Konsequenzen anwendungsbezogen war.

„Sehen Sie das Gebäude dort drüben? Das ist die Krebsstation, und deswegen machen wir das alles überhaupt. Solange sich noch Patienten in diesem Gebäude befinden, werde ich nicht aufhören damit."[46]

Aufgrund seines Sendungsbewusstseins verlagerte er den Schwerpunkt seines Labors von der eigentlichen Sequenzierung hin zur klinischen Anwendung der Frühdiagnose.

„Wir sind zur Frühdiagnose übergegangen – wir denken, nachdem man 5.000 Krebsproben sequenziert hat, kann man noch ein bisschen mehr erfahren, wenn man weitere 5.000 sequenziert … dann kommt die interessante Phase, in der wir erkennen, okay, wir wissen etwas, aber wir wissen nicht alles. Aber wann wird man endlich den Sprung wagen und sagen: ‚Gut, es wird Zeit, dass wir etwas tun'? Wir glauben, dass es nun so weit ist. Vielleicht haben wir nichts erreicht und werden damit auch nichts erreichen, aber wir haben das Gefühl, dass die Zeit reif ist, diesen Schritt in Angriff zu nehmen."[47]

Das Krebsgenomprojekt wies das Erscheinungsbild der Krebserkrankung als ein verzerrtes und verschwommenes aus, dem es an scharfen Konturen mangelte. Die Mutationen, die im Zentrum der SMT der Krebsentstehung standen, folgten noch keinem vorhersagbaren Muster, nicht einmal innerhalb der gelockerten Grenzen der systemischen Theorie. Das verwirrende Ausmaß an intertumoraler Heterogenität verhinderte, dass der Ursprung irgendeiner Krebsform ausschließlich auf eine spezifische Mutation zurückgeführt werden konnte. Es beschwor ein Bild vom Krebs herauf als einer Krankheit, die die Regeln nach Belieben ändert, ein kapriziöses Monster außerhalb des Einflussbereichs von Ursache und Wirkung. Die intratumorale Heterogenität trug wenig dazu bei, das Bild aufzuklären. Alles wurde nur noch verschwommener, als die Forscher den „Stammbaum" der Mutationen auf der Suche nach den Ursprüngen zurückverfolgten. Die Antwort lag innerhalb des verworrenen Bereichs verborgen, den Vogelsteins Dunkle Materie ausmachte. Hier allein lag die Antwort auf die Frage nach dem Ursprung des Krebses verborgen, aber was würden die Forscher entdecken, wenn sie Licht in die Sache brächten?

Die Schildkröte und der Hase

Bis 2010 hatte die Stoffwechseltheorie der Krebsentstehung an Boden gewonnen. So tauchte der veränderte Stoffwechsel der Krebszelle immer wieder in wissenschaftlichen Zeitschriften auf. Ob die Forscher das nun gut fanden oder nicht, ignorieren konnten sie es nicht.

Als eine der bedeutendsten Entdeckungen des Krebsgenomprojekts darf Vogelsteins Beobachtung aus dem Jahr 2008 gelten, dass das Onkogen Isocitrat-Dehydrogenase in zwölf Prozent aller untersuchten Glioblastom-Fälle vorhanden war. Die Funktion dieses Onkogens ist besonders interessant: Das Genprodukt, das Enzym Isocitrat-Dehydrogenase, stellt einen der wichtigsten Bestandteile der oxidativen Energiegewinnung dar, sodass das mutierte Gen in einem direkten Zusammenhang mit einer Beeinträchtigung der zellulären Energieerzeugung steht.

Dann gab es den denkwürdigen Fall des Medikaments Metformin. Weltweit waren die Forscher im Jahr 2006 fassungslos, als in einer retrospektiven Studie herausgefunden wurde, dass Patienten mit Typ-2-Diabetes, die Metformin einnahmen, um den Blutzuckerspiegel zu senken, erheblich seltener an Krebs erkrankten. Obwohl die genauen Einzelheiten darüber, wie Metformin Tumoren an ihrer Entwicklung hinderte, unbekannt waren, wirkte das Medikament mit hoher Wahrscheinlichkeit über den Stoffwechsel. Darüber hinaus bestand – abgesehen davon, dass man Rauchen und andere Karzinogene vermied – die einzige Möglichkeit, die Gesamtkrebsrate zu verringern, in einer Einschränkung der Kalorienaufnahme oder in regelmäßigem Fasten. Dabei handelt es sich um eine Methode, die nachweislich der Regeneration von Mitochondrien dient – wiederum gab es eine Verbindung zwischen dem Stoffwechsel und der Krebserkrankung. Die wissenschaftlichen Belege machten die Forscher nachdrücklich auf den Stoffwechsel aufmerksam, ob sie wollten oder nicht.

> *„Der Grund dafür, dass das Interesse am Krebsstoffwechsel wieder erwacht ist, liegt an der Entdeckung von Genen wie Isocitrat-Dehydrogenase. P53 und KRAS (ein weiteres bekanntes Onkogen) sind beide mit dem Stoffwechsel in Zusammenhang gebracht worden, weshalb ihm mittlerweile viele Menschen Aufmerksamkeit schenken“*[a],

sagte Vogelstein.

Wie die Schildkröte, die den ermatteten Hasen in einem Langstreckenlauf schließlich überholen konnte, ging die neu entstehende Stoffwechseltheorie weit über Warburgs Einzelbeobachtung hinaus und schien nun gegenüber der ins Straucheln geratenen SMT aufzuholen. Manche Forscher räumten ein, dass die Grenzen zwischen den beiden Theorien fließend seien, und einer, dem das auffiel, war Weinberg.

Auch noch gegen Ende des letzten Jahrhunderts galt Krebs als gesichtsloses Ungeheuer – abgesehen von Virchows vager Charakterisierung der Krankheit als pathologischem Wachstum. Weinberg gefiel das gar nicht. Als im Herbst 1999 ein Krebsforschungskongress auf Hawaii stattfand, unternahmen Weinberg und ein Kollege eine Wanderung durch die Vulkanlandschaft. Dabei kamen sie darauf zu sprechen, wie die chaotische Komplexität von Tumoren die Beschreibung der Krebserkrankung dominierte. Sie erörterten, dass Krebs dennoch von Regeln beherrscht werde, zumal die Krankheit einem Muster folgte und einige übereinstimmende Merkmale aufwies.

In den kommenden Monaten wirbelten in Weinbergs Kopf Erinnerungen an den Hawaiianischen Kongress herum. Er reduzierte die Komplexität des Krebses auf sechs zugrunde liegende Prinzipien, auf charakteristische Kennzeichen also, die die auffälligsten Eigenschaften beschrieben. Seine Erkenntnisse wurden im Jahr 2000 in der Fachzeitschrift *Cell* veröffentlicht; bald galten Weinbergs „Hallmarks of Cancer" als einflussreichste Darstellung der „Persönlichkeit" von Tumoren. Heute sind sie die Grundlage jedes einschlägigen Lehrbuchs. Obwohl seit der Veröffentlichung des Artikels über ein Jahrzehnt vergangen ist, handelt es sich immer noch um den meistzitierten Beitrag, der jemals in der Zeitschrift zu lesen war.

Weinbergs Kennzeichen lauten folgendermaßen: (1) Krebszellen stimulieren ihr eigenes Wachstum; (2) sie sind unabhängig von wachstumshemmenden Signalen; (3) sie umgehen den programmierten Zelltod (Apoptose); (4) sie können sich beliebig oft teilen (unbegrenztes replikatives Potenzial); (5) sie schaffen die Voraussetzungen für die Bildung neuer Blutgefäße, die das Tumorwachstum unterstützen (Angiogenese) und (6) breiten sich an mehr oder weniger entfernte Stellen aus (Metastasierung).

Vogelsteins Theorie der Krebsentwicklung aufgrund mehrerer aufeinanderfolgender Schritte stützte sich auf die Vorstellung, dass zwischen Genmutationen und klinischer Progression eine Korrelation bestünde. Weinberg beanspruchte denselben Gedanken in Bezug auf seine Kennzeichen, die nicht als theoretische Abstraktionen betrachtet werden sollten, sondern als Ereignisse, die von bestimmten Mutationen gesteuert wurden. Das Krebsgenomprojekt konnte wenig zur Bestätigung von Weinbergs Hypothese beitragen – auch das eine Gemeinsamkeit mit Vogelsteins Theorie. Eine aktuelle Folgestudie mit dem Ziel, Mutationen ausfindig zu machen, die Weinbergs sechstes Kennzeichen (Metastasierung) herbeiführten, blieb erfolglos: *Durch umfassende Sequenzierung konnte keine einzige Mutation gefunden werden, die für die bedeutendste Eigenschaft von Krebserkrankungen verantwortlich war* – das heißt, für das Merkmal, auf dessen Konto 90 Prozent der Krebstoten gehen. Es ist wie mit dem Kommissar, der beauftragt wird, einen Mehrfachmord aufzuklären.

Und so lautet der Vergleich: Als der Kommissar am Tatort erscheint, sieht er einen Mann, der vor dem Haus steht. Er ist voller Blut und hält ein Messer in der Hand. Der Verdächtige wird festgenommen. Daraufhin betritt der Kommissar das Haus und findet die Wände und den Fußboden blutbespritzt vor. Die Möbel sind umgekippt, die Opfer liegen noch dort, wo sie gestorben sind. Als der Kommissar und seine Gerichtsmediziner den Schauplatz absuchen, gelingt es ihnen nicht, einen Zusammenhang zwischen dem Mann mit dem Messer und dem Verbrechen herzustellen – keine Fingerabdrücke, keine DNS-Spuren, nicht einmal eine winzige Faser. Obwohl für den Kommissar kein Zweifel daran besteht, dass der Mann, den er bei seiner Ankunft angetroffen hat, für die Tat verantwortlich ist, zwingt ihn die Beweislage irgendwann dazu, andere Möglichkeiten in Erwägung zu ziehen.

Während seiner gesamten Laufbahn hatte Pedersen der Gemeinschaft der Krebsforscher zu verstehen gegeben, dass man aufhören müsse, sich auf „den Mann mit dem Messer" zu konzentrieren, und dass es einen nicht weniger überzeugenden Verdächtigen gebe. Niemand hatte ihm zugehört. Im März 2009 wurde ihm ein größeres Sprachrohr zuteil, um seine Sache zu vertreten. Er wurde eingeladen, bei einem NIH-Seminar einen Vortrag zu halten und dabei sein Lebenswerk über den Krebs hervorzuheben. Es war eine faszinierende Rede, die sich langsam aufbaute, bis der Höhepunkt erreicht wurde: die Entdeckung von 3-BP.

Nachdem er zwölf Minuten gesprochen hatte, geschah etwas Untypisches. Der bescheidene Forscher stellte Weinberg zur Rede, weil dieser es unterlassen hatte, den Warburg-Effekt in seine Liste der „Hallmarks of Cancer" aufzunehmen. Er sagte:

> *Die Merkmale des Krebses sind mittlerweile in einem sehr bekannten Buch von Bob Weinberg vom MIT (Massachusetts Institute of Technology) aufgelistet; er benennt sechs Kennzeichen. Eines davon, das erste und wichtigste*

von allen, hat er weggelassen. Diese Sendung wird, wie ich es verstanden habe, in der ganzen Welt ausgestrahlt, also wird er davon wahrscheinlich in der morgigen Post erfahren … viele von uns wissen Bescheid über die Liste, aber es gibt ein Kennzeichen, das er ausgelassen hat, und das ist der Warburg-Effekt. Dieser Effekt ist die am längsten bekannte Eigenschaft von Tumoren; es handelt sich dabei um ein Merkmal jeder Krebsform.[2]

2010, ein Jahr nach Pedersens öffentlicher Schelte, publizierte Weinberg einen Artikel in der Zeitschrift *Cell*, der die Überschrift „Hallmarks of Cancer: The Next Generation" (dt.: „Kennzeichen des Krebses: die nächste Generation") trug. Wie der Titel andeutet, wurden die sechs Kennzeichen vor dem Hintergrund der im verstrichenen Jahrzehnt hinzugekommenen Forschungsergebnisse wieder aufgegriffen. Weinberg glaubte, dass inzwischen ausreichend Belege vorhanden wären, um guten Gewissens zwei „neu aufgetauchte" Kennzeichen hinzufügen zu können. Das erste Merkmal war die Fähigkeit des Krebses, der Zerstörung durch das Immunsystem zu entkommen. Dabei handelte es sich um eine wichtige Eigenschaft – um so mehr, wenn man die gerade entstehende Medikamentenklasse berücksichtigt, die sich das Immunsystem zunutze macht, um Krebs zu bekämpfen. Weinberg nannte die zweite Erweiterung „Umprogrammierung des Energiestoffwechsels" – eine andere Möglichkeit, den Warburg-Effekt anzusprechen.

Obwohl Weinberg Pedersens Forderung nachkam, den Warburg-Effekt als eines der auffälligsten Kennzeichen von Tumoren anzuführen, gab es einen tiefgreifenden Unterschied, wie die beiden Wissenschaftler Warburgs Entdeckung beurteilten. Pedersen war der Ansicht, dass Krebszellen gezwungen seien, auch in Anwesenheit von Sauerstoff Glukose zu vergären, weil sie keine Alternative hätten. Ihre Mitochondrien seien entweder beschädigt oder fehlten sogar. Warburg hatte diese Ansicht bereits vertreten, noch bevor Pedersen und andere Wissenschaftler umfangreiche Belege präsentierten, die erkennen ließen, wie defekt die Mitochondrien von Krebszellen waren.

Weinberg sah das anders. Von Mitochondrien war in seinen aktualisierten „Hallmarks of Cancer" keine Rede. Die Bezeichnung, die er für sein zweites neu aufgenommenes Merkmal gewählt hatte, nämlich „Umprogrammierung des Energiestoffwechsels"[3], machte deutlich, wie er den Warburg-Effekt einschätzte: Er siedelte seinen Ursprung im Zellkern an – eine Umprogrammierung des Stoffwechsels, die von Onkogenen gesteuert wurde. Weinberg behauptete, dass ein funktioneller Grund für den Warburg-Effekt nach wie vor nicht nachweisbar sei; trotzdem handele es sich um eine weitere Eigenschaft von Krebszellen, die „von wachstumsfördernden Onkogenen programmiert" seien. Beide Seiten stimmten darin überein, dass der Warburg-Effekt von Bedeutung sei, aber hinsichtlich seiner Ursache waren sie unterschiedlicher Meinung.

WATSON ÜBERDENKT DIE LAGE

5

Während im August 2009 drückende Hitze herrschte, befand sich die Wall Street inmitten einer Jahrhundertfinanzkrise, die Befürchtungen vor der nächsten Großen Depression weckte. Düstere Beklemmung hatte sich in der Stadt breitgemacht. Allein James Watson spürte nichts davon. Ganz im Gegenteil, der legendäre Biologe, inzwischen 81 Jahre alt, schien von Optimismus durchdrungen.

Irgendetwas hatte ihn dazu bewogen, einen Gastartikel für die *New York Times* zu verfassen, der den Titel „To Fight Cancer, Know the Enemy" (dt.: „Um Krebs zu bekämpfen, muss man den Feind kennen") trug. Watson lehnte sich weit aus dem Fenster, indem er erklärte, dass es „inzwischen ein realistisches Ziel ist, Krebs zu besiegen".[1] In einer noch kühneren Geste stellte er einen Zeitplan auf und behauptete, dass Forscher auf dem direkten Weg seien, innerhalb von zehn Jahren Behandlungen zu entwickeln, die zu dauerhafter Heilung führten.[2]

Worauf beruhte Watsons neu entdeckte Zuversicht? Diese Kehrtwende kam völlig unerwartet, war er doch nicht gerade für seinen Optimismus bekannt. Sein Leben lang hatte er im Krieg gegen den Krebs immer dann euphorische Augenblicke der Hoffnung miterlebt, wenn sich der Trend umzukehren schien – und sie alle wurden von der undurchschaubaren Wucht der Krankheit zerschmettert. Verheißungsvolle Ankündigungen von bevorstehenden Durchbrüchen in der Behandlung, wie er sie soeben getätigt hatte, säumten den Weg des Krebses durch seine gesamte Geschichte.

Bei der Hälfte seines Artikels angekommen, unterbreitete der „Vater der DNS" einen überraschenden Vorschlag: Er legte Wissenschaftlern auf der ganzen Welt nahe, ihren Forschungsschwerpunkt von der Genetik zum Stoffwechsels des Krebses zu verlagern. Im Einzelnen erklärte er:

> *„Obwohl gezielte Kombinationstherapien ein großer Fortschritt wären, befürchte ich, dass uns immer noch nicht die ‚Wundermittel' zur Verfügung stehen, die – sei es einzeln oder in Kombination – metastatischen Krebszellen Einhalt gebieten könnten. Um solche Arzneimittel zu entwickeln, müssen wir möglicherweise unseren Forschungsschwerpunkt von der Entschlüsselung der genetischen Anweisungen, die dem Krebs zugrunde liegen, abwenden und uns bemühen, die chemischen Reaktionen [den Stoffwechsel] innerhalb der Krebszellen zu verstehen."*[3]

Das genetische Durcheinander, das vom Krebsgenomprojekt enthüllt wurde, trug zu diesem Wunsch nach Veränderung bei. Selbst wenn Wissenschaftler vom ausschließlich genetischen Ursprung des Krebses überzeugt waren, machte die zufällige Beschaffenheit der Driver-Mutationen – von der genetischen Heterogenität innerhalb ein- und desselben Tumors ganz zu schweigen – das Medikamentendesign äußerst schwierig, wenn nicht unmöglich. Watson muss eine Art Erleuchtung gehabt haben, um zu einer Rückbesinnung auf die Zeiten aufzurufen, als Biochemiker das uneingeschränkte Sagen hatten – also auf das Zeitalter von Warburg, Lehninger, Pedersen und anderen Forschern. Watson schrieb:

> *„In den späten 1940ern, als ich mit meiner Promotion beschäftigt war, hatten die Biochemiker, die herauszufinden versuchten, wie die Moleküle des Intermediärstoffwechsels hergestellt und abgebaut werden, in der Biologie das Sagen. Nachdem meine Kollegen und ich die Doppelhelixstruktur der DNS entdeckt hatten, wurden Molekularbiologen zu den Platzhirschen der Biologie. Es war ihre vorrangige Aufgabe, zu erforschen, wie die Informationen, die in den DNS-Sequenzen verschlüsselt sind, abgerufen werden, um die Nukleinsäuren und Proteine der Zelle zu synthetisieren. Jetzt ist es an der Zeit , dass wieder tüchtige Biochemiker in den Vordergrund treten, um uns dabei zu helfen, die Chemie der Krebszellen ebenso gut zu verstehen wie ihre Genetik."*[4]

Für die Forscher war wohl nicht ganz nachvollziehbar, was Watson zu seiner plötzlichen Erleuchtung verholfen hatte. War das Krebsgenomprojekt der Grund oder doch etwas anderes? Der Zeitpunkt hilft uns auf die Sprünge: Ko hatte Watson gerade ihre Unterlagen über 3-BP geschickt, und auch das spannungsgeladene Essen in Manhattan fiel in diese Zeit. Etwas Unwiderstehliches muss Watson aufgefallen sein, denn andernfalls hätte er die neue strategische Ausrichtung auf den Stoffwechsel nicht mit der riskanten Ankündigung von Heilmitteln für die meisten, wenn nicht für alle Krebsformen innerhalb des nächsten Jahrzehnts verbunden (schon gar nicht angesichts der zähen Fortschritte, die beim umfassendsten Versuch der Regierung erzielt wurden, die genetischen Ursachen von Tumoren zu verstehen).[5]

War hier zwischen den Zeilen angedeutet, dass Lewis Cantley – derjenige Cantley, dem Watson Kos Unterlagen über 3-BP ausgehändigt hatte – und seine Mitarbeiter den Stellenwert des Warburg-Effekts entdeckt hätten? Falls Watson von einem Satz zum nächsten von Warburg zu Cantley fortschritt, hätte er Pedersens Lebenswerk nicht berücksichtigt. Watson schrieb:

> *„Der Gedanke, dass sich Krebszellen möglicherweise durch eine Reihe gemeinsamer Moleküle auszeichnen, die in den meisten Körperzellen fehlen, wurde zum ersten Mal von dem großen deutschen Biochemiker Otto Warburg ins Spiel gebracht. 1924 beobachtete er, dass alle Krebszellen – und zwar unabhängig davon, ob sie in Gegenwart oder unter Abwesenheit von Sauerstoff wachsen – große Mengen an Milchsäure produzieren. Doch der Stellenwert, den Warburgs Entdeckung besitzt, sollte erst im vergangenen Jahr aufgedeckt werden: Der Stoffwechsel von Krebszellen und aller teilungsaktiver Zellen ist weitgehend auf die Synthese von Zellbausteinen aus den Abbauprodukten von Glukose ausgerichtet. Diese Entdeckung signalisiert, dass mutige neue Anstrengungen erforderlich sind, um in Erfahrung zu bringen, ob Medikamente, die speziell die am Glukoseabbau beteiligten Schlüsselenzyme hemmen, eine antitumorale Wirkung entfalten.“*[6]

Wer mit der Arbeit Pedersens vertraut war, musste Watsons Behauptung, Cantley habe kürzlich den Stellenwert des Warburg-Effekts entdeckt, unangebracht erscheinen. Pedersen hatte über 30 Jahre damit verbracht, detaillierte Beschreibungen des „Warum“ und des „Wie“ des Warburg-Effekts auszuarbeiten. Der von Watson erwähnte Stoffwechselweg ist gewiss Teil des Warburg-Effekts, aber keinesfalls alles, was es darüber zu sagen gibt. Watsons Ruf nach „tüchtigen Biochemikern, die wieder in den Vordergrund treten sollten“[7], deckte sich mit der Ansicht, die Pedersen schon immer vertreten hatte. Aber seine Stellungnahme war nun veröffentlicht. Für aufmerksame Leser war Watsons Aufruf an alle Truppen, die Strategie zu wechseln, schockierend. Die Aufforderung, das Dogma des gezielten Medikamentendesigns nicht weiter zu unterstützen, stellte einen monumentalen Augenblick in den Annalen des Krebses dar, zumal sie von einer derart renommierten Persönlichkeit kam.

Watsons Optimismus wurde nicht von allen geteilt. In der Zeit rund um seinen Gastartikel aus dem Jahr 2009 kehrte Krebs zurück in die öffentliche Wahrnehmung. Steve Jobs Tod (2011)drängte die Krankheit ins Scheinwerferlicht der Medien. Dass der Mann, der den technischen Fortschritt verkörperte, Krebs zum Opfer fiel, war ein Symbol für den unumstößlichen Verlauf der Krankheit und für die Art und Weise, wie sie unsere Anstrengungen verhöhnte, sie in den Griff zu bekommen. David Agus, der bekannte Onkologe, der Jobs behandelt hatte, wurde während einer Rede nach dem Tod des Apple-Mitbegründers ausgepfiffen, als er den Vorschlag machte, dass man vielleicht einfach lernen müsse, Krebs zu behandeln, ohne ihn zu verstehen. Das war eine Kapitulationserklärung vor der Komplexität der Krankheit. Andere teilten Agus' Ernüchterung. Anscheinend war nun der kollektive Siedepunkt erreicht – auch aufgrund der entsetzlichen Zahlen, auf die Journalisten gestoßen waren.

Das von Nixon losgetretene Vorhaben, Krebs zu besiegen, war gescheitert, was den Journalisten nicht verborgen blieb. Die Statistiken waren in aller Munde. Frauen besaßen ein Risiko von 1:3, zu irgendeinem Zeitpunkt ihres Lebens auf Krebs diagnostiziert zu werden. Bei Männern lag das Risiko sogar bei 1:2. Glaubte man den Prognosen des NCI und des Center for Disease Control and Prevention (CDC), würde Krebs wahrscheinlich im Laufe des nächsten Jahrzehnts Herzleiden als führende Todesursache ablösen. Clifton Leaf schrieb in seinem 2004 in der Zeitschrift *Fortune* veröffentlichten Artikel „Why We're Losing the War on Cancer" (dt.: „Warum wir den Krieg gegen den Krebs verlieren"):

> *„Schon jetzt ist er die führende Todesursache bei Menschen, die unter 75 sterben. Was Personen zwischen 45 und 64 betrifft, so ist Krebs für mehr Todesfälle verantwortlich als die drei darauffolgenden Ursachen – Herzkrankheiten, Unfälle und Schlaganfall – zusammen. Ihm erliegen auch die meisten Kinder und 30- bis 40-Jährigen – und alle dazwischen."*[8]

Die wichtigste Statistik erzählte die Geschichte mit der vorurteilsfreiesten Deutlichkeit – sie besagte, dass die gegenwärtige Todesrate bei Krebs immer noch dieselbe war wie in den 50er Jahren.

Siddhartha Mukherjee veröffentlichte mit „The Emperor of All Maladies: A Biography of Cancer" (dt.: „Der König aller Krankheiten: Krebs – eine Biografie") ein Buch, das vom *Time magazine* als eine der 100 wichtigsten Sachbuchneuerscheinungen seit 1923 eingestuft wurde (in diesem Jahr wurde die Zeitschrift gegründet). Im Sommer 2013 publizierte Leaf – ein Krebsüberlebender, ehemaliger Gastredakteur der *New York Times* und gefeierter Autor – „The Truth in Small Doses: Why We Are Losing the War on Cancer and How to Win It". Zur selben Zeit brachte der Wissenschaftsjournalist George Johnson „The Cancer Chronicles: Unlocking Medicine's Deepest Mystery" heraus – ein Werk, das er verfasst hatte, nachdem seine geliebte Frau auf metastatischen Krebs diagnostiziert worden war. Die Autoren all dieser Bücher erforschten unsere Erfahrungen mit der Krankheit in allen Einzelheiten – einschließlich unserer angestrengten Versuche, sie zu bekämpfen. Alle drei wurden von unserer Unwissenheit in Bezug auf den Krebs und der Ineffizienz unserer Therapien inspiriert. Jetzt, da wir am Beginn des 21. Jahrhunderts stehen, wird offensichtlich, dass die mit dem Krebsgenomprojekt verbundenen Erwartungen unsere Hoffnung geweckt hatten, nur um uns anschließend vollständig zu desillusionieren. Ein roter Faden war erkennbar. Jeder Artikel bzw. jedes Buch zum Thema ging auf dieselbe Weise wie das Krebsgenomprojekt vor und kam zum Schluss, dass das Scheitern darauf zurückzuführen war, dass der Krebs Mutationen zu einem unentschlüsselbaren Code zusammenwürfelte.

Im Winter 2013, einen Tag, nachdem der jährliche Bericht an die Nation veröffentlicht worden war, den ein Zusammenschluss der wichtigsten Krebsorganisationen des Landes erstellt hatte, publizierte Watson seinen eigenen Artikel „Oxidants, Antioxidants and the Current Incurability of Metastatic Cancers" in der Fachzeitschrift *Open Biology*. Es handelte sich um den Höhepunkt monatelanger Arbeit. Sein Werk stufte er als „eine meiner wichtigsten Arbeiten seit der Entdeckung der Doppelhelix"[9] ein. Der Artikel reflektierte die Gemütsverfassung der Nation und rechnete mit dem fortgesetzten Krieg gegen den Krebs erbarmungslos ab. Watson schreckte nicht vor harscher Kritik zurück und rief erneut zu einem vollständigen Richtungswechsel auf. Er schrieb:

> *„Auch wenn wir bald eine umfassende Vorstellung davon haben werden, wie die meisten Krebsformen auf genetischer und biochemischer Ebene entstehen und wirken, scheint für viele erfahrene Forscher die Heilung mittlerweile eine noch größere Herausforderung darzustellen als damals, als Präsident Nixon im Dezember 1971 den Krieg gegen den Krebs verkündete."*[10]

Die Passage, die sich wie ein Ausbruch der Enttäuschung las, befand sich in Übereinstimmung mit der damaligen Stimmung in der Bevölkerung. Der Artikel vereinigte sich mit der Flut der Bücher, Essays und Nachrichtensendungen, die den gescheiterten Krieg gegen den Krebs thematisierten – ein Pessimismus, der sich im kollektiven Bewusstsein festgesetzt zu haben schien. Jedidiah Becker schrieb für *RedOrbit.com*: „Obwohl Watsons Befund in vielen Bereichen der Forschergemeinschaft nicht willkommen ist, fällt seine Veröffentlichung in eine Zeit, in der sogar die glühendsten Anhänger des Krebsforschungs-Establishments angesichts des dürftigen Fortschritts, den die aktuellen Ansätze in der Krebsbehandlung machen, in zunehmendem Maße verzagen."[11]

Wie dürftig war der Fortschritt wirklich? Ein genauer Blick auf die nächste Generation der zielgerichteten Medikamente, die in jahrzehntelanger Arbeit noch vor dem Krebsgenomprojekt entwickelt worden waren oder aus ihm hervorgingen, deckte auf, was für ein jämmerlicher Misserfolg diese Herangehensweise war. Die Öffentlichkeit begriff langsam, dass die Versprechungen nicht erfüllt wurden. Auch Watson kapitulierte angesichts dieser Erkenntnis und sagte: „Die derzeit vielgepriesenen individualisierten Krebstherapien, die auf dem Genom basieren, könnten sich für die Zukunft der Medizin als weitaus unbedeutendere Instrumente herausstellen als uns die gegenwärtige Berichterstattung in den Zeitungen glauben machen will."[12]

Ein Blick auf die Zahlen bestätigte diese Einschätzung. Seit Herceptin die Revolution der zielgerichteten Medikamente ausgelöst hatte, zeichnete ein objektiver Blick auf die Ergebnisse ein düsteres Bild. „Schätzt man die Zahl der zielgerichteten Therapien vorsichtig, die an Krebspatienten im letzten Jahrzehnt ausprobiert worden sind, kommt man auf 700", sagte Dr. Antonio Tito Fojo, Leiter der Abteilung für experimentelle Therapien und leitender Wissenschaftler des Medical Oncology Branch und seiner Zweigorganisationen am Krebsforschungszentrum des NCI in Bethesda (Maryland), „und trotzdem konnte in diesem Zeitabschnitt kein einziger Patient, der an einem soliden Tumor litt, mithilfe von zielgerichteten Therapien geheilt werden. Die Anzahl der zielgerichteten Behandlungen, die das Überleben im Vergleich zu einer konventionellen Therapie um ein Jahr verlängern konnten, beläuft sich auf null."[13] Dem Wissenschaftsjournalisten Ralph Moss fielen die seltsamen Kriterien auf, die die FDA bei der Zulassung von Medikamenten zugrunde legte, was dazu führte, dass eine Menge unwirksamer Arzneimittel das Genehmigungsverfahren erfolgreich absolvieren konnte:

> *„In die Definition eines aktiven Wirkstoffs fällt jedes Arzneimittel, dem es gelingt, einen Tumor über einen Zeitraum von 28 Tagen um mindestens 50 Prozent schrumpfen zu lassen. Das bezeichnet man als Ansprechrate, demnach schlägt der Wirkstoff an … wenn man aber überprüft, ob die Einnahme des Medikaments das Leben verlängert, so stößt man auf allerhand Hokuspokus, ein großes Trara um das krankheitsfreie Überleben und auf*

dieses und jenes. Letztendlich gibt es keinen Beweis, dass die Chemotherapie in der großen Mehrheit der Fälle tatsächlich das Leben verlängert; dass irgendeine Verbindung zwischen dem Schrumpfen eines Tumors und einer höheren Lebenserwartung der Patienten besteht, ist die GEWALTIGE LÜGE über die Chemotherapie."[14]

Ein Beispiel für ein Krebsmedikament auf dem neuesten Stand ist Bevacizumab (Avastin). 2004 erhielt das Medikament die Zulassung der FDA zur Behandlung von metastatischem Darmkrebs, später wurde es für weitere Anwendungsgebiete genehmigt, zu denen auch Brustkrebs zählte. Um eine durchschnittliche Brustkrebspatientin mit Avastin zu behandeln, belaufen sich die jährlichen Kosten auf 90.816 Dollar, ohne dass dadurch das Überleben verlängert wird. Aber weil der Wirkstoff in einem Bruchteil der Fälle zu einer Rückbildung der Tumoren führte, ließ ihn die FDA zu und verdeutlichte dadurch die absurden Kriterien, die im Genehmigungsverfahren zur Anwendung kommen. Noch schlimmer: Patientinnen, die zusätzlich zu Paclitaxel mit Avastin behandelt wurden, hatten ein doppelt so hohes Risiko, einer signifikant höheren Toxizität ausgesetzt zu sein. Eigentlich durfte den Ärzten der Widersinn nicht verborgen bleiben. Haben sie ihren Patientinnen wirklich geraten, eine vollständige Behandlung mit diesem Arzneimittel durchzuführen und ihnen erzählt, dass sie dabei vermutlich dem 2,5-fachen Wert der herkömmlichen Toxizität ausgesetzt wären? Das Medikament kostet fast 100.000 Dollar und hat keinen Einfluss auf die Lebenserwartung. Warum sollte es irgendein Onkologe verschreiben? „Es besteht ein entsetzliches Missverhältnis zwischen Preis und Leistung; es ist nicht zukunftsfähig"[15], meinte Dr. Roy Vagelos 2008 auf dem jährlichen Kongress der International Society for Medical Publication Professionals.

Das Verhältnis von Nutzen zu Kosten war für fast jedes dieser Medikamente bestenfalls gering und schlimmstenfalls nicht vorhanden. Die Kosten für Krebsmedikamente sind von durchschnittlich 5.000 Dollar vor dem Jahr 2000 auf 40.000 Dollar bis 2005 angestiegen. 2012 belief sich der Preis für fast jedes neue Medikament in den USA auf über 100.000 Dollar. Die Vereinigten Staaten gaben doppelt so viel wie jedes andere Land für onkologische Produkte und allgemein für medizinische Versorgung aus. Trotzdem konnte die Überlebensrate nicht gesteigert werden, wenn man von Brustkrebs und Lymphdrüsenkrebs absieht, bei denen eine um ein bis zwei Prozent höhere Lebenserwartung erkämpft werden konnte.

Innerhalb von vier Jahren hatte sich Watsons Position gewandelt: Er war von der Ankündigung „lebensbegleitender Arzneimitteltherapien innerhalb des nächsten Jahrzehnts“[16] abgerückt, um erfolgreiche Behandlungen als „ein noch entmutigenderes Unterfangen“[17] als damals einzustufen, als Nixon vor fast 40 Jahren seine berühmte Erklärung abgegeben hatte. Die Zahlen bestätigten seine Aussage, die Wissenschaft lieferte eine Begründung. Auch wenn Forscher darauf bestanden, dass Krebs eine ausschließlich genetische Krankheit sei, zwangen die vom Krebsgenomprojekt entdeckte inter- und intratumorale Heterogenität sie zu dem Eingeständnis, dass der Krebs ihre Versuche, die Mutationen mit therapeutischen Methoden anzuvisieren, schachmatt setzte. Vom Standpunkt der Genetik sah es so aus, als ob die Krankheit umso unheilbarer erschien, je mehr die Wissenschaft darüber in Erfahrung brachte. Das muss Watson gewusst haben, denn ebenso wie Vogelstein erklärte er, dass es an der Zeit sei, weiterzuziehen. „Obwohl ich mich anfangs für die umfangreiche Finanzierung des Krebsgenomprojekts eingesetzt habe, tue ich das nicht mehr. Weitere jährliche 100-Millionen-Dollar-Spritzen sind aller Wahrscheinlichkeit nach nicht geeignet, den dringend nötigen Durchbruch in der Medikamentenentwicklung zu erzielen“[18], schrieb Watson.

Wenn nun also die Zeit gekommen war, weiterzuzuziehen: Wohin sollte die Reise gehen? Wenn die angebliche Krebsursache, Mutationen in der DNS nämlich, keinen Anlass zur Hoffnung auf aussichtsreiche Therapien lieferte, was dann? Vogelstein zog weiter – aber nicht zur Entwicklung von Therapien, sondern zur Frühdiagnose.[19] Er ging davon aus, dass Ärzte der Krankheit möglicherweise vorbeugen könnten, auch wenn der Krebs die Medikamentenentwickler gemeinsam mit ihren Therapien schachmatt setzte. Die Früherkennung bot den Patienten noch immer die bei weitem beste Prognose.

Watson hatte andere Pläne. Wie in seinem Gastartikel aus dem Jahr 2009 dargelegt, kam er auf den Krebsstoffwechsel zurück: „Wir müssen uns weitaus stärker auf das breite Spektrum der metabolischen und oxidativen Schwachstellen (der Krebszellen) konzentrieren.“[20] Dann erwähnte er 3-BP, indem er schrieb: „3-Bromopyruvat, der leistungsfähige duale Hemmer der Hexokinase und der oxidativen Phosphorylierung, tötet äußerst gefährliche Leberzellkarzinome ab, weshalb er zumindest bei Ratten die Fähigkeit besitzt, eine echte Heilung einer ansonsten weitgehend unheilbaren Krebsform herbeizuführen.“[21] Watson erweckte den Eindruck, dass er bereit war, von seinem berühmten Molekül abzurücken und der Biochemie der Krebszellen, die Warburg vor über 80 Jahren erforscht hatte, mehr Beachtung zu schenken.

Das einst mit Superlativen überhäufte Krebsgenomprojekt gilt als das letzte Kapitel des Versuchs, die Krebserkrankung vollständig zu verstehen, um sie anschließend dauerhaft heilen zu können. Das mittlerweile ungefähr zehn Jahre alte Projekt scheint nur eine Staubwolke der Verwirrung aufgewirbelt und eine Spur der unerfüllten Versprechungen hinterlassen zu haben. Watson und Vogelstein, die beiden Wissenschaftler, die den Geist des Projekts vielleicht stärker als alle anderen verkörpert hatten, ließen dieses Kapitel hinter sich.

6 MITOCHONDRIEN: EINE ALTE THEORIE WIRD WIEDER JUNG

Es ist für unser gesamtes Unterfangen förderlich, dass Mitochondrien und Chloroplasten so winzig geblieben sind, so ursprünglich und so beständig. Sind diese beiden Organellen doch im Grunde genommen die bedeutendsten Lebensformen der Erde. Gemeinsam sorgen sie dafür, dass molekularer Sauerstoff gebildet und nutzbringend verwendet wird. Eigentlich sind sie es, die den Ton angeben.

Meine Mitochondrien stellen einen großen Teil von dem dar, was mich ausmacht. Ich vermag es nicht in Zahlen zu fassen, doch vermute ich, dass sie genauso viel zu meinem blanken Dasein beitragen wie der ganze Rest von mir. So besehen könnte ich als eine riesige, bewegliche Kolonie von atmenden Bakterien erachtet werden, die über ein komplexes System aus Zellkernen, Mikrotubuli und Neuronen walten, auf dass die Ihren wachsen und gedeihen und eine Schreibmaschine bedienen können, wie in diesem Augenblick.

Ich bin aufs Engste mit ihnen verbunden und fühle mich verpflichtet, meinen Mitochondrien ziemlich viele lebenswichtige Aufgaben abzunehmen. Meine Zellkerne codieren für die äußeren Membranen eines jeden einzelnen Mitochondriums, und auch der überwiegende Teil der Enzyme, die ihren Cristae anhaften, muss von mir synthetisiert werden. Jedes einzelne Organell stellt gerade so viel selbst her, dass es ein Auskommen findet, und der

Rest muss von mir kommen. Dabei bin ich derjenige, der die ganzen Scherereien hat.

Nun, da ich weiß, wie es um mich steht, gibt es nicht Weniges zu entdecken, was mich mit Sorge erfüllt. Die Viren etwa. Wenn es denn wahr ist, dass meine Organellen symbiontische Bakterien sind, die mich besiedeln, wie kann ich dann verhindern, dass sie sich ein Virus einfangen oder dass sie gar, im Falle eines lysogenen Zyklus, die Bakteriophagen auf andere Organellen übertragen? Und auch das Problem mit der Vererbung setzt mir zu: Werden meine Mitochondrien gemeinsam mit mir sterben, oder haben meine Kinder einige meiner Organellen erhalten, gemeinsam mit denjenigen ihrer Mutter? Solche Dinge sollten mich gar nicht beschäftigen, und das weiß ich auch. Aber sie tun es.[1]

– Lewis Thomas („The Lives of a Cell")

Mitochondrien kamen bereits ihren lebenswichtigen Aufgaben nach, als Amphibien, Reptilien, Dinosaurier, Säugetiere und der Mensch noch Zukunftsmusik waren. Es wäre der Evolution nicht möglich gewesen, die Leiter der Komplexität zu erklimmen, hätte es dieses zufällige und unbeabsichtigte Ereignis nicht gegeben, durch das die Mitochondrien entstanden.

Um die Mitochondrien verstehen zu können, müssen wir begreifen, warum es Symbiosen gibt, eine weitere Eigenschaft, die alles Leben durchdringt. Das Leben an sich folgt dem Prinzip „eine Hand wäscht die andere". Wir atmen ein, was die Pflanzen ausatmen, und umgekehrt. Wir sind aufeinander angewiesen, einer kann ohne den anderen nicht existieren. Der Darm des Menschen beherbergt zehn Mal so viele Bakterien wie wir Körperzellen haben. Die kleinen Mitbewohner synthetisieren Vitamine, helfen bei der Ausbildung des Immunsystems und halten uns pathogene Mikroben vom Leibe. Wohin wir auf diesem Planeten auch immer blicken, das Leben ist in einer Symphonie der Kooperation begriffen. Eine Forscherin hat die Vorliebe des Lebens für Symbiosen mit folgenden Worten beschrieben: „Das Leben hat die Erde nicht durch Kampf erobert, sondern durch Vernetzung."[2] Mitochondrien stellen dabei keine Ausnahme dar. Einst haben sie als eigenständige Organismen existiert, als freilebende Bakterien außerhalb von Wirtszellen. Es war wohl eine Laune des Schicksals, dass dieses Bakterium von einer anderen Zelle aufgenommen und schließlich als Endosymbiont einverleibt wurde.

Die Verbindung sollte sich für beide als vorteilhaft erweisen. Allmählich fingen die vormals eigenständigen Lebewesen an zu kooperieren. Das Bakterium stellte fest, dass es das Beste wäre, sich auf die Erzeugung von Energie zu konzentrieren und war damit einverstanden, den größten Teil seines Genoms in die DNS der Wirtszelle zu verlagern. Dieser blieb es überlassen, sich auf Informationsspeicherung und Organisation der gesamten Zelle zu spezialisieren. Dadurch, dass sich die Wechselbeziehung im Laufe der Jahrtausende immer enger vernetzte, wurde die Unterscheidung zwischen den beiden Organismen verwischt. Heute beinhaltet das Genom des Zellkerns ungefähr 3.000 einstige Mitochondriengene, wodurch die semiautonomen Organellen nur noch für 24 Gene innerhalb ihres eigenen Erbguts verantwortlich sind – DNS, die dieselbe ringförmige Struktur aufweist wie Bakterien-DNS, was den bakteriellen Ursprung der Mitochondrien widerspiegelt.

Die Mitochondrien entwickelten eine bemerkenswerte Effizienz beim Erzeugen von Adenosintriphosphat (ATP), der „Energiewährung" der Zelle. In jedem Augenblick unseres Daseins sind ungefähr 250 Gramm ATP auf Billionen unserer Körperzellen verteilt, was eigentlich gar nicht so viel ist. Der Umsatz ist jedoch beachtlich: An einem einzigen Tag setzen die Mitochondrien das Gewicht des menschlichen Körpers in ATP um, was ein erstaunliches Ausmaß an chemischer Fluktuation darstellt. Als Gegenleistung für ihre effiziente Energieerzeugung kümmert sich die Zelle um die meisten Bedürfnisse der Mitochondrien; sie translatiert Proteine und schleust Moleküle in die Organellen hinein und wieder heraus. Die beiden Zellorganellen kommunizieren pausenlos und sind insgesamt in ihren Aktivitäten aufs Engste verbunden.

Mitochondrien sind so bedeutend für das Wohl der Organismen, dass die „mitochondriale Theorie des Alterns" inzwischen als federführend gilt. Sie besagt, dass der Zustand der Mitochondrien über die Funktionstüchtigkeit der Zelle im Laufe ihrer zeitlichen Existenz entscheidet. Wenn die Tätigkeit der Mitochondrien nachlässt, nimmt auch die Zellaktivität ab (vergleichbar mit einer Unterbrechung der Strom- und Erdölversorgung, bei der die Wirtschaft zum Erliegen kommt). Sowie die Mitochondrien ihre Fähigkeit einbüßen, effizient zu arbeiten, setzt der funktionelle Verfall ein, den wir als „Altern" bezeichnen.

Sauerstoff ist ein zweischneidiges Schwert. Obwohl wir ihn zum Überleben benötigen, ist er auch für die allmähliche Erosion der Mitochondrien verantwortlich. Die meisten freien Radikale entstehen in den Mitochondrien, wenn zum Zweck der Energieerzeugung Elektronen durch die Elektronentransportkette hindurchgepeitscht werden, was an sich ein sehr reaktionsfreudiger Prozess ist, der auf Sauerstoff angewiesen ist. Um freie Radikale zu bekämpfen, haben Mitochondrien ein eindrucksvolles antioxidatives Netzwerk entwickelt, das sich aus Glutathion, Vitamin C, Vitamin E, Liponsäure, Harnsäure und antioxidativen Enzymen zusammensetzt. Diese Komponenten wirken synergetisch: Ein Mangel an einer Substanz kann durch die anderen ausgeglichen werden. Wenn wir altern, baut sich dieses Netzwerk ab, sodass die Mitochondrien den Angriffen von freien Radikalen schutzlos ausgeliefert sind. Forscher am Linus Pauling Institute wiesen nach, wie sehr alte Mitochondrien in Mitleidenschaft gezogen werden: Im fortgeschrittenen Alter verlieren Mitochondrien durchschnittlich die Hälfte der wichtigen Strukturlipide, der Bestandteile des Energietransports sowie der Antioxidantien. Ein großer Teil des altersbedingten körperlichen Verfalls hängt mit dem „Rosten" der Mitochondrien zusammen. Gemeinsam mit den Mitochondrien verabschiedet sich auch der Rest unserer Persönlichkeit.

Pedersen wies nach, dass Krebszellen über weniger Mitochondrien als gesunde Zellen verfügen und dass diese wenigen Mitochondrien beeinträchtigt sind. Dadurch bestätigte er Warburgs Behauptung, dass sich Krebszellen der Gärung bedienen, weil ihnen keine andere Wahl bleibt. Durch Gärung gleichen sie die „irreversible Beschädigung der Atmung"[3] aus. Es stellt sich nun die Frage: Was führt zur Beschädigung der Mitochondrien? Und noch wichtiger: Hatte Warburg Recht? Konnte die Beeinträchtigung der Mitochondrien Krebs auslösen? Um die erste Frage zu beantworten, mussten die Forscher am Ende beginnen und sich zurückarbeiten. Sie mussten krebsauslösende Substanzen ins Visier nehmen und ihr Augenmerk darauf richten, wie diese ihr Werk vollbrachten. Das war der Punkt, an dem sich die SMT der Krebsentstehung und die Stoffwechseltheorie ineinander verhedderten und die eine die andere verdeckte. Es lassen sich Beispiele dafür finden, dass Forscher die beiden entwirrten, sodass neue Einsichten und ein flüchtiger Blick auf eine Krankheit möglich waren, die sich alles andere als einfach darstellte.

Percival Pott hatte durch seine Entdeckung des ersten Karzinogens im Jahr 1777 die Krebsforscher auf einen Kreuzzug geschickt, um nach weiteren exogenen Erregern zu suchen, die um uns herum auf der Lauer lagen. Seither hat es den Anschein, dass der Nachschub an karzinogenen Umweltfaktoren nicht abreißt. Die Liste wurde mit Hansemanns Beobachtung verbrämt, dass sich die Chromosomen von Krebszellen in einem heillosen Durcheinander befinden, was zur ursprünglichen Formulierung der SMT der Krebsentstehung führte. In den folgenden Jahrzehnten wurde enthüllt, dass es sich bei Krebs um die pathologische Version des Himmel-und-Hölle-Spiels handelte: um einen Prozess aus vielen

Schritten, der – der Theorie zufolge – auf einer Serie aufeinanderfolgender Mutationen beruhte, die bösartige Tumoren heraufbeschwören. Karzinogene führten zu Mutationen in der DNS, was die Beeinträchtigung zellulärer Mechanismen zur Folge hatte, die wiederum Krebs verursachte. Alles ergab einen Sinn. Doch im Jahr 1948 machte ein Engländer eine seltsame Beobachtung, die sich damit in keiner Weise in Einklang bringen ließ.

Cyril Darlington wurde 1903 in einer englischen Baumwollindustriestadt geboren. Vom Augenblick seiner Geburt an war alles an ihm unkonventionell und widersprüchlich. Er durchlebte eine unglückliche, von Armut geprägte Kindheit, wuchs jedoch zu einem auffallend gutaussehenden Mann heran. Darlington war groß und souverän, die Frauen fanden ihn bezaubernd. Eigentlich wollte er Landwirt werden, aber als es damit nicht so gut lief, wandte er sich der Genetik zu und wurde zu einem produktiven, angesehenen Wissenschaftler. Dies entsprach seiner Persönlichkeit, er folgte einer rationalen Logik, näherte sich Problemen jedoch aus einem unkonventionellen Blickwinkel. Der brillante Forscher besaß die einzigartige Fähigkeit, Dogmen zu ignorieren und Fragestellungen von einer erfrischenden Perspektive aus anzugehen.

Darlingtons Weltanschauung ermöglichte es ihm, nicht aus dem Zentrum, sondern von der Peripherie her auf den Krebs zu blicken. Als er die Wirkung von Karzinogenen untersuchte, bemerkte er, dass es sich bei den Karzinogenen, die die DNS des Zellkerns am schwersten beeinträchtigten, nicht notwendigerweise um die Spitzenreiter unter den krebsauslösenden Substanzen handelte. Röntgenstrahlen fügten in geringer Dosierung Chromosomen Schaden zu, verursachten aber keinen Krebs. Zusätzlich fiel ihm auf, dass Röntgenstrahlen nur dann zu Krebs führten, wenn die Dosis hoch genug war, um das Zytoplasma zu beschädigen. Diese Beobachtung warf eine neue Frage auf: „Inwieweit erlauben es uns die experimentellen Belege, zwischen dem genetischen Material im Zellkern und im Zytoplasma (in den Mitochondrien) als Ort der Mutation (derjenigen Mutation, die die Bedingung für das Entstehen von Krebs ist) zu unterscheiden?“[4]

Schon 1948 kam diese Frage einer Häresie gleich. Noch bevor die Struktur der DNS aufgeklärt wurde, standen Chromosomen ganz oben auf der Liste der Verdächtigen. Allerdings machten Darlingtons Ausführungen einen feinen Unterschied: Sie legten nahe, dass den Forschern wichtige Einzelheiten entgingen und regten an, dass der Ursprung des Krebses im Zytoplasma läge. Wenn man bedenkt, dass Darlington zum Genetiker ausgebildet und somit darauf konditioniert war zu glauben, alle zellulären Veränderungen begännen auf der Ebene der Chromosomen, so ist es erstaunlich, dass er diese Besonderheit überhaupt entdeckt hatte. Karzinogene Substanzen und Röntgenstrahlen schädigten sowohl die Mitochondrien als auch die DNS des Zellkerns, aber es war ein radikaler Denker nötig, um den Unterschied zu erkennen und die Einzelheiten herauszukitzeln. Es zeigte sich, dass diejenigen Substanzen, die den Mitochondrien größeren Schaden zufügten, auch effizienter Krebs auslösten. Zwar hätte dieser Gedanke mühelos mit der Warburg-Hypothese zusammengeschlossen werden können, aber niemandem schien ein Zusammenhang aufzufallen, sodass Darlingtons Beobachtung in Vergessenheit geriet.

1978 berichtete Pedersen in seinem wegweisenden Überblicksartikel über weitere eigenartige Beobachtungen, die dazu angetan waren, hinsichtlich der Rolle von Karzinogenen Verwirrung zu stiften. In „The Lives of a Cell" behauptete Lewis Thomas scherzhaft, dass er sich Sorgen mache, seine Mitochondrien könnten sich ein Virus einfangen. Aber Pedersen wies definitiv nach, dass dies möglich ist. Im Einklang mit Darlingtons Beobachtung, dass eine breite Palette chemischer Karzinogene die Mitochondrien unmittelbar schädigte, legte Pedersen dar, dass auch Viren dazu in der Lage sind. Er erbrachte den Nachweis, indem er zeigte, wie Viren die mitochondriale Maschinerie für ihre eigene Replikation einsetzen. Außerdem verwies er auf Bilder, die virale Partikel innerhalb von Mitochondrien zeigten.

Ironischerweise wurde wieder alles auf den Kopf gestellt, als Pedersen nachwies, dass Rous-Sarkom-Viren (RSV) die Mitochondrien von Kükenzellen infizieren konnten – und zwar zwei Jahre, nachdem sich Varmus und Bishop des berühmten Virus bedient hatten, um die SMT der Krebsentstehung anhand ihrer Entdeckung des viralen Ursprungs von zellulären Onkogenen zu beweisen. Auch Jahrzehnte nach ihrer Feststellung, dass krebsauslösende Viren Gene stehlen, sie als Geiseln halten und sie dann als Onkogene zurückgeben, ist immer noch nicht eindeutig bewiesen, dass die mutierte Version des *src*-Gens unabhängig vom Rous-Sarkom-Virus am Entstehen irgendeiner Krebsform beteiligt ist.

Wie beim berühmten Paradoxon von der Henne und dem Ei bestand die Frage darin, was den Krebs primär verursache: das virale *src*-Gen (wie Varmus und Bishop behaupteten) oder die Fähigkeit des Rous-Sarkom-Virus, Mitochondrien zu infizieren und zu beschädigen (wie Pedersen vorschlug)? Forscher wussten, dass viele Viren Krebs verursachen konnten, aber nicht alle Viren schleusten wie RSV Onkogene direkt in die DNS ein. Die drei verbreitetsten mutagenen Faktoren – chemische Karzinogene, Strahlung und Viren – konnten sowohl Mitochondrien als auch die DNS des Zellkerns schädigen, wie Pedersen und Darlington veranschaulicht hatten. Das bedeutete, dass sich Warburgs Theorie und die SMT der Krebsentstehung gegenseitig überschnitten und die Grenze fließend wurde.

In den letzten Jahrzehnten des 20. Jahrhunderts häuften sich die Belege für einen genetischen Ursprung der Krebserkrankung. Sobald es technisch machbar sein würde, das gesamte Genom von Krebszellen zu sequenzieren, wäre eine endgültige Bestätigung der Ausgangshypothese in Sicht. Als das Krebsgenomprojekt startete, wurde das große Finale eingeläutet. Man erhoffte sich, jedes kleinste Detail der Krebserkrankung beleuchten zu können. Aber so einfach war es nicht, denn der Krebs hatte noch ein Ass im Ärmel.

Vogelsteins Postulat einer Dunklen Materie konfrontierte Forscher, die sich auf die Ursache der Krebserkrankung konzentrierten, mit einer klaffenden Lücke im Verständnis und öffnete neuen Theorien über potenzielle krebsauslösende Ereignisse Tür und Tor. Das wurde nicht in den Abendnachrichten verkündet, genauso wenig wie in anderen Medien mit größerer Reichweite. Je weiter entfernt man sich vom Zentrum der Forschung befand, desto weniger erfuhr man über die plötzlichen und dramatischen Veränderungen in der Krebsforschung. Die Standardreaktion der meisten Wissenschaftler, die von den Sequenzierungsdaten erfuhren, sah etwa folgendermaßen aus: „Heiliger Strohsack , wer hätte gedacht, dass Krebs so komplex ist? Ich glaube, dass wir nie begriffen haben, wie verzwickt diese Krankheit wirklich ist.“ Die Auswertung der neuen Daten führte nicht zur Infragestellung der SMT der Krebsentstehung, sondern hob sie auf ein bisher nicht für möglich gehaltenes Komplexitätsniveau. Manche Wissenschaftler allerdings zogen aus den eigenartigen Daten ganz andere Schlüsse: Sie fanden sich nicht mit der Komplexität ab, sondern bezweifelten den genetischen Ursprung der Krankheit.

Einer dieser Wissenschaftler war Dr. Thomas Seyfried: „Als ich mir die Daten ansah, gelangte ich zu der Überzeugung, dass Mutationen wenig mit dem Ursprung von Krebs zu tun hatten.“[5] Um das Jahr 2000 machte er eine zufällige Entdeckung, die ihn dazu bewog, seinen Forschungsschwerpunkt

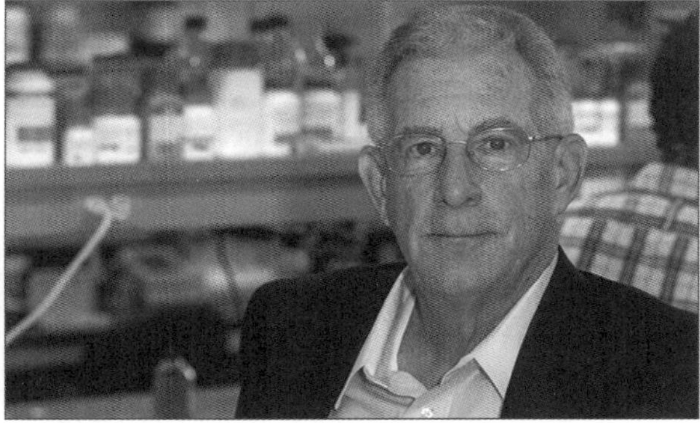

Dr. Thomas Seyfried

auf den Krebsstoffwechsel zu verlagern. Je mehr er sich in die Arbeit versenkte, umso weniger konnte er nachvollziehen, dass niemand außer Pedersen und einer Handvoll anderer Forscher bemerkt hatten, wie viele Einzelheiten Warburgs Hypothese untermauerten. „Je mehr ich in Erfahrung brachte, umso mehr dachte ich, wie lächerlich es doch war: Was sollen wir mit dieser Gen-Theorie anfangen? Wie kann es sein, dass das nicht mehr Menschen aufgefallen ist?“[6]

Seyfried kam 1946 in Flushing, einem nördlichen Stadtteil von Queens (in New York) zur Welt, der heute für seine reichhaltige kulturelle und religiöse Vielfalt bekannt ist. Sein Vater war bei der Handelsmarine, wechselte dann zum Maurerhandwerk über und nannte schließlich ein Einzelhandelsgeschäft sein Eigen. Die Familie lebte in bescheidenen Verhältnissen am Nordrand der Stadt in einer überwiegend irisch- und italienischstämmigen Gemeinde. Als Seyfried 17 Jahre zählte, siedelte sein Vater die Familie nach Brockton, Massachusetts, um. Zu dieser Zeit war Brockton die US-amerikanische Hauptstadt der Schuhproduktion, sodass alle Einwohner im arbeitsfähigen Alter über kurz oder lang in die Schuhfabriken eintraten. „Ich musste die Bleche mit den Schuhformen in den Ofen schieben und wieder herausholen … es war ein harter Job.“[7]

Nachdem er die Highschool absolviert hatte, schrieb sich Seyfried an der University of New England ein und studierte Biologie im Hauptfach. Allerdings geriet er nach seinem Abschluss in eine hoffnungslose Situation, weil der Vietnamkrieg gerade voll im Gang war. „Es gab keine Jobs“, sagte er. „Kein Unternehmen war bereit, das Risiko einzugehen und einen jungen Mitarbeiter einzustellen, weil man glaubte, dass sich die Investition nicht lohnte, da die neuen Mitarbeiter ohnehin eingezogen werden würden.“[8]

Da er kaum andere Möglichkeiten hatte, ging Seyfried zum Militär. Man schickte ihn nach Oklahoma, wo er zu einem Kommandanten der Feldartillerie ausgebildet wurde. Nach einem Jahr in Deutschland wurde er nach Vietnam gesandt. Dort war er als ein vorgeschobener Beobachter bei der Infanterie tätig. „Ich war für die Geschütze zuständig“, beschrieb er seine Aufgabe im Krieg. „Wir waren im Dschungel, deshalb hatte man keine gute Sicht, und ich erhielt häufig Falschinformationen. Meine größte Leistung war, keinen von unseren eigenen Leuten umzubringen. Mein Vorgänger im Amt tötete irrtümlich 18 unserer Leute.“ Während seiner Zeit in Vietnam füllte er ein Anmeldeformular für das Masterstudium an der Illinois State University aus, die einer seiner Professoren während des Bachelorstudiums empfohlen hatte. „Ich erinnere mich daran, dass Schmutz und Matsch aus dem Dschungel auf dem Anmeldeformular klebten, als ich es in den Umschlag steckte.“[9]

Seine Zeit in Vietnam fand ein abruptes Ende, als man ihm 1971 mitteilte, dass er wieder nach Hause fliegen würde. „Im August war ich noch in ein Feuergefecht verwickelt, drei Wochen später saß ich in einem Hörsaal." Er räumte ein, dass die Umstellung schwierig war. „Das erste Jahr war hart – ich zeichnete mich nicht gerade durch die besten Noten aus." Als er sein Masterstudium in Genetik abgeschlossen hatte, wechselte er zur University of Illinois über, wo er einen PhD in klassischer Genetik erlangte.[10]

Er fühlte sich zur Biochemie hingezogen und widmete sich nun der Erforschung der Lipide (Fette). Dabei konzentrierte er sich auf eine Klasse von Lipiden, die als Ganglioside bezeichnet werden. Sie bestehen aus einer langen Kohlenwasserstoffkette, die mit einem Oligosaccharid aus unterschiedlichen ringförmigen Kohlenhydraten verbunden ist. Wenn man sie auf ein Blatt Papier zeichnet, sehen Ganglioside wie blühende Pflanzen aus. Die hübschen Moleküle treten gehäuft in der äußeren Zellmembran auf, wo sie Signale übertragen. Weil ihr blütenähnlicher Kopf aus der Zelloberfläche hervortritt, können sie sich an der interzellulären Kommunikation beteiligen. Aber die komplizierte, blütenähnliche Struktur der Ganglioside hat ihren Preis: Es ist schwierig, sie wieder loszuwerden.

Normalerweise werden die meisten Makromoleküle innerhalb von spezialisierten Zellorganellen, den Lysosomen, abgebaut – becherförmige „Abfalleimer", die mit Säure gefüllt sind. Pausenlos bauen die Lysosomen Zellkomponenten ab und recyclen sie effizient. Aufgrund der unhandlichen Größe und Form der Ganglioside sind für ihren Abbau Lysosomen notwendig, die spezielle Enzyme beinhalten. Weist ein Mensch eine Mutation in einem Gen auf, das für eines dieser Enzyme codiert, sammeln sich unvollständig abgebaute Ganglioside an, die die Lysosomen allmählich verstopfen, schließlich zum Überlaufen bringen und zu Ansammlungen führen, die eine tödliche Gefahr darstellen. Die Folge sind Leiden, die unter der Bezeichnung „Fettspeicherkrankheiten" zusammengefasst werden, so zum Beispiel das Tay-Sachs-Syndrom. Betroffene werden meist nicht älter als vier Jahre.

Seyfried interessierte sich mehr für die Ganglioside selbst als für die defekten lysosomalen Enzyme, auf die sich das Labor in Illinois spezialisiert hatte. Also wechselte er nach New Haven (Connecticut), um eine Postdoktorandenstelle bei Robert Yu, dem hoch angesehenen Gangliosid-Experten der Yale University, anzutreten. Yus Labor war im Besitz der modernsten Technik, um das komplizierte Molekül zu isolieren, rein darzustellen und seine Struktur aufzuklären. Seyfried betrieb Grundlagenforschung über die Ganglioside, bis er zufällig eine seltsame Beobachtung machte.

Ein englisches Start-up-Unternehmen hatte eine einzigartige Verbindung entdeckt: ein Molekül, das die Bildung bestimmter Ganglioside hemmte. Die Firma war fasziniert von der Aussicht, dass der Wirkstoff in der Behandlung von Fettspeicherkrankheiten von Nutzen sein könnte, und verschickte Proben, um die Substanz testen zu lassen. Über ein anderes Labor erhielt Seyfried eine Probe des Wirkstoffs. Ihn interessierte, inwiefern der Wirkstoff die Gehirnentwicklung beeinflussen könne. Dadurch, dass das Medikament die Gangliosid-Produktion bei sich entwickelnden Embryos hemmte, konnte es zur Entschlüsselung der Wirkung von Gangliosiden auf die Gehirnentwicklung beitragen, weil es einen flüchtigen Blick auf ihre Funktion erlaubte. Seyfried und seine Studenten fingen an, mit der Substanz herumzuexperimentieren. So verabreichten sie den Wirkstoff unter anderem Mäusen mit Tumoren – mehr aus spielerischer Neugier als aus wissenschaftlicher Notwendigkeit. Der Vergleich mit den Kontrollmäusen offenbarte zu ihrer Überraschung, dass das Molekül das Tumorwachstum zu verlangsamen schien.

„Wir riefen in der Firma an und erzählten, dass es so aussah, als ob ihre Substanz eine Wirkung gegen Krebs hätte – sie waren aus dem Häuschen“[11], erzählte Seyfried. Für ein neugegründetes Unternehmen barg ein Stoff, der gegen Krebs wirkte, viel mehr Potenzial als ein Mittel gegen Fettspeicherkrankheiten – der eine Markt war winzig, der andere riesig. Begeistert über das Potenzial des Wirkstoffs schrieb das Unternehmen Seyfried einen Scheck über 200.000 Dollar für weiterführende Forschung aus. Sein Labor machte sich an die Arbeit. Alsbald beobachteten die Forscher, dass die Mäuse, denen der Wirkstoff verabreicht wurde, an Gewicht verloren. Er bat seine Studenten, das Futter der Kontrollmäuse so anzupassen, dass sie dieselbe Menge an Gewicht einbüßten wie die Mäuse, die in den Genuss des Mittels kamen. Zur allgemeinen Überraschung verlangsamte sich das Tumorwachstum nun auch in den Kontrollmäusen. Das Medikament zügelte nur den Appetit der Nagetiere und ahmte insofern die Wirkung einer Kalorienbeschränkung nach. Seyfried erzählte: „Ich musste das Unternehmen anrufen und ihnen sagen, dass ihre Substanz wirkungslos war. Natürlich drehten sie sofort den Geldhahn zu – warum sollten sie diese Studien fördern, wenn man dadurch, dass man weniger Nahrung zu sich nimmt, dasselbe Ergebnis erzielen kann?“[12]

Die eigenartigen Resultate warfen eine weitere Frage auf: Warum sollte Kalorienbeschränkung das Tumorwachstum verlangsamen? Aufgrund seiner Beobachtung wurde Seyfried neugierig, ob nicht andere bekannte Antikrebsmedikamente durch denselben Mechanismus wirkten, ohne dass es die Entwickler ahnten. Er testete weitere Wirkstoffe, und in vielen Fällen bestätigte sich seine Vermutung – unter anderem bei Erbitux von ImClone Systems (das Medikament, das durch den Insiderhandel-Skandal Bekanntheit erlangte, in den Martha Stewart involviert war). „Viele dieser Medikamente hatten abgesehen davon, dass sie den Appetit der Mäuse zügelten, keinerlei Effekt. Die antitumorale Wirkung war auf die eingeschränkte Kalorienaufnahme zurückzuführen." Aber warum sollte die reduzierte Kalorienzufuhr das Tumorwachstum überhaupt beeinflussen? Diese Fragestellung veranlasste ihn, die Ganglioside hinter sich zu lassen und sich fortan mit dem Krebsstoffwechsel zu beschäftigen. „Vor dem Jahr 2000 war mir Otto Warburg ganz und gar unbekannt", gab Seyfried zu.[13]

Seyfrieds Start in die Krebsforschung galt unter den herrschenden Umständen als rückständig. Ausgehend von einer eigenartigen Beobachtung, die die Krebsbehandlung betraf, schlug er einen Bogen zurück zur Grundlagenwissenschaft. Sein Drang, zu verstehen, wie der Stoffwechsel das Tumorwachstum beeinflusst, ließ ihn in eine faszinierende Detektivgeschichte eintauchen, die ihn zurück zu Warburg führte. Er traf auf Pedersens gewaltiges Werk, besonders auf seinen Überblicksartikel aus dem Jahr 1978, in dem dieser sein gesamtes Detailwissen über die schwer beeinträchtigten Mitochondrien der Krebszellen vor dem Leser ausgebreitet hatte, ein „Meisterwerk", wie Seyfried es nannte. Weitgehend unbeachtet wendete er sich bei seinen Nachforschungen anderen Gelehrten wie Rous und Darlington zu – Wissenschaftlern mit ungewöhnlichen Einsichten. Er zollte der Arbeit von Carlos Sonnenschein und Ana Soto enormen Respekt und meinte, dass sie einen „scharfen Angriff auf die genetische Krebstheorie unternommen haben. Sie haben glänzende Arbeit geleistet, indem sie all die alten Papers aufstöberten, in denen die Ungereimtheiten der genetischen Theorie aufgezeigt werden". Seyfried erzählte, dass seine moderne Version der Stoffwechseltheorie der Krebsentstehung einer Kollision entsprang: dem Aufeinandertreffen von Pedersens Artikel aus dem Jahr 1978 mit den Werken von Sonnenschein und Soto, mit seiner eigenen Arbeit über beschädigte Lipide in Tumor-Mitochondrien, seinen Untersuchungen über die Auswirkungen der Ernährung auf das Tumorwachstum, einer gründlichen Literaturrecherche sowie seinem Werdegang auf dem Gebiet der Genetik, der es ihm ermöglichte, die Daten des Krebsgenomprojekts kritisch zu beurteilen. Vor Seyfried hatte niemand vollendet, was Warburg begonnen hatte: Eine Theorie, die ihren Ausgang von Warburgs erster Beobachtung der

Gärung in Anwesenheit von Sauerstoff nahm und mit Weinbergs sechs Kennzeichen der Krebserkrankung endete.

> *„Die Forscher sagten es in unterschiedlicher Weise, aber wahrscheinlich hat es niemand so frech formuliert wie ich."*[14]

Als Seyfried 2012 seine gesammelten Forschungsergebnisse in das Buch „Cancer as a Metabolic Disease. On the Origin, Management, and Prevention of Cancer " fließen ließ, dauerte es ein Weilchen, bis die Menschen Notiz davon nahmen, aber schließlich war es so weit. Sein Telefon begann zu klingeln und seine Mailbox füllte sich allmählich. Auch wenn die Koryphäen der Forschung oder die NCI-Wissenschaftler dem Buch keine Beachtung schenkten, so taten es doch Krebspatienten und Ärzteverbände. Seyfried wurde in Radioshows und Blogs mit hohem Bekanntheitsgrad vorgestellt. Er erhielt Einladungen, um auf Ärztekongressen Vorträge zu halten, von denen viele mit Standing Ovations endeten. Er brachte überzeugende Argumente für ein vollkommen anderes Bild der Krebserkrankung vor, ein Bild, das Anlass zur Hoffnung gab. Einzelfallberichte von Krebspatienten, die eine Stoffwechseltherapie anwendeten, tauchten plötzlich auf – manche von ihnen mit atemberaubenden Ergebnissen, die der Erwartungshaltung trotzten und Ärzte verwirrt zurückließen. Seyfrieds Erkenntnisse vermochten die Welt der akademischen Forschung nicht von oben nach unten zu durchdringen, sie bahnten sich ihren Weg von der Basis nach oben: mithilfe von Patienten, Ärzten und einer Handvoll Akademiker, die Seyfrieds Theorie zur Kenntnis nahmen. Wie bei allem Neuen gab es auch hier Kritiker. „Wenn ich Vorträge vor Wissenschaftlern halte, dann bekomme ich einiges zu hören. Forscher sind in allem sehr kritisch. Das müssen wir auch sein. Es gehört zu unserer Tätigkeit – wir sind alles andere als beifallsfreudig."[15]

Seyfrieds bedeutendster Beitrag zu Warburgs Theorie bestand darin, dort anzuschließen, wo Pedersen aufgehört hatte. Die Frage, die sich bei Pedersen abgezeichnet hatte, war noch immer unbeantwortet: Wie konnten defekte Mitochondrien unkontrolliertes Wachstum auslösen? Immer der bescheidene Pragmatiker, räumte Pedersen dies in seinem Artikel aus dem Jahr 1978 ein: „Obwohl wir viel über die Eigenschaften von Mitochondrien in Tumoren und ihre grundsätzliche Rolle für die Bioenergetik von Krebszellen in Erfahrung gebracht haben, konnten wir die für das Krebsproblem fundamentalen und wesentlichen Fragen nicht beantworten. Erstens haben wir nicht nachgewiesen, ob die Mitochondrienfunktion … entscheidend ist für die Transformation von gesunden zu neoplastischen Zellen."[16]

Als Vogelstein die Existenz Dunkler Materie postulierte, regte er an, dass epigenetische Steuerung die nächstliegende Möglichkeit sei. Der Begriff Epigenetik wird verwendet, um Einflüsse auf die Funktion von Genen zu beschreiben, die von der Basensequenz unabhängig sind. Anders als der genetische Code sind epigenetische Mechanismen fließende, flüchtige Kräfte, die die Expression von Genen beeinflussen. Sie reagieren auf Einflüsse wie Ernährung, Hormone und Krankheiten und ermöglichen die Anpassung an eine veränderliche Umwelt. Epigenetische Signale sind ein wichtiges Bindeglied, ein Prozess, den Warburg noch nicht entdecken konnte und der seine Krebstheorie zu einer einzigen, einheitlichen Erklärung verbunden hätte.

Als Seyfried nach einem Zusammenhang zwischen beeinträchtigter innerer Atmung und unkontrolliertem Wachstum suchte, schlug er vor, dass ein chronischer und dauerhafter Schaden der Fähigkeit der Zelle, mithilfe von Sauerstoff zu atmen, ein epigenetisches Signal in den Mitochondrien auslöste, das zur DNS des Zellkerns gelangte. Dieses Signal sollte dazu führen, dass die Expression einer Vielzahl an krebsauslösenden Schlüssel-Onkogenen verändert wurde – ein klassisches epigenetisches System. Vogelstein gab bereitwillig zu, dass Epigenetik eine viel größere Rolle bei Krebs spielen könnte, als man erwartet hatte. Ihm zufolge bestand das Problem darin, „dass sich Epigenetik nicht gut für Experimente eignet".[17] Dessen ungeachtet erhellte Seyfried die Grundlagenforschung, indem er auf die wichtige epigenetische Signalübertragung zwischen den beschädigten Mitochondrien und dem Zellkern hinwies. Dadurch lieferte er das Bindeglied, das zu einer vollständigen Stoffwechseltheorie noch gefehlt hatte.

Um eine einheitliche Stoffwechseltheorie der Krebsentstehung aufzustellen, verband Seyfried die letzten verbleibenden Punkte. Er brachte die beeinträchtigten Mitochondrien mit unkontrolliertem Wachstum in Zusammenhang, dem pathologischen Merkmal des Krebses, das Virchow mehr als ein Jahrhundert zuvor nachgewiesen hatte. Zu Seyfrieds Glück konnte die verworrene Beziehung zwischen den Mitochondrien und dem Zellkern aufgeklärt werden. Abgesehen von der Energieversorgung der Zelle regulieren Mitochondrien viele zelluläre Funktionen. Dazu gehören Eisenstoffwechsel, Häm- und Steroidsynthese, programmierter Zelltod sowie Zellteilung und -differenzierung. Um diesen Aufgaben nachzukommen, kommunizieren die Mitochondrien beständig mit dem Zellkern, wobei Signale und Stoffe in beiden Richtungen ausgetauscht werden.

Pedersen hatte gezeigt, dass der Übergang zur Expression der Hexokinase II genügte, um die Stoffwechsellandschaft der Zelle dramatisch zu verändern. Indem sie sich an die äußere Mitochondrienmembran heftete, verwandelte sie die Zelle in unsterbliche, wild gewordene Gärbecken. 2012, als Seyfried sein Buch veröffentlichte, gab es bereits umfangreiche experimentelle Belege, die zeigten, dass beschädigte Mitochondrien einen Notruf an den Zellkern senden, der als retrograde Signalübertragung bezeichnet wird. Diese Informationen veranlassen den Zellkern, eine Anzahl von Genen zu transkribieren, die die Zelle auf die Glukosefermentierung vorbereiten, um Einbußen in der oxidativen Energieproduktion auszugleichen.

Die Gene, die auf den Notruf der Mitochondrien reagieren, haben eigenartige Namen: *MYC*, *TOR*, *RAS*, *NF-κB* und *CHOP*. Es hat tiefgreifende Folgen, wenn sie alle zusammen eingeschaltet werden. Myc, ein Protein mit weitreichendem Einfluss, agiert als Transkriptionsfaktor. Allein dieses Enzym beeinflusst 15 Prozent des gesamten Genoms. Es kontrolliert weite Strecken der Genomlandschaft, indem es einige Gene wachrüttelt und andere zu Bett bringt, aber insgesamt betrachtet leitet es den Vorgang der Tumorgenese ein. Die meisten der Gene, die durch beschädigte Mitochondrien eingeschaltet werden, sitzen an Signal-Knotenpunkten und bestimmen deshalb über zahlreiche Vorgänge wie Zellteilung und Angiogenese (die Bildung von neuen Blutgefäßen, um den Tumor zu versorgen). Seyfried behauptet, dass die Probleme anfangen, wenn die retrograde Signalübertragung dauerhaft erfolgt, wie es bei irreparabel beschädigten Mitochondrien der Fall ist.

Eine hartnäckige retrograde Signalübertragung schraubt nicht nur die Expression derjenigen Proteine in die Höhe, die für eine massive Steigerung der Energieerzeugung durch Gärung benötigt werden, sondern führt auch zu Begleiterscheinungen, beispielsweise zu unkontrolliertem Wachstum. Eine ununterbrochene retrograde Signalübertragung hat sogar noch schlimmere Folgen. Sowie die Signale pausenlos übermittelt werden und die intergenomische Kommunikation die Zelle verändert, setzt die Expression der Legionen an Proteinen aus, die dafür vorgesehen wären, die DNS zu schützen und zu reparieren – die Signale legen praktisch den Burggraben trocken und lassen die Burg schutzlos zurück. Darlington bemerkte dieses Phänomen bereits 1948 und schrieb darüber: „Die Entwicklung von aus dem Gleichgewicht geratenen Zellkernen in Tumoren ist beispiellos in lebendem Gewebe. Sie lässt auf eine Lockerung der sorgfältigen Kontrolle des Zellkerns schließen, die ebenfalls beispiellos ist. Und das wiederum zeugt davon, dass nicht der Zellkern selbst für das Geschehen unmittelbar verantwortlich ist."[18]

Die nunmehr ungeschützten Chromosomen sind anfällig für Mutationen, die durch die freien Radikale begünstigt werden, die die beschädigten Mitochondrien in zunehmendem Maße erzeugen. Die Reihenfolge der Ereignisse ist entscheidend: Die retrograde Signalübertragung erfolgt zuerst, danach tritt genomische Instabilität in Erscheinung. Dieses einzige Detail – die zeitliche Reihenfolge – ist wichtig, weil sie zur Folge hat, dass die Mutationen, die man für die Auslöser der Krankheit hielt, nur eine Begleiterscheinung darstellen. Diese Information war sehr wertvoll, um die verwirrenden Daten des Krebsgenomprojekts zu deuten, und es erklärte auch den Widerspruch zwischen der normalerweise niedrigen Mutationsrate und der bei Krebs hohen Mutationshäufigkeit, der Loeb aufgefallen war. Falls Krebs von der retrograden Signalübertragung gesteuert wird, könnte dies der Grund sein, weshalb sich Mutationen so stark von Patient zu Patient unterscheiden und warum es überhaupt Proben mit nur einer oder zwei Mutationen gab. Dies würde darauf hinauslaufen, dass die Mutationen die Krankheit nicht steuerten, sondern nur zu den erworbenen Persönlichkeitsmerkmalen des Krebses zählten.

Seyfried zufolge waren Mutationen – das Herzstück der SMT der Krebsentstehung – der wahren Ursache zeitlich nachgeordnet: den beschädigten Mitochondrien. Sie stellten eine Begleiterscheinung dar, ein Epiphänomen. Sein Fazit lautete, „dass Mutationen der DNS „nicht als Ursache, sondern als Wirkung der Tumorgenese in Erscheinung treten“[19]. Die Mutationen, die man in der DNS von Krebszellen ausgemacht hatte, waren „falsche Fährten“, die die Forscher auf eine aussichtslose Jagd geschickt hatten.

Der beeindruckendste Beweis, den Seyfried ausfindig machte, stammte aus den späten 80er Jahren: Eine Reihe von einfachen Versuchen, die bemerkenswerte Schlüsse erlaubten. Es sind nicht alle Experimente gleich, manche sind besser als andere. Versuche, die einfach aufgebaut sind und zu Ergebnissen führen, die dabei behilflich sind, die großen Fragen zu beantworten, sind dazu angetan, einen nachhaltigen Eindruck in einem Forschungsbereich zu hinterlassen.

Zwei unabhängige Forschergruppen, die eine aus Vermont, die andere aus Texas, führten eine Reihe sorgfältiger Kerntransfer-Experimente durch: Die Ergebnisse waren erschütternd. Die Versuche bestanden in einem einfachen Kerntransfer. Warren Schaeffers Gruppe von der University of Vermont ging der Frage nach, wie groß der Einfluss des Zytoplasmas (wo sich die Mitochondrien tummeln) für den Prozess der Tumorentstehung sei. Mithilfe eines eleganten Experiments sollte diese Frage beantwortet werden. Einfach ausgedrückt entnahmen die Forscher den Zellkern einer Tumorzelle und überführten ihn in eine gesunde Zelle, deren eigenen Kern sie zuvor entfernt hatten. Die neu zusammengesetzte Zelle enthielt die DNS einer Krebszelle mit all ihren mutmaßlichen Driver-Mutationen, aber das Zytoplasma und damit die Mitochondrien einer gesunden, nichtkanzerösen Zelle.

Der neu kombinierten Zelle fiel nun eine gewaltige Rolle zu. Sie allein konnte die Frage beantworten, wer richtig lag: Warburg auf der einen oder Varmus und Bishop auf der anderen Seite. Wenn Mutationen in der DNS Krebs verursachten und steuerten, dann sollten die Zellen krebsartig sein, ganz gleichgültig, wie gesund ihre Mitochondrien auch sein mochten. Falls aber die Mitochondrien für die Entstehung und Steuerung von Krebs verantwortlich und Mutationen weitgehend irrelevant waren, wie Warburg, Pedersen und Seyfried behaupteten, dann müssten die neu kombinierten Zellen völlig normal und kerngesund sein.

Nachdem die neu kombinierten Zellen in 68 Mäuse eingepflanzt worden waren, entdeckte die Forschergruppe aus Vermont, dass im Laufe eines ganzen Jahres nur eine einzige Maus einen Tumor entwickelte. Die Zellen, die die Mutationen enthielten, von denen man dachte, sie wären für die Krankheit verantwortlich, wurden durch das gesunde Zytoplasma (mit den Mitochondrien) besänftigt. Weil aber weder eine Stoffwechseltheorie der Krebsentstehung verfügbar war oder irgendeine andere Theorie, die die Ergebnisse erklären konnte, wussten Schaeffer und seine Mitarbeiter nicht, was sie davon halten sollten. Sie erkannten sehr wohl, dass die Resultate dem vorherrschenden Dogma widersprachen, hatten aber Schwierigkeiten, eine sinnvolle Interpretation zu finden.

Während sich die Forscher aus Vermont über die sonderbaren Befunde den Kopf zerbrachen, bestätigte Jerry Shays Team vom Southwestern Medical Center der University of Texas in Dallas Schaeffers Ergebnisse. Dort führte man die gleichen Transferversuche durch und injizierte die neu kombinierten Zellen zehn Mäusen. Nicht eine einzige von ihnen entwickelte einen Tumor, was die verblüffenden Resultate aus Vermont untermauerte. Wie Schaeffers Gruppe mühten sich auch die texanischen Forscher ab, den Befunden einen Sinn abzugewinnen. Um sicherzugehen, dass nicht ein Fehler in der Versuchsanordnung die Ergebnisse verfälschte, nahm Shays Gruppe eine Reihe von akribischen Kontrollexperimenten vor. Die Forscher entnahmen den Zellkern einer Krebszelle und transferierten ihn in das Zytoplasma einer anderen Krebszelle, um auszuschließen, dass nicht der Versuchsablauf dafür verantwortlich war, dass die neu kombinierten Zellen gesund waren. Nachdem sie den Mäusen injiziert worden waren, blieben sieben von acht Kontrollzellen kanzerös. Das Team drehte das Kontrollexperiment um: Nun wurden gesunde Zellkerne in gesundes Zytoplasma transferiert. Keine der Zellen löste in den Mäusen Tumorwachstum aus, wodurch sich bestätigte, dass das „unerhörte" Ergebnis keinesfalls auf einem methodischen Fehler beruhte.

Schaeffers Gruppe führte das Experiment nun unter umgekehrten Voraussetzungen durch. Anstatt den Zellkern einer Krebszelle mit dem Zytoplasma einer gesunden Zelle zusammenzuführen, ging man entgegengesetzt vor und vereinigte den Zellkern einer gesunden Zelle mit dem Zytoplasma einer Tumorzelle (einer vollständigen Tumorzelle, deren Zellkern zuvor entfernt worden war). Falls DNS-Mutationen Krebs verursachten, dann sollten die neu zusammengesetzten Zellen gesund sein. Wenn der Krebs jedoch durch beschädigte Mitochondrien in Verbindung mit einer retrograden Signalübertragung an den Zellkern ausgelöst wurde, müssten die neu kombinierten Zellen kanzerös sein. Und wieder setzten sich die Resultate über alles hinweg, was man über Krebs zu wissen glaubte, und standen in direktem Gegensatz zur SMT der Krebsentstehung: Als die Forscher die Zellen mit kanzerösem Zytoplasma und gesundem Zellkern in neu geborene Mäuse einpflanzten, entwickelten 97 Prozent der Versuchstiere einen Tumor.

Dass beide Forschergruppen nachgewiesen hatten, dass das Zytoplasma einer gesunden Zelle mit intakten Mitochondrien den Krebs abstellen konnte, war eine Sache, und glühende Anhänger der SMT hätten vielleicht einer Serie isolierter Experimente die kalte Schulter zeigen können. Als aber Schaeffers Team eindeutig bewies, dass das Zytoplasma einer Tumorzelle Krebs auslösen und steuern konnte, gab es keinen Grund mehr, die Resultate vom Tisch zu wischen. Schaeffer stellte die Daten vor, von denen er behauptete, dass sie „erstmals eindeutige Belege liefern, die auf eine Rolle des Zytoplasmas für die Expression des malignen Phänotyps hinweisen".[20] Anstatt die Krebsforschung in ihren Grundfesten zu erschüttern, wurde die Behauptung ignoriert – das war noch schlimmer, als wenn es Einwände gegeben hätte.

Die eleganten Experimente beinhalteten eine Fülle an theoretischen Konsequenzen. Einige Forscher vertraten die Auffassung, ein Teil des NCI-Budgets sollte in eine andere Richtung gehen. Aber das NCI entschied, dass die Experimente – trotz ihrer immensen Tragweite – keine weitere Erforschung verdienten. Hätte Seyfried diese Versuche nicht wieder ausgegraben, wären sie wahrscheinlich weitgehend in Vergessenheit geraten. „Zusammenfassend kann gesagt werden, dass der Ursprung der Karzinogenese bei den Mitochondrien im Zytoplasma liegt und nicht beim Genom im Zellkern"[21], reflektierte Seyfried über die Bedeutung der Experimente, die der Wissenschaft entgangen war.

Warum schienen so viele Krebsforscher die Beweise nicht zu bemerken, die dieses Konzept untermauerten? Warum wurden die Funde von so vielen ignoriert, während sie sich gleichzeitig an die genetische Theorie klammerten? Möglicherweise hatte Rous Recht, als er sagte, dass „die SMT für diejenigen, die an sie glauben, als Beruhigungsmittel wirkt".[22] Die Schlussfolgerung aus diesem sorgfältig und doppelt durchgeführten Experiment schien unausweichlich: Krebs wird vom Zytoplasma gesteuert, wie schon Warburg behauptet hatte.

Schaeffer meinte:

> *„Damals wie heute glaube ich, dass die erzielten Ergebnisse auf epigenetische Mechanismen zurückzuführen sind. Da die Zellkerne ohne Zytoplasma entnommen wurden und man sie dann mit Zellen, deren Kern entfernt worden war, vereinigt hatte, muss man klarerweise auch die Einwirkung der Mitochondrien berücksichtigen. So etwas Ähnliches wie eine Inkompatibilität zwischen Zellkern und Zytoplasma. Das war auch die Vermutung von Junichi Hyashi, der damals als Postdoktorand unter Jerry Shay in Texas arbeitete. Wir haben ziemlich viel darüber diskutiert. Leider zogen die Studienkommissionen der NIH in ihrer (mangelnden) Weisheit eine solche Idee damals nicht in Erwägung."*[23]

Schaeffer fand, dass die Experimente mehr Beachtung verdienten und auch mehr finanzielle Unterstützung, aber die NIH konzentrierten sich auf Genetik und waren nicht bereit, den Kurs zu ändern.

Instinktiv ahnte Schaeffer, dass die Experimente einen bedeutenden Hinweis auf die fundamentale Beschaffenheit der Krebserkrankung preisgaben, weshalb es ihn frustrierte, dass das NCI nichts dabei fand, die Resultate zu ignorieren. Er teilte einen weiteren Grund dafür mit, warum die Ergebnisse im luftleeren Raum verschwunden sein könnten: „Ich muss bekennen, dass die Tatsache, dass wir auf den genetischen Ursprung fixiert waren, uns bei unserer Arbeit behinderte. Wir fragten uns, wie wir unsere Befunde mit dieser Theorie in Einklang bringen konnten."[24] Als er mehr über die wieder aufflammende Stoffwechseltheorie der Krebsentstehung in Erfahrung gebracht hatte, konnte er nicht anders, als nostalgischen Gedanken über die Ironie in seiner Karriere nachzuhängen:

> *„Darüber hinaus kannte ich damals die Stoffwechselforschung nicht, obwohl ich mit Warburg vertraut war (während des größten Teils meiner Forschungen, die ich im Rahmen meiner Doktorarbeit betrieb, verwendete ich die Warburg-Apparatur). Rückblickend betrachtet, hätten wir tiefer in die frühen Forschungen über Mitochondrien eintauchen müssen, um einen Anknüpfungspunkt für unsere Arbeit zu finden. Und wo war Seyfried, als wir ihn gebraucht hätten???"*[25]

Laut Jerry Shay schien er sich anderen Aufgaben gewidmet zu haben. Als Shay und Schaeffer ihre Experimente durchführten, stand ihnen kein theoretisches Gerüst zur Verfügung, aus dem sie die Bedeutung der erzielten Ergebnisse hätten ableiten können. Seyfrieds Version der Stoffwechseltheorie des Krebses existierte noch nicht, Warburg war in Vergessenheit geraten und Pedersen arbeitete in völliger Abgeschiedenheit. Seyfried sagte: „Das Schöne daran ist, dass keiner dieser Forscher die Experimente speziell deswegen durchführte, um Warburgs Hypothese zu überprüfen. Die Wissenschaftler haben sie getestet, ohne es zu wissen. Man kann sich nichts Unvoreingenommeneres wünschen."[26]

Es könnte alles auch ganz anders sein

Als sich 2003 der Wirbel um Herceptin gelegt hatte, zog ein neuer Wirkstoff, nämlich Imatinib, die Aufmerksamkeit auf sich. Imatinib wurde unter dem Namen Glivec vermarktet und visierte (ebenso wie Herceptin) eine spezifische Mutation an, die man bei der chronischen myeloischen Leukämie (CML) entdeckt hatte – einer seltenen Form der Leukämie, die vorwiegend Menschen mittleren Alters heimsucht. Im Gegensatz zu Herceptins mäßigen Ergebnissen waren die Erfolge, die Glivec erzielte, beträchtlich. Als erstes zielgerichtetes Krebsmedikament konnte Glivec mit tatsächlicher Heilung in Verbindung gebracht werden.

Im Jahr 2000, also ein Jahr, bevor Glivec von der FDA zugelassen wurde, starben 2.300 Menschen an CML. Bis 2009 war die Zahl der Todesopfer auf 470 gefallen, was ausschließlich dem neuen Medikament zu verdanken war. Obwohl die Opferzahl im Krieg gegen den Krebs insgesamt nur um einen Bruchteil zurückging – nämlich um weniger als 0,3 Prozent pro Jahr –, blieb dies nicht unbemerkt. Vom Cover des *Time magazine* prangten orangefarbene Pillen und die Schlagzeile: „Neue Munition für den Kampf gegen den Krebs – hier sind die Kugeln". Vielleicht noch wichtiger als das Medikament selbst war die Tatsache, dass Glivec ein dringend benötigtes Siegessymbol repräsentierte; einen Anhaltspunkt dafür, dass die Forscher den richtigen Weg der Medikamentenentwicklung eingeschlagen hatten. Glivec half dabei, „einen Ansatz zu rechtfertigen", wie es ein Forscher ausdrückte. Als ob sich die Jahrzehnte der aufgestauten Frustration jetzt einfach entladen mussten, griff die Übertreibung in den Medien um sich. Ein erfahrener Krebsforscher bezeichnete Glivec in der *New York Times* als den

„Beginn eines tiefgreifenden Wandels in der Art und Weise, wie wir Krebsmedizin praktizieren – und ich drücke mich vorsichtig aus".[1]

Varmus schaltete sich mit seinem Essay „Das neue Zeitalter der Krebsforschung" zum Thema ein. Er war vielleicht mehr als jeder andere für die Ausarbeitung der Marschroute verantwortlich, der das moderne Medikamentendesign folgte, weshalb er wohl ein gewisses Gefühl der Bestätigung empfunden haben muss. Brian Druker, der Arzt, der dabei geholfen hatte, das Medikament in seiner Frühphase weiterzuentwickeln und der darum gekämpft hatte, es durch die klinischen Tests zu bringen, schrieb, dass Glivec einen „Paradigmenwechsel in der Entwicklung von Krebsmedikamenten"[2] darstelle. Von allen Phrasen, die in Zusammenhang mit Glivec gedroschen wurden, war „Machbarkeitsbeweis" die häufigste und sollte besagen, dass sich das wissenschaftliche Fundament, das von der SMT der Krebsentstehung geliefert wurde, als der richtige Ausgangspunkt erwiesen hatte, um Krebstherapien zu entwickeln. Deshalb handelt die Erfolgsstory des Medikaments nicht in erster Linie von einem Triumph im Krieg gegen den Krebs, sondern von einer Rechtfertigung – vom Beweis, dass die Forscher nicht umsonst gekämpft haben.

Die Anfänge des Arzneimittels gehen auf das Jahr 1960 zurück, als ein Arzt namens Peter Nowell und ein Masterstudent in einem kleinen Labor in Philadelphia auf einen Objektträger blickten, auf dem sich Zellen eines an CML leidenden Patienten befanden. Etwas Seltsames fiel ihnen dabei auf: Ein Chromosom der CML-Zellen schien kürzer zu sein als sein homologes Gegenstück. Mit letzter Sicherheit konnten sie es noch nicht gelten lassen, da der Unterschied geringfügig war. Also entnahmen sie einem anderen CML-Patienten Zellen, um sie zu untersuchen. Wiederum fanden sie das verkürzte Chromosom vor – wie eineiige Zwillinge, die man aufgrund ihrer Größe unterscheiden konnte. Sie besorgten Proben von fünf weiteren Patienten, und alle wiesen dasselbe verkürzte Chromosom auf. Die Forscher dachten, dass es sich womöglich um eine genetische Anomalie handle, die allgemein bei Leukämie vorkäme, also untersuchten sie Chromosomen aller anderen Leukämieformen. Doch das Zwergchromosom war diesmal nicht nachweisbar, die Anomalie schien charakteristisch für CML zu sein.

Noch im selben Jahr machten die Wissenschaftler ihre Entdeckung publik und schlugen dabei einen kausalen Zusammenhang zwischen der Chromosomenmutation und CML vor. Um die Tragweite von Nowells Beobachtung ermessen zu können, fehlten damals noch die technischen Möglichkeiten, und so wurde sie als seltsames Phänomen eingestuft. Es sollte zwölf Jahre dauern, bis die Erforschung dieses merkwürdigen chromosomalen Defekts wieder aufgenommen wurde.

Eine Ärztin aus Chicago namens Janet Rowley, die eine neuartige Methode der Chromosomenfärbung anwendete, untersuchte das verkürzte Chromosom und konnte die Einzelheiten aufklären: Dem verkürzten Chromosom, das Nowell entdeckt hatte, fehlte ein Stück. Dieser Abschnitt war abgetrennt und auf ein anderes Chromosom transloziert worden, wobei sich der Transfer zwischen Chromosom 22 und Chromosom 9 zugetragen hatte. Als Rowley noch sorgfältiger nachforschte, bemerkte sie, dass es sich nicht um eine einfache, sondern vielmehr um eine reziproke Translokation handelte – auch Chromosom 9 hatte ein Stück an Chromosom 22 abgetreten. Für sich genommen hatte dieser Tausch keine Relevanz, doch das Genprodukt des neu zusammengewürfelten genetischen Materials war umso bedeutender.

Das Protein, für das der neue Abschnitt codierte, verkörperte die heimtückische Wirkung dieser unnatürlichen Vereinigung. Der Tausch zwischen dem Tyrosinkinase-Gen (*ABL1*) auf Chromosom 9 und dem *BCR*-Gen auf Chromosom 22 hatte das chimärenartige Onkogen *BCR-ABL* hervorgebracht. Das Produkt dieses Hybridgens war eine frankensteinähnliche Kinase. Wie bei src handelte es sich auch hier um eine hyperaktive Tyrosinkinase, ein Signalmolekül, dessen Schalter in der aktivierten Position steckengeblieben war. Es erhielt den Spitznamen „Philadelphia-Chromosom", weil Nowell es in dieser Stadt entdeckt hatte. Nun, da man Einblick in die molekularen Details hatte, stellte sich die Frage, ob man die Kinase irgendwie aufhalten konnte.

Um die Geschichte weiterzuverfolgen, müssen wir den Atlantik überqueren: Ein Schweizer Chemiker namens Jürg Zimmermann arbeitete für das Pharmaunternehmen Ciba-Geigy mit der Molekülklasse der Phenylaminopyrimidine (PAPs). Zimmermann wurde von einem Professor der nahegelegenen Universität darauf aufmerksam gemacht, dass bestimmte PAPs möglicherweise Kinasen hemmten – diejenigen Proteine also, die häufig als Krebsursache verteufelt wurden. Es galt eigentlich als unmöglich, einzelne Kinasen ins Visier zu nehmen. Die verschiedenen Kinasen waren einander strukturell zu ähnlich, und es gab einfach zu viele von ihnen. Ein Wirkstoff musste ausgesprochen spezifisch sein, oder er würde zwangsläufig eine Schar anderer Kinasen hemmen, was außerordentlich ungünstig für die Zelle wäre.

Aber Zimmermann ließ sich davon nicht abschrecken und wendete ein umfangreiches Trial-and-Error-Verfahren an. Seine Methode war mit der Anfertigung einer Unmenge von Schlüsseln vergleichbar, in der Hoffnung, dass einer von ihnen ins Schloss passte. Er ackerte sich durch und erstellte schließlich eine knappe Liste derjenigen Substanzen, die sich als Kinaseinhibitoren erwiesen hatten. Anschließend untersuchte er ihre Wirkung auf *BCR-ABL*. Im Rahmen der Experimente zeigte sich, dass einige PAPs in der Lage waren, *BCR-ABL* zu hemmen bzw. auszuschalten. Die Aussicht, über einen Wirkstoff zu verfügen, der auf *BCR-ABL* wirkte, war ausgesprochen verlockend, aber er musste noch verbessert werden. Die Spezifität des Wirkstoffs müsste punktgenau sein.

Die Tragweite der Entdeckung entging auch Nicholas Lydon nicht, dem Leiter von Zimmermanns Entwicklungsteam. Er nahm an, dass *BCR-ABL* alleinverantwortlich für den Ausbruch der chronischen myeloischen Leukämie und die Hemmung der Genexpression möglicherweise mit einer Heilung dieser einfachen Krebsform gleichbedeutend wäre. Doch bevor sie die Gelegenheit hatten, die Einzelheiten auszuarbeiten, tauchte ein Hindernis auf.

1996 gab Ciba-Geigy die Fusion mit dem Schweizer Unternehmen Sandoz bekannt, um den Pharmariesen Novartis zu bilden. Normalerweise versuchen Unternehmen im Zuge einer Fusion als überflüssig erachtete Abteilungen loszuwerden, und im Fall von Novartis war das nicht anders. Lydons Gruppe wurde als eher unwichtig eingestuft. Aber ebenso wie Slamons und Ullrichs Arbeitsbeziehung die technische Schlagkraft bot, die notwendig war, damit Genentech das mit Herceptin verbundene Risiko auf sich nehmen konnte, traf auch Lydon auf den Mann, der ihm dazu verhelfen sollte, das Forschungsprogramm zu retten und es auf der Prioritätenliste ganz nach oben zu befördern. Weil sein Laborgefrierschrank mit potenziellen „Schlüsseln" gefüllt war, die ins mutierte „Schloss" der Bcr-Abl-Kinase schlüpfen sollten, war Lydon auf sorgfältige Tests angewiesen, um zu ermitteln, welcher der Kandidaten am besten passte.

Er reiste zum Dana Farber Cancer Institute nach Boston, das hervorragende Testverfahren zur Überprüfung von Kinasehemmern ausgearbeitet hatte. Dort traf er auf Brian Druker, ein junges Fakultätsmitglied, das sein starkes Interesse an *BCR-ABL* teilte. Druker verfügte auch über eine Ressource, die Lydon benötigte: Patienten. Die beiden taten sich zusammen und hatten dabei ehrgeizige Ziele. Sie hatten vor, den besten Kandidaten zu ermitteln, um ihn anschließend an CML-Patienten zu erproben. Als sie die Novartis-Spitze davon überzeugen wollten, dass es lohnend war, in das Vorhaben zu investieren, stießen sie allerdings auf Schwierigkeiten. Die Buchhalter meldeten begründete Zweifel an: Es würde bis zu 100 Millionen Dollar kosten, den Wirkstoff durch die klinischen Studien zu bringen, und zwar ohne dass es eine Erfolgsgarantie gäbe. Weil es sich um ein zielgerichtetes Medikament handelte, könnte man nur einen kleinen

Markt beliefern, was die Rentabilität erschwerte. Aber Druker dachte nicht daran aufzugeben, sodass seine Begeisterung schließlich den Sieg über die Vorbehalte der anderen davontrug.

Ein 60-jähriger pensionierter Zugschaffner von der Küste Oregons war der erste Mensch, dem Glivec verabreicht werden sollte. Druker saß, genau wie Ko ein Jahrzehnt später, nervös am Krankenbett, während das Medikament dargeboten wurde. Dieselbe alles übersteigende Erleichterung, die Ko zu Tränen rühren sollte, überflutete Druker, als sich herausstellte, dass Glivec nicht akut giftig war. „Die Erleichterung war enorm“[3], erzählte Druker. Aber dann sollte noch etwas weitaus Unglaublicheres geschehen.

Die erste Studie umfasste 54 Patienten, von denen 53 innerhalb von einigen Tagen nach dem Start voll auf das Medikament ansprachen. Als genügend Zeit verstrichen war, wurde offensichtlich, dass Glivec dazu in der Lage war, den Krebs in Schach zu halten – er kehrte nicht mehr wieder. Die Erfolge sorgten in der Gemeinschaft der Krebsforscher und dann in der weltweiten Öffentlichkeit für Widerhall. Dank Glivec konnte man eine Krankheit in den Griff bekommen, die zuvor innerhalb von drei bis fünf Jahren nach der Diagnose tödlich verlaufen war. Von nun an durften die Patienten hingegen damit rechnen, das Durchschnittsalter zu erreichen.

Vielleicht hatte keine andere Krebstherapie derart tiefgreifende Auswirkungen auf die Onkologie insgesamt wie Glivec. Sie waren so stark, dass ihre symbolische Kraft in der Geschichte der Krebsmedizin eine Zäsur darstellte; heutzutage unterscheiden Ärzte häufig eine „Prä-Glivec-“ und eine „Post-Glivec-Ära“. Die Onkologen hatten verzweifelt auf Glivec gewartet, und jetzt hatten sie endlich eine nicht-toxische Behandlung für Krebs in ihrem Arztkoffer. Nun konnten sie einem Patienten in die Augen sehen und dabei sagen: „Alles wird wieder gut.“

Glivec war ein Wunderkind, der Heilige Gral der Chemotherapie: eine nicht-toxische Behandlung. Aber Glivec barg eine versteckte Gefahr. Jenseits seiner scheinbar übernatürlichen Wirkung erhärtete es die Logik der zielgerichteten Krebstherapie. Dieses Medikament allein „rechtfertigte den Ansatz“ oder diente als „Machbarkeitsbeweis“, was die Forscher von neuem an die kurzsichtige Vision des Medikamentendesigns band. Das Problem bestand darin, dass CML unter allen Krebsformen einzigartig ist. Anders als die überwiegende Mehrheit der soliden Tumoren ist CML erstaunlich gleichförmig. Während die meisten festen Tumoren ein genetisches Chaos offenbaren, das an die Folgen eines Wirbelsturms erinnert, ist CML transparent; seine genetische Landschaft wird von einer einzigen Änderung dominiert: dem Philadelphia-Chromosom. Der Autor Clifton Leaf formulierte es folgendermaßen: „Die Revolutionierung der zielgerichteten Therapie – die Glivec-Story – birgt die Gefahr, dass Krebs zu stark vereinfacht wird und dass man die Krankheit als einen geregelten Marsch in Richtung Unordnung auffasst; als das Ergebnis einer einzigen genetischen Aberration, die die Krankheit vorantreibt. Auf die überwiegende Mehrheit der Krebsformen trifft das aber nicht zu."[4]

Glivec lenkte die Forscher auf einen riskanten Pfad, auch wenn sie sich innerhalb der genetischen Rahmenbedingungen bewegten. Die überwiegende Mehrheit der Krebsformen ist zu komplex, um das „Glivec-Modell" auf sie anzuwenden. Watson räumte ein, dass das Unternehmen unausführbar sein könnte. Loeb und Vogelstein schlossen sich an.

Glivec bringt eine weitere Gefahr mit sich. Zusätzlich zu seiner Funktion als Machbarkeitsbeweis der zielgerichteten Medikamentenentwicklung, scheint Glivec die SMT der Krebsentstehung oberflächlich betrachtet zu bestätigen. Es hat den Anschein, dass CML von einer einzigen, tiefgreifenden genetischen Änderung verursacht und unterhalten wird. Als Wissenschaftler jedoch gründlicher nachforschten, fanden sie heraus, *dass auch vollkommen gesunde Menschen, die niemals CML entwickelten, das Philadelphia-Chromosom besaßen* – ein kleines, aber bedeutendes Detail. *Das war einfach unmöglich.* Falls das Philadelphia-Chromosom allein für CML verantwortlich wäre, hätten diese Menschen in ihrer seligen Unwissenheit die bösartige Krankheit beherbergen müssen. Doch sie waren kerngesund. Die von *BCR-ABL* produzierte und außer Rand und Band geratene Kinase reicht also an sich nicht aus, um CML entstehen zu lassen. Abgesehen davon sind weiter fortgeschrittene CML-Fälle nicht immer mit Glivec behandelbar. 20 Prozent der Patienten in fortgeschrittenem Stadium erliegen der Krankheit, auch wenn ihnen Glivec verabreicht wird und obwohl es nur eine einzige, vermeintlich kausal wirkende Mutation gibt, die die gesamte genetische Landschaft des Tumors durchzieht; eine einzige Mutation, die eine zielgerichtete Therapie beim Schlafittchen packen könnte – und zwar in allen Krebszellen, nicht nur in einem Bruchteil. Diese beiden Tatsachen stellen eindeutige Belege dafür dar, dass es abgesehen von *BCR-ABL* noch etwas anderes geben muss, das die Krankheit unterhält.

Abermals machten Pedersen und Seyfried in Zusammenhang mit Glivec eine überaus merkwürdige Beobachtung: Ihnen fiel auf, dass sich die Funktionsweise von Glivec ganz unauffällig mit der Stoffwechseltheorie in Einklang bringen ließ. Die unbändige, hyperaktive Kinase BCR-ABL veranlasst die dauerhafte Aktivierung eines Netzwerks, das man als PI3K/AKT bezeichnet – ein Signalweg, der auch durch retrograde Signale von beschädigten Mitochondrien aktiviert wird. Ungeachtet der Frage, ob der Signalweg nun durch die retrograde Signalübertragung oder von *BCR-ABL* in Gang gesetzt wird, erwacht eine Schar von Genen aus ihrem Schlummer, die zur Synthese eines Netzwerks von Proteinen überredet werden, das die biochemische „Persönlichkeit" der Zelle dem Warburg-Effekt entsprechend manipuliert, und zwar mit all seinen Erscheinungsformen. Der PI3/AKT-Signalweg erhöht die Aufnahme und den Verbrauch von Glukose dramatisch.

Wenn CML-Patienten eine orangefarbene Glivec-Pille schlucken, vergeht ihren Krebszellen der unersättliche Appetit nach Glukose, und die Energieerzeugung unter Verwendung von Sauerstoff wird wiederhergestellt, was einer Umkehrung des Warburg-Effekts entspricht. Dass ausgerechnet dieses eine zielgerichtete Medikament unter 700, dessen Heilerfolge einem Home-Run gleichkommen, seine Wirkung durch das Abschalten des von Warburg entdeckten beeinträchtigten Stoffwechselwegs entfaltet, sollte Anlass zum Stirnrunzeln geben. Zufällige Übereinstimmungen sind zwar an sich kein Beweis, aber umgekehrt existieren sie wohl auch nicht grundlos. Ein Ereignis, das mit einer Wahrscheinlichkeit von 1:700 eintritt, verdient sicherlich eine gewisse Beachtung.

Darüber hinaus führten Ko und Pedersen Versuche durch, in deren Verlauf sie die Aktivität von 3-BP mit derjenigen von Glivec in Zellen des multiplen Myeloms verglichen, einer Krebsform, bei der das Philadelphia-Chromosom keine Rolle spielt. Wiewohl 3-BP die Krebszellen erfolgreicher als Glivec bekämpfte, entging es Ko und Pedersen nicht, dass die antitumorale Wirkung von Glivec anscheinend darauf beruhte, dass das zelluläre ATP vermindert wurde. Angesichts eines Medikaments, das als hochspezifisch erachtet wurde, war das eine seltsame Beobachtung. Ko meinte dazu:

> *„Es ist erwähnenswert, dass Glivec RPM18226-Krebszellen abtötet, indem es die Verfügbarkeit von ATP beeinträchtigt. Deshalb wird vermutet, dass Glivec als Stoffwechselhemmer agiert, indem es an verschiedene Tyrosinkinasen und allgemein ATP-bindende bzw. -hydrolysierende Proteine bindet. Bezeichnenderweise stimmen unsere Ergebnisse mit der Ansicht von Dr. Thomas Seyfried überein, dass Krebs eine Erkrankung des Energiestoffwechsels sei."*[5]

Für die Gemeinschaft der Krebsforscher kam die Vorbildwirkung von Glivec einem kollektiven Befreiungsschlag gleich. Aber so intellektuell befriedigend das Medikament auch erscheinen mag, unter der Oberfläche ist es das keineswegs.

Wenn man alle verfügbaren Fakten heranzieht, ist auch die elegante Einfachheit von Glivec plötzlich in einen Schleier von Widersprüchen gehüllt. Es ist möglich, dass CML rein genetisch bedingt ist und durch eine Kinase ausgelöst wird, die verrückt spielt. Es könnte aber auch sein, dass *BCR-ABL* nicht die Ursache von CML, sondern nur ein glücklicherweise vorhandener Schalter ist, ein Mittel zu einem Zweck: ein Werkzeug, dessen man sich bedienen kann, um das Signal abzustellen, das beschädigte Mitochondrien eingeschaltet haben.

Seyfried wies auf eine weitere Beweislinie hin, die bei näherer Betrachtung für keine der beiden Seiten ein Gewinn war. Historisch gesehen wurden ererbte Mutationen häufig als Beweis für die SMT der Krebsentstehung angeführt, was vordergründig sogar überzeugen kann. Mutationen in der Keimbahn (die von Eltern an ihre Kinder weitergegeben werden), die zu Krebs führen, steuern einen geringen Teil der Gesamtlast bei (fünf bis sieben Prozent aller Krebsfälle). Die überwiegende Mehrheit der Krebsfälle tritt spontan auf. Es besteht kein Zweifel daran, dass bestimmte Keimbahnmutationen eine Prädisposition für betroffene Menschen darstellen, an Krebs zu erkranken. Allerdings ist es das „Wie" – genauso wie bei den Karzinogenen und Glivec –, das den Unterschied zwischen den beiden rivalisierenden Theorien verwischt.

Die Genprodukte der Onkogene sind alles andere als einfach zu durchschauen. Ihre Funktion ist unglaublich komplex und vielfältig. *P53*, das am besten erforschte Onkogen, steht nach vorsichtigen Schätzungen mit 105 anderen Proteinen in Wechselwirkung und beeinflusst mit ihnen zusammen ein unfassbar riesiges Netzwerk an zellulären Vorgängen. *P53* hat biblische Ausmaße, und wie wir es von der Bibel kennen, hängt die Bedeutung von der Interpretation ab. Anhänger der SMT der Krebsentstehung sehen *p53* als den „Wächter des Genoms" – seine Mission besteht demnach darin, das Königreich zu schützen. Wenn die Wälle des Zellkerns durchbrochen werden, organisiert *p53* Legionen an Arbeitern, um jedweden Schaden zu reparieren. Wenn die Verwüstung zu groß ist, um repariert werden zu können, lässt *p53* die Trompeten erklingen und ordnet der Zelle an, Selbstmord zu begehen, bevor sie korrumpiert werden kann.

Anhänger der Stoffwechseltheorie der Krebsentstehung sehen die Bedeutung von *p53* darin, die Energieerzeugung unter Sauerstoffverbrauch aufrechtzuerhalten. *P53* ist für die Transkription einer unverzichtbaren Komponente der Elektronentransportkette verantwortlich, ohne die die Mitochondrien ihre Arbeit nicht verrichten können. Menschen, die mit einem mutierten *p53*-Gen geboren werden, erkranken im Laufe ihres Lebens mit an Sicherheit grenzender Wahrscheinlichkeit an Krebs. 50 Prozent der Träger dieses seltenen Defekts entwickeln den

Krebs im frühen Erwachsenenalter (die Krankheit wird als Li-Fraumeni-Syndrom bezeichnet). Die Frage ist nun, wie die ererbte *p53*-Mutation zu der erhöhten Prädisposition führt. Die meisten Krebsforscher sind der Meinung, dass es daran liege, dass das Genom angreifbar sei und sich die Wahrscheinlichkeit für Mutationen in weiteren Onkogenen erhöhe. Anhänger der Stoffwechseltheorie sagen, dass das mutierte *p53*-Gen langsam die Fähigkeit der Zelle unterminiere, Energie mithilfe von Sauerstoff zu gewinnen. Dies führe zu einer Umstellung auf den Warburg-Effekt, dem retrograde Signalübertragung und unkontrolliertes Wachstum folgten.

Gleiches gilt für *BRCA1* – diese ererbte Mutation ist für Frauen mit einer viel höheren Wahrscheinlichkeit verbunden, an Brust- und Eierstockkrebs zu erkranken. *BRCA1* gelangte in die Schlagzeilen, als die Schauspielerin Angelina Jolie 2013 ihre Entscheidung, sich einer beidseitigen Mastektomie zu unterziehen, im Op-Ed der *New York Times* unter dem Titel „My Medical Choice“ bekanntgab. Nachdem man sie positiv auf die Mutation im *BRCA1*-Gen getestet hatte, entschloss sie sich, die Operation über sich ergehen zu lassen. Die Ärzte schätzten, dass sie mit einer Wahrscheinlichkeit von 87 Prozent Brustkrebs entwickeln würde und dass der Eingriff das Risiko auf fünf Prozent reduzierte. Es ist wahrscheinlich, dass sie das veränderte Gen von ihrer Mutter geerbt hatte, die im Alter von 56 Jahren an Brustkrebs verstarb. „Als ich erst einmal wusste, dass meine Wirklichkeit so aussah, entschied ich mich dazu, die Initiative zu ergreifen und das Risiko zu minimieren, soweit es in meiner Macht stand“[6], schrieb Jolie. Sie ging mit ihrer Entscheidung an die Öffentlichkeit, um andere Betroffene zu informieren, damit sie ebenfalls Eigeninitiative ergreifen konnten und ihr Schicksal nicht von Darwinscher Unvermeidlichkeit besiegelt wurde. Weiter schrieb sie:

> *„Ich entschließe mich dazu, meine Geschichte nicht für mich zu behalten, weil es viele Frauen gibt, die nicht wissen, dass sie der Gefahr einer Krebserkrankung ausgesetzt sind. Es ist meine Hoffnung, dass auch sie die Gelegenheit erhalten, ihre Gene testen zu lassen, und dass sie, falls sie einem erhöhten Risiko ausgesetzt sind, gleichzeitig wissen, dass sie etwas dagegen tun können. Das Leben ist mit vielen Herausforderungen verbunden. Diejenigen, die wir annehmen und kontrollieren können, sollten uns keine Angst einjagen.“*[7]

Wie p53 besitzt auch *BRCA1* zahlreiche Funktionen in der Zelle, und genauso wie p53 ist das BRCA1-Protein eines von vielen Proteinen, die für die Reparatur von DNS-Schäden verantwortlich sind. *BRCA1* löst nicht unmittelbar Krebs aus; die Anhänger der SMT argumentieren vielmehr, dass es die Entstehung der Krankheit begünstige. Das Onkogen schafft die Rahmenbedingungen und erhöht die *Wahrscheinlichkeit* von Mutationen, die das Zellwachstum aus dem Gleichgewicht bringen. Und wie *p53* spielt es auch für die Funktionsweise der Mitochondrien eine Rolle. Es konnte nachgewiesen werden, dass es eng in die Biogenese der Mitochondrien eingebunden ist. Die defekte Version könnte die Fähigkeit der Mitochondrien einschränken, sich fortzupflanzen, was die deutlich verringerte Mitochondrienzahl im Zytoplasma von Krebszellen erklären würde, die Pedersen und andere Forscher beobachtet haben.

Dieselbe Doppelnatur gilt für weitere ererbte Mutationen, die das Risiko erhöhen, an verschiedenen Tumorformen zu erkranken, zu denen das Retinoblastom, Xeroderma pigmentosum, das Paragangliom und einige Formen des Nierenzellkarzinoms zählen. Für alle ererbten Mutationen, die mit diesen Krankheiten in Zusammenhang stehen, konnte nachgewiesen werden, dass sie die Mitochondrienfunktion beeinträchtigen – eine bedeutendes Detail, das nach wie vor weitgehend ignoriert wird.

Supertreibstoff

Ausgehend von der Beobachtung, dass es einen Zusammenhang zwischen Krebs und Stoffwechsel gibt, brach Thomas Seyfried zu seiner persönlichen Entdeckungsreise auf, um die Ursache zu ergründen. Die Kreise, die er zog, waren anfangs weitläufig und wurden immer enger, bis er schließlich zum Mittelpunkt gelangte: zu einer einzigen Stoffwechseltheorie der Krebsentstehung. Wie ein Stern, der in sich zusammenstürzt, strebte seine Arbeit auf die therapeutische Fragestellung zu, mit der alles begonnen hatte. Da nun eine umfassende Theorie zur Verfügung stand und ein Deutungsrahmen errichtet war, konnte sein Labor die Theorie als Ausgangspunkt und Filter verwenden, um Krebsbehandlungen zu entwickeln.

Seyfried hatte bemerkt, dass eine schlichte Kalorienbeschränkung genügte, um Tumoren schrumpfen zu lassen. Diese Beobachtung konnte er nun in einen umfassenden theoretischen Zusammenhang stellen, um die Konsequenzen zu beurteilen. Plötzlich ergab alles einen Sinn: Die Kalorienreduktion senkte den Blutzuckerspiegel und zwang Krebszellen dazu, mit gesunden Zellen unerbittlich um den Kraftstoff zu konkurrieren, nach dem sie so verzweifelt lechzten.

Doch Seyfried war überzeugt, dass noch mehr möglich wäre. Er änderte den Ernährungsplan geringfügig: Die Kalorienzufuhr blieb insgesamt eingeschränkt, allerdings wurden Kohlenhydrate zugunsten von Fetten gestrichen – eine Neuerung, die die Krebszellen einem noch höheren Druck von Seiten des Stoffwechsels aussetzte. Stellen wir die Zufuhr von Kohlenhydraten ein, kann unser Körper die Stoffwechselenergie nicht mehr auf die gewohnte Weise erzeugen. Er ist nun darauf angewiesen, Ketonkörper herzustellen – bestimmte Moleküle, die Glukose als die in Umlauf befindliche Energiequelle ersetzen. Sobald Krebs als Stoffwechselkrankheit aufgefasst wird, bieten Ketonkörper interessante therapeutische Möglichkeiten.

Im Gegensatz zu Glukose müssen Ketonkörper unter Sauerstoffverbrauch verstoffwechselt werden. Für ihre Verwertung ist die Zelle auf gesunde, funktionierende Mitochondrien angewiesen, die in Krebszellen Mangelware sind, wie Seyfried wusste. Zellen, deren Stoffwechsel normal abläuft, verfügen über Alternativen, Tumorzellen nicht. Falls Krebs tatsächlich eine Erkrankung funktionsgeschädigter Mitochondrien wäre, hätte ein Ernährungsplan, für den Seyfried die Bezeichnung „kalorienreduzierte ketogene Diät (RKD)“[1] prägte und bei dem anstelle von Glukose Ketonkörper abgebaut werden, bessere Auswirkungen als die reine Kalorienbeschränkung.

Sein Denkansatz reichte zurück bis ins antike Griechenland, wo der therapeutische Nutzen des Fastens entdeckt worden war. Man hatte bemerkt, dass Fasten das Auftreten epileptischer Krampfanfälle deutlich verringerte, wenn nicht sogar zur Gänze verhinderte.[2] In den 1920ern – ungefähr zu der Zeit, als Warburg die erstaunlichen Veränderungen im Stoffwechsel der Krebszellen dokumentierte – berichtete Rollin Woodyatt, ein Arzt und Wissenschaftler aus Chicago, dass die Leber gesunder Menschen drei wasserlösliche Ketonkörper (3-Hydroxybutansäure, Acetessigsäure und Aceton) herstellt, wenn sie fasten oder kohlenhydratarme, aber fettreiche Nahrung zu sich nehmen.

Russel Wilder, ein Arzt an der Mayo Clinic, wurde durch Woodyatts Forschung über die Stoffwechselumstellung inspiriert und entwickelte eine Diät, die dem Fasten insofern nachempfunden war, als sie die Herstellung von Ketonkörpern förderte. Wilder argumentierte, dass sich diese Diät, die über einen unbegrenzten Zeitraum befolgt werden konnte, zur Behandlung von Epilepsiepatienten eignete. Sein Ernährungsplan, den er als „ketogene Diät“ bezeichnete, sah ungefähr ein Gramm Protein pro Kilogramm Körpergewicht und Tag vor sowie nahezu keine Kohlenhydrate. Die übrigen Kalorien wurden aus Fett bezogen. Die ketogene Diät zeigte bei Epilepsiepatienten nachhaltige Erfolge: Krampfanfälle traten durch die Ernährungsumstellung seltener oder gar nicht mehr auf. Als jedoch in den 1940ern krampfhemmende Medikamente aufkamen, wurde die ketogene Diät zu einer Randnotiz in medizinischen Lehrbüchern degradiert.

Mitte der 1990er Jahre wurde die Diät vom Hollywoodfilmregisseur Jim Abrahams der Vergessenheit entrissen. Sein Sohn Charlie litt an schwerer Epilepsie, die auf Medikamente nicht ansprach. Charlies Leben wurde von der Häufigkeit und Intensität der Krampfanfälle völlig vereinnahmt. „Sein Schicksal war schlimmer als der Tod"[3], meinte Abrahams. Nachdem er fünf Neurologen aufgesucht hatte, die nicht weiter wussten, versuchte er verzweifelt, selbst etwas für ihn zu tun. „Als ich von der ketogenen Diät hörte, probierten wir sie aus – und bereits nach wenigen Tagen hatte Charlie keine Anfälle mehr. Ich war gleichzeitig verblüfft und verärgert. Wie konnte es sein, dass die Öffentlichkeit nichts davon wusste?,[4] empörte er sich.

Abrahams startete eine Kampagne, um andere Menschen zu informieren, die sich in derselben verzweifelten Situation befanden. Er trat in der Nachrichtensendung „Dateline NBC" auf und produzierte einen Fernsehfilm mit dem Titel „First Do No Harm" (deutscher Titel: „Solange es noch Hoffnung gibt"), in dem seine enge Freundin Meryl Streep die Hauptrolle übernahm. Danach rief er die Charlie Foundation ins Leben, die sich der Schulung von Ernährungsberatern in Krankenhäusern widmete, damit diese Epileptikern die ketogene Diät verabreichen konnten. Allerdings stießen seine Bemühungen auf Widerstand:

> *„Als ich die Charlie Foundation gründete, glaubte ich, dass es ein Spaziergang wäre – wir würden die Öffentlichkeit über diese unglaublich wirksame Ernährungstherapie gegen Epilepsie informieren, und das wäre es. Leider gestaltete sich alles nicht ganz so einfach. Mittlerweile sind alle Gerüchte widerlegt, die in Umlauf gebracht wurden, um der Diät zu schaden. Die Wirksamkeit ist wissenschaftlich erwiesen, Befürchtungen vor negativen Folgen bei einer Langzeitanwendung wurden zerstreut, die Schmackhaftigkeit konnte erheblich gesteigert, Probleme bei der Darbietung im selben Maß verringert werden. Die größte Schwierigkeit besteht heutzutage darin, sich zu einigen, wie die Krankenhäuser ausgebildete Spezialisten für ketogene Diät für ihren Zeitaufwand entschädigen können."*[5]

Richard Veech, ein Forscher der NIH, kennt den wissenschaftlichen Hintergrund der ketogenen Diät vielleicht besser als jeder andere. Passenderweise gehört er außerdem der wissenschaftlichen Abstammungslinie an, die direkt auf Warburg zurückgeht, war doch kein Geringerer als Hans Krebs (der unter Warburg studierte und nach dessen Tod seine Biographie verfasste) sein Doktorvater in Oxford. Wie auch anderen fielen Veech die fast magischen Eigenschaften der Ketonkörper auf. Er war von einem Bericht aus den 1940ern fasziniert, der aufzeigte, dass Ketonkörper unter 16 anderen Substanzen, darunter Kohlenhydrate, Fettsäuren und Stoffwechselzwischenprodukte, hinsichtlich ihrer Fähigkeit einzigartig waren, die Motilität von Spermien bei gleichzeitiger Verminderung des Sauerstoffverbrauchs zu steigern. Ketonkörper machten Spermien zu schnelleren und effizienteren Schwimmern. Weil er entschlossen war, herauszufinden, ob die Studie der Wahrheit entsprach, gab Veech Ketonkörper zu einer Glukoselösung und ließ sie durch einen Rattenherzmuskel perfundieren. Die Ketonkörper steigerten die Arbeitsleistung des Herzmuskels, während der Sauerstoffverbrauch beträchtlich sank. Veech bemerkte außerdem etwas anderes: Die Ketonkörper verbesserten nicht nur die Leistung, sie legten auch die merkwürdige Fähigkeit an den Tag, die Menge des in der Zelle produzierten ATP zu steigern. Er ermittelte, dass die Ketonkörper die intrazelluläre Landschaft veränderten und die Zelle aufluden, indem die Energieausbeute in einem Komplex der Atmungskette erhöht wurde. Die Stoffwechselumstellung inspirierte Veech, die Moleküle als „Supertreibstoff" zu bezeichnen.

Dann nahm er den rätselhaften Kraftstoff aus der Vogelperspektive ins Visier, um in Erfahrung zu bringen, wie Ketonkörper im Laufe der Evolution entstanden waren. Er schlussfolgerte, dass die Moleküle unseren Vorfahren wahrscheinlich dabei geholfen hatten, ein größeres und komplexeres Gehirn zu entwickeln. Unser Denkorgan bedeutete einen Überlebensvorteil gegenüber jeder anderen Spezies, aber was den Stoffwechsel betrifft, so stellte sein unersättlicher Appetit eine enorme Belastung dar. Das Gehirn verbraucht zu jedem beliebigen Zeitpunkt 20 Prozent der in der Nahrung enthaltenen Energie. Und es kommt noch schlimmer: Während andere Körpergewebe auch Fettsäuren verbrennen können, war das Gehirn im Nachteil, weil es auf Glukose angewiesen war. Dies war mit Gefahren verbunden, die andere Organe nicht kannten. Wenn Nahrungsmangel herrschte, was zweifellos keine Seltenheit war, wurde unser bester Freund zu unserem schlimmsten Feind. Doch die Evolution fand eine Lösung: In entbehrungsreichen Zeiten schaltete sie den Stoffwechsel auf einen Zustand der gesteigerten Effizienz – der Ketose – um. Weil das Gehirn zwischen der Verbrennung von Glukose und Ketonkörpern wechseln konnte, gelang es den Molekülen, das Gehirn aus seinem festgefahrenen Stoffwechselzustand zu befreien und ihm einen Reservetreibstoff zur Verfügung zu stellen, der seinen ausgewachsenen Hunger stillte. In mageren Zeiten können Menschen besser als andere Säugetiere

„Supertreibstoff" herstellen, was uns zu zähen und leistungsfähigen Überlebenskünstlern macht.

Veech erklärte: „Der Überlebensvorteil ist offensichtlich: Ketonkörper ermöglichen es einem normalgewichtigen Menschen, drei Monate ohne Nahrung zu überstehen und nicht nur zwei bis drei Wochen. Eine übergewichtige Person hält es fast ein Jahr lang ohne Essen aus."[5] Aus evolutionären Gesichtspunkten scheint es unmöglich, die beiden getrennt voneinander zu betrachten: Die Ketose könnte die Entstehung unserer enormen Gehirne begünstigt oder sogar ermöglicht haben.

Die Existenz von Ketonkörpern ergibt einen Sinn, wenn man sie als evolutionäre Anpassung betrachtet, aber wie es ihnen gelingt, wie in Charlies Fall epileptische Krampfanfälle zu unterdrücken, ist nach wie vor rätselhaft. Veechs Arbeiten erneuerten das Interesse an den physiologischen Wirkungen der Ketonkörper und motivierten andere Wissenschaftler, die mysteriösen Moleküle zu erforschen. Die Ergebnisse waren fast zu gut, um glaubwürdig zu sein. Abgesehen von den allseits bekannten Vorteilen beim Abnehmen, die Robert Atkins in den 1970ern zur Sprache brachte, zeigte sich, dass die Ketose möglicherweise zahlreiche neurologische Krankheiten beeinflusste, darunter auch Parkinson, Alzheimer, Amyotrophe Lateralsklerose und Schädel-Hirn-Traumata. Die angeblich magischen Eigenschaften der Ketonkörper liefen Veechs wissenschaftlicher Skepsis zuwider, weshalb er betonte, dass „diese Krankheiten ein stark unterschiedliches Erscheinungsbild" hätten und „es unwahrscheinlich [klinge], all die verschiedenen Symptome mit irgendeiner magischen Substanz behandeln zu können".[6] Dennoch zeitigten die Moleküle immer wieder eine umfassende neuroprotektive Wirkung. Von den Vorteilen der Ketose lässt sich der Bogen zurück zu den Mitochondrien schlagen: Weil die Ketonkörper so effizient genutzt werden, verringern sie den oxidativen Stress, dem die Mitochrondrien aufgrund der Energieerzeugung ausgesetzt sind. Wie ein saubererer Brennstoff scheinen Ketonkörper beschädigte Mitochondrien zu schützen oder sogar zu regenerieren. Allerdings, und von einer anderen Perspektive aus gesehen, sind die fast übernatürlichen Eigenschaften der Ketose möglicherweise gar nicht so unglaublich. Vielleicht sollten sich die Menschen von Zeit zu Zeit im Zustand der Ketose befinden. Wie Veech in einem Interview mit der *New York Times* meinte, ist „Ketose ein normaler physiologischer Zustand. Ich würde sogar behaupten, dass sie der normale Zustand der Menschheit ist. Alles andere als normal ist, an jeder Straßenecke eine McDonalds-Filiale und ein Delikatessengeschäft vorzufinden. Es ist normal zu hungern".[8] Veech zufolge ist es möglich, dass die modernen Krankheiten „Errungenschaften" der Zivilisation sind und dass ein bisschen Entbehrung ausgesprochen wohltuend für uns wäre.

Davon ausgehend, dass Krebs auf Glukose angewiesen ist und dass die Anzahl der Mitochondrien in Krebszellen deutlich verringert ist und/oder die Organellen beschädigt sind, veränderte Seyfried die ketogene Diät mit dem Ziel, die Tumorzellen so viel metabolischem Stress wie nur möglich auszusetzen. Er reduzierte die Gesamtkalorienzahl, um den Blutzuckerspiegel so weit wie möglich zu senken und um die Krebszellen auf diese Weise ihres bevorzugten Treibstoffs zu berauben. Gesunde Zellen gehen unter diesen Umständen dazu über, Ketonkörper in ihren intakten Mitochondrien zu verbrennen, was Krebszellen verwehrt ist. Seyfried fand heraus, dass diese eingeschränkte Version der Ketodiät das Tumorwachstum bei Mäusen dramatisch verlangsamte.

Der Gedanke, dass eine Kalorienreduktion Auswirkungen auf das Tumorwachstum habe, geht auf Rous zurück: Im Jahr 1914 fragte sich Rous, ob die Ernährung die Vaskularität von Tumoren beeinflussen könne – also das sich ausbreitende Netzwerk von Blutgefäßen, das für Tumorwachstum und -infiltration verantwortlich ist. In seinem Artikel „The Influence of Diet on Transplanted and Spontaneous Mouse Tumors" (dt.: „Der Einfluss der Ernährung auf transplantierte und spontan entstandene Maustumoren") lieferte Rous erstaunliche Belege dafür, dass die Einschränkung der Nahrungsaufnahme die Wachstumsfähigkeit von Tumoren durch Aushungern reduzierte. Rous meinte:

> *„Diese Fakten zeigen vielleicht den Weg auf, wie durch das Einhalten einer Diät das Tumorwachstum verlangsamt werden kann. Durch eine eingeschränkte Zellteilungsaktivität des Wirtsgewebes wird die Ausbildung eines vaskularisierten Versorgungsgewebes, auf das die meisten Tumoren angewiesen sind, um sich ausbreiten zu können, zumindest indirekt erheblich verzögert."*[9]

Weil aber seine Erkenntnis Warburgs Forschung zeitlich vorausging, fehlte dem Konzept ein Ankerpunkt, sodass Rous' Beobachtung nirgendwo integriert werden konnte.

Warburg stellte von einem anderen Standpunkt aus einen lockeren Zusammenhang zwischen Ernährung und Krebs her:

> *„Solche endogenen Ursachen einer Atmungsschädigung können verschiedenartig sein. Zum Beispiel kann die Strömungsgeschwindigkeit des Blutes in einem wachsenden Gewebe chronisch zu niedrig sein; oder der Haemoglobingehalt des Blutes kann zu niedrig sein; oder es kann ein Mangel an*

Wirkungsgruppen der Atmungsfermente bestehen. Will man in solchen Fällen die Entstehung des endogenen Krebses verhüten, so wird man darauf achten müssen, daß alle wachsenden Zellen immer mit Sauerstoff gesättigt sind; und ferner, daß alle Körperzellen immer mit den Wirkungsgruppen der Atmungsfermente gesättigt sind. Die Wirkungsgruppen dieser Fermente können heute industriell in beliebigen Mengen hergestellt werden. Als Bestandteile der Atmungsfermente sind sie völlig ungiftig. Sie werden im Magen und Darm nicht zersetzt. Sie können also per os gegeben werden und vereinigen sich dann im Körper, wie ihre Verwendung als Vitamine zeigt, mit ihren spezifischen Fermentproteinen, den sogenannten Apofermenten."[10]

Ebenso wie viele vor und nach ihm schlug Warburg vor, dass Prävention der beste Weg wäre, sich der Krebsgefahr zu entledigen. Seine Gedanken konzentrierten sich darauf, die Unversehrtheit der Atmungsfunktion mithilfe von Bewegung, Vitaminen (hauptsächlich B-Vitaminen) und der Vermeidung von Karzinogenen aufrechtzuerhalten (eine Praxis, die Warburg auf die Spitze trieb, denn in seinen späteren Lebensjahren verzehrte er ausschließlich Nahrung, die auf seinem eigenen Grundstück nach den Grundsätzen des ökologischen Landbaus angebaut worden war).

Die erste Anwendung der Ketodiät bei Krebs wurde von Linda Nebeling im Jahr 1995 dokumentiert. Dass sich Nebeling mit Ernährung beschäftigte, beruht mehr oder weniger auf Zufall: Weil sie unschlüssig war, ob sie Veterinär- oder Humanmedizin studieren sollte, entschied sie sich, vorerst einen Bachelorabschluss in Ernährungswissenschaften zu erwerben, um sich beide Optionen offenzuhalten. Nach dem Abschluss bewarb sie sich um ein Praktikum als Ernährungsberaterin am Sloan Kettering Hospital, da sie Verwandte in New York hatte. Von den originellen Ernährungsplänen, die dort umgesetzt wurden, war sie begeistert. Nebeling fand den Wechsel von den verschlafenen Lehrsälen der Universität zu der temporeichen Atmosphäre am Sloan Kettering Hospital berauschend. „Die AIDS-Epidemie traf die Gegend hart", erläuterte sie. „Für eine Ernährungswissenschaftlerin gab es in dieser Zeit viele Aufgaben."[11]

Trotzdem fühlte sie sich von der Krebsabteilung stärker angezogen als von den Herausforderungen, die das sonderbare neue Virus darstellte. Krebs kann Ernährungswissenschaftler vor verschiedenste Probleme stellen, allen voran Kachexie – eine starke Abmagerung, die vorzugsweise Krebspatienten trifft, die in den letzten Zügen der Krankheit liegen. Es ist nicht leicht, dieses chronische Leiden mithilfe der Ernährung zu beseitigen. Nebeling begann, von einem anderen Blickwinkel aus über die ernährungstechnische Seite der Krebserkrankung nachzudenken. Könnte man vielleicht auf die Ernährung zurückgreifen, um die Nebenwirkungen zu mildern oder sogar den Entwicklungsverlauf bestimmter Krebsformen zu verändern? Nebeling, die nur so vor Inspiration und Kreativität sprühte, wünschte sich ein experimentierfreudiges Umfeld, das es ihr erlauben würde, Möglichkeiten und Grenzen der Ernährung auszuloten. Das war gleichbedeutend mit einer Rückkehr an die Universität. Sie verließ New York wieder, um ihre Doktorarbeit an der Case Western Reserve University in Ohio in Angriff zu nehmen.

In ihrer neuen Umgebung formulierte sie eine wissenschaftliche Fragestellung: Kann der Verlauf der Krebserkrankung allein durch Ernährung verändert werden? Ihre Frage gab zu zahlreichen Diskussionen mit einem Onkologen Anlass, der ihr Interesse teilte, und letztendlich landeten sie bei der Ketodiät. „Ich wusste, dass diese Ernährungsform gegen epileptische Anfälle bei Kindern wirkte, weshalb sie neurologische Auswirkungen haben musste“[12], meinte Nebeling. Sie stellte eine Beziehung zwischen der Glukoseabhängigkeit des Tumors und dem mit der Diät verbundenen Glukoseverzicht her. Ihre Überlegungen kamen genau zum richtigen Zeitpunkt: Das PET-Verfahren gewann als nützliche Diagnosemethode an Boden und hatte seinen Weg in die Kliniken gefunden, in denen sie arbeitete. Das Zusammenspiel von Theorie und Technik konnte besser nicht sein. Nebeling erkannte, dass sie mithilfe des Verfahrens überprüfen konnte, ob die Diät eine Wirkung zeitigte. „Meine Arbeit verband Ernährungswissenschaft, pädiatrische Onkologie und PET“[13], erklärte sie.

Sie brauchte ein Jahr, um die Vorgehensweise auszuarbeiten. Nachdem sie alle Genehmigungen gesammelt hatte, fehlten ihr nur noch Patienten. „Ich untersuchte 25 Personen, bis ich zwei fand, die dem Protokoll entsprachen.“ Die erste Patientin war ein drei Jahre altes Mädchen, das an einem anaplastischen Astrozytom (Grad 4) litt. Bevor es an Nebelings Studie teilnahm, hatte das Kind das „Acht Medikamente an einem Tag“-Arzneischema erhalten. Dazu gehörte die Verabreichung von hochtoxischen Medikamenten und Steroiden, auf die eine hyperfraktionierte Strahlentherapie des Kopfes und der Wirbelsäule folgte. Das Kind erlebte Krampfanfälle und litt an einer beträchtlichen Blut- und Nierentoxizität. Weil sich das Tumorwachstum nicht aufhalten ließ, wurde die Behandlung ausgesetzt.

Die zweite Patientin war ein achteinhalb Jahre altes Mädchen mit einem Kleinhirnastrozytom Grad 3, das sich aus einem niedriggradigen Tumor fortentwickelt hatte, der bei ihr mit sechs Jahren diagnostiziert worden war. Aufgrund der Cisplatin-Toxizität erlitt das Mädchen einen Gehörverlust.

Trotz umfangreicher Behandlungen waren die Tumoren bei beiden Kindern nach wie vor nachweisbar, und beiden hatte man dieselbe düstere Prognose gestellt: Es war zu erwarten, dass keines der Mädchen länger als drei Jahre überleben würde, zumal die Therapie als gescheitert galt.

Im Laufe einer Woche stellte Nebeling die Ernährung der jungen Patientinnen auf eine geringfügig kalorienreduzierte ketogene Diät um. Weil die Familien beider Mädchen bereit waren, sich daran zu beteiligen, brachte Nebeling ihnen bei, was man berücksichtigen musste. Dadurch, dass die Wissenschaftlerin regelmäßig die Ketonkörper feststellte, konnte sie beurteilen, ob die Familien die strengen Diätvorschriften beachteten. Obwohl sie „die Diät nicht perfekt einhielten", erzählte Nebeling, blieben die Familien meistens auf Kurs. „Die Ernährungsumstellung bedeutete für die Patientinnen keine größere Einschränkung, aber wenn wir ein ketosegerechtes Oreo-Keks hätten entwickeln können, wäre das der Knüller gewesen"[14], meinte die Forscherin. Obwohl die Mädchen ihr Körpergewicht hielten, sank der Blutzucker unter den Normalwert, während die Ketonkörper im Blut um das 20- oder 30-fache anstiegen. Im Laufe der Zeit endeten die Krampfanfälle, unter denen eines der Mädchen zu Beginn der Diät gelitten hatte, und die gesamte Lebensqualität besserte sich langsam.

So ermutigend die Ergebnisse zu sein schienen, erst die PET-Bilder würden beweisen, ob sich die Diät die Schwäche der Tumoren für Süßes zunutze machen konnte. Als Nebeling die Befunde erhielt, zeigten sie eine 22-prozentige Reduktion der Glukoseaufnahme an, was einen starken Rückgang des Zuckerverbrauchs widerspiegelte. Während des neun Monate dauernden Protokolls überwachte Nebeling die Mädchen sorgfältig, passte die Diät an, wenn sie sich erkälteten und führte Blutuntersuchungen durch, um sicherzustellen, dass sie ausreichend ernährt wurden.

Obwohl die Studie nicht durchgeführt wurde, um den Heilerfolg zu bewerten, räumte Nebeling ein, dass die Diät ein verlockendes Potenzial besäße, Krebszellen aufgrund ihrer Glukoseabhängigkeit auszuhungern: „Theoretisch könnte die Beeinflussung der Glukoseverwertung des Tumors Auswirkungen auf seine Wachstumsrate haben"[15], meinte Nebeling. Allerdings kehrte die Forscherin rasch zu ihrem ursprünglichen Standpunkt zurück: „Davon abgesehen, war das Protokoll nicht dafür vorgesehen, das Tumorwachstum aufzuheben oder bestimmte Krebsformen zu behandeln."[16] Selbst wenn das Protokoll nicht zur Therapierung der Mädchen konzipiert war, so hatten die Familien dennoch Hoffnungen auf die Diät gesetzt. Wie konnte es auch anders sein? Die PET-Befunde wiesen auf eine positive Wirkung der umgestellten Ernährung hin. Das drei Jahre alte Mädchen hatte sich von den qualvollen Nebenwirkungen der konventionellen Chemotherapie und der Bestrahlung erholt, beide Kinder fühlten sich besser.

Nach einem Jahr hatte die Studie Nebeling ausreichend Daten geliefert, um ihre Doktorarbeit zu vollenden. Nun musste sie sich von einer hemdsärmeligen Ernährungsberaterin in eine Akademikerin verwandeln, um die Fakten für ihre Dissertation zusammenzufassen. Sie bewarb sich um ein Postdoc-Stipendium am NCI und hoffte, ihren Arbeitsschwerpunkt „Krebs" weiterverfolgen zu können. Als sie erfuhr, dass sie für das Stipendium ausgewählt worden war, war sie freudig erregt, aber auch ein bisschen traurig, weil es bedeutete, dass sie die Mädchen zurücklassen musste. „An der Clevelander Universitätsklinik waren sie in guten Händen"[17], sagte sie. Nebeling packte ihre Koffer und zog nach Washington, DC.

Nebelings theoretisch eleganter Ansatz, den beeinträchtigten Krebsstoffwechsel mithilfe einer Diät anzusprechen, war langsam in das Bewusstsein von Wissenschaft und Öffentlichkeit gesickert. Im Sommer 2007 druckte das *Time magazine* den Artikel „Can a High-Fat Diet Beat Cancer?" (dt.: „Lässt sich Krebs mit fettreicher Ernährung besiegen?") ab. Er stellte die beiden deutschen Wissenschaftlerinnen Dr. Melanie Schmidt und Dr. Ulrike Kämmerer in den Mittelpunkt, die am berühmten Universitätsklinikum Würzburg eine Phase-1-Studie aufgenommen hatten, um die Ketodiät an Krebspatienten zu erproben. Die von der deutschen Biotechnologiefirma Tavartis gesponserte Studie ging über Nebelings Arbeit hinaus und wurde konzipiert, um herauszufinden, ob die Diät einen Einfluss auf den Verlauf der Erkrankung haben könnte. In dem Artikel wurden die Wissenschaftlerinnen mit dem Ausspruch zitiert, dass es „unwichtig sei, ob Warburg Recht hatte oder nicht".[17] Sie glaubten, dass ihr berühmter Landsmann ein Ziel identifiziert habe, und hofften, es nutzen zu können. Obwohl sie nur die Erlaubnis erhielten, schwerstkranke Patienten in die Studie aufzunehmen, denen es an anderen Therapiemöglichkeiten mangelte, erzielten sie positive Ergebnisse.

Auch Nebelings Ergebnisse wurden in dem Artikel von Schmidt und Kämmerer erwähnt. Zum Zeitpunkt der Veröffentlichung hatte die Wissenschaftlerin den Kontakt zu beiden Mädchen verloren, aber mithilfe von Kollegen von der Clevelander Universitätsklinik bestätigte sie im Jahr 2005, dass die jüngere Patientin noch am Leben war und dass es ihr gut ging – 15 Jahre waren verstrichen, seit das Mädchen erfahren hatte, dass man nichts mehr für sie tun könne und dass sie wahrscheinlich nur noch drei Jahre zu leben habe.

Auch wenn Nebeling sofort eingestand, dass ihre Pilotstudie nicht umfangreich genug war, um irgendwelche endgültigen Schlüsse daraus zu ziehen, waren die Ergebnisse bemerkenswert: Man hatte nicht erwartet, dass die beiden Mädchen ab dem Beginn ihrer Ketodiät länger als drei Jahre überleben würden, aber ein Mädchen hatte zumindest zehn weitere Jahre gelebt, das andere mindestens 15.

Die kurz gefasste Würzburger Studie bestätigte, worauf Nebelings Untersuchung hindeutete: Die Diät schien das Wachstum der Krebszellen zu beeinflussen. Von den fünf Patienten, die die dreimonatige Studie vollendeten, blieben alle am Leben; das Wachstum ihres Tumors verlangsamte sich oder hörte auf, und in einigen Fällen schrumpfte er sogar.

Nemesis

Dass Thomas Seyfried im Jahr 2000 auf den Krebsstoffwechsel stieß, war hauptsächlich einem einzigen wissenschaftlichen Problem zu verdanken: Warum verlangsamte die Einschränkung der Kalorienaufnahme das Tumorwachstum? Die Beschäftigung mit dieser Frage gipfelte darin, dass sich Seyfried kopfüber in die biochemischen Abgründe der Krebszelle stürzte. Unter der Oberfläche entdeckte er, dass sowohl eine Kalorienbeschränkung als auch die kalorienreduzierte ketogene Diät (RKD) ein riesiges Spektrum an biochemischen Prozessen beeinflusste. Er fand heraus, dass eine kalorienarme Ernährung auf viele qualitative Aspekte der Krebszelle wirkte, was die Fähigkeit der Ketonkörper widerspiegelte, eine Reihe von scheinbar unzusammenhängenden neurologischen Krankheiten zu mildern. Wie schon zuvor erschienen die Entdeckungen zu vielversprechend, um wahr zu sein.

Seyfried stellte fest, dass die RKD die *Angiogenese hemmte*: Die Bildung neuer Blutgefäße, die den Tumor versorgten, wurde im Keim erstickt, wie es Rous beinahe ein Jahrhundert zuvor beschrieben hatte. Die Diät hatte auch eine *proapoptotische Wirkung*, sie begünstigte also den programmierten Zelltod. Dies unterschied sich stark von dem chaotischen Zelltod, wie er von Chemotherapie und Bestrahlung hervorgerufen wurde – einem regellosen Prozess, der Entzündungen steigern und die Bösartigkeit zusätzlich anheizen konnte. Wie die jahrelange Erfahrung von Menschen, die regelmäßig fasteten oder sich kalorienarm ernährten, zeigte, wirkte die Diät Entzündungen entgegen – ein unscharf definierter Prozess, der mit der Auslösung und Fortentwicklung von Krebs in Zusammenhang gebracht wird.

Weitere Forschungen Seyfrieds enthüllten die *anti-invasive Wirkung* der Diät: Bei Mäusen mit ausgesprochen aggressiven metastatischen Krebsformen breitete sich die Krankheit in geringerem Maße aus, während ihnen die Diät verabreicht wurde. Die schädliche Wirkung von Hormonen wie IGF-1, die eine Rolle bei der Steuerung von Tumorzellen spielen, konnte durch die Ernährungsumstellung gemildert werden. Darüber hinaus wurde der PI3K/AKT-Signalweg heruntergefahren – es handelt sich um denselben Signalweg, der auch auf Glivec anspricht. Wohin er auch blickte – bei jedem biochemischen Prozess, den der Krebs unterwandert hatte, leistete die Diät Widerstand und zwang die Zelle in den Normalzustand zurück. „Alle Onkologen sollten wissen, dass Kalorienbeschränkung die Nemesis für viele Krebsformen ist“[1], schrieb er in seinem Buch.

Besonders angesichts von Nebelings Ergebnissen ergab es einen strategischen und physiologischen Sinn, die Daten vor dem Hintergrund von Seyfrieds Stoffwechseltheorie der Krebsentstehung zu beurteilen und die kalorienreduzierte zu einer fettreichen, ketogenen Diät abzuwandeln. Andere Forscher führten Versuche durch, die diese Ansicht untermauerten. Im Rahmen eines dieser Experimente wurden Ketonkörper in Petrischalen mit teilungsaktiven Krebszellen bzw. gesunden Zellen gegeben. Wie erwartet starben die Krebszellen ab oder mussten ums Überleben kämpfen. Während die Tumorzellen kaum noch in der Lage waren, sich zu teilen, stellten sich die gesunden Zellen mühelos auf die neue Energiequelle ein. Seyfried wurde von Belegen, die die Logik des Ansatzes untermauerten, aus jeder Richtung bombardiert.

2008 hatte Seyfried das Gefühl, genügend Belege beisammen zu haben, um die kalorienreduzierte ketogene Diät an einem menschlichen Patienten zu erproben. Durch die Auswahl der Krebsform versuchte er, die Wahrscheinlichkeit eines Behandlungserfolges zu erhöhen. Gehirntumoren waren besonders geeignet, weil das Gehirn 100-prozentig auf Glukose als Energiequelle angewiesen ist; es kann aber auch nahtlos auf den Ketonstoffwechsel umschalten. Sein einzigartiger „Entweder-Oder“-Stoffwechsel schien wie geschaffen für eine solche Behandlung.

Das Weihnachtsfest 2008 stand vor der Tür, als Dr. Giulio Zuccoli benachrichtigt wurde, dass seine Schwester ihre Mutter Marianne verwirrt und betend in einer Kirche aufgefunden hatte. Sie konnte sich weder daran erinnern, warum sie die Kirche betreten hatte, noch wie sie dorthin gekommen war oder wofür sie gebetet hatte. Als Zuccoli von dem Vorfall hörte, vermutete er, dass es sich um dieselbe Krankheit handeln könnte, an der sein Vater ein Jahr zuvor gestorben war. Seine Mutter hatte an chronischen Kopfschmerzen und Übelkeit gelitten. Alle Symptome zusammen, gemeinsam mit der „anfallartigen“ Episode in der Kirche, entsprachen dem, was sein Vater durchmachen musste, und verdichteten sich in seinem Kopf zu der Diagnose.

Durch eine MRT wurde seine Vermutung zur Gewissheit. Marianne litt an einem Glioblastom, an der gefürchtetsten Form des Gehirntumors. Die Scans zeigten einen großen, multizentrischen Tumor mit infiltrierenden Ausläufern, die in fast jede Richtung wiesen. Es würde unmöglich sein, den Tumor operativ vollständig zu entfernen. Zuccoli wusste, dass die Diagnose bereits über das weitere Schicksal seiner geliebten Mutter Auskunft gab, dass sie also sterben musste. Im sicheren Wissen darum, dass die Standardbehandlung keine Hoffnung auf ein Überleben zuließ, entschlossen sich Zuccoli und seine Mutter dazu, es ergänzend mit einem alternativen Ansatz zu versuchen: mit einem Diätschema, das auf Seyfrieds Arbeiten am Boston College basierte. Obwohl Zuccolis Kollegen Zweifel daran hatten, erschien ihm der Stoffwechselansatz durchaus sinnvoll. Im Laufe einiger Gespräche legten er und Seyfried die Vorgehensweise fest: Abgesehen vom normalen Behandlungsstandard, also Bestrahlung und Chemotherapie, würden sie Marianne auf die kalorienreduzierte ketogene Diät setzen.

Die operative Tumormassenreduktion verlief wie erwartet problemlos. Es wurde so viel von den bösartigen Klumpen entnommen, wie nur möglich war, aber Teile der strukturlosen Masse mussten zurückgelassen werden. Am 16. Dezember, acht Tage nach der Operation, fühlte sich Marianne bereit, mit der Diät zu beginnen. Zuccoli erklärte ihr das Prinzip des Ernährungsschemas: Weil der Krebs Zucker benötigte, um zu wachsen, wurden Kohlenhydrate weitestgehend aus der Nahrung verbannt. Er riet ihr, anfänglich zu fasten, wenn sie sich dazu in der Lage fühlte. Obwohl sich Marianne noch immer auf der Intensivstation befand, begann sie mit dem Fasten und nahm nur Wasser zu sich. Ihr Sohn hielt ihre Hand und stand ihr behutsam bei.

24 Stunden später ging sie zu einer kalorienarmen Diät über, die fünf Tage beibehalten wurde. Danach fastete sie erneut und nahm nichts als Wasser zu sich, diesmal drei Tage lang. Am Ende des dritten Tages, setzte sie der Ernährungswissenschaftler auf die kalorienreduzierte ketogene Diät. Ihr wurden täglich 600 Kilokalorien zugestanden, die sich zum Großteil aus Fett und einer geringen Menge an Proteinen zusammensetzten. Jedes Nahrungsmittel, das einfach zu Zucker umgewandelt werden konnte, wurde vermieden. Ihr Blutzuckerspiegel sank von 120 auf 60 mg/dl, und ihr Ketonkörperspiegel schoss förmlich durch die Decke. Am 8. Januar fing sie mit Bestrahlung und Chemotherapie an.

Seyfried überzeugte Zuccoli davon, von der standardmäßigen Steroidmedikation Abstand zu nehmen, die dazu bestimmt war, die durch die Bestrahlung verursachten Gewebeschäden zu lindern. Es bestand die Gefahr, dass sich dadurch der Blutzuckerspiegel dramatisch erhöhen und die durch die Diät erzielten

Erfolge zunichtemachen würde. Am 17. Februar wurden Bestrahlung und Chemotherapie beendet.

Die nächste MRT fand eine Woche darauf statt. Marianne machte sich keine Sorgen wegen der Ergebnisse, „sie war einfach nachdenklich", sagte Zuccoli. Er präsentierte ihr den Befund: „Keinerlei Anzeichen für einen Tumor."[2] Der Unterschied zwischen der MRT, die an dem Tag ihrer Einlieferung ins Krankenhaus gemacht worden war, und der aktuellen war verblüffend. Wo sich einst absonderliche Gewächse befunden hatten, gab es nun nichts mehr zu sehen. Innerhalb von zweieinhalb Monaten war ihr Gehirn, soweit die MRT darüber Auskunft geben konnte, von den Tumoren befreit worden. Am 21. April wurde eine PET durchgeführt, und auch diese zeigte eine wundersame Leere – kein stoffwechselaktiver Tumor war darauf sichtbar.

Der Frühling ging in den Sommer über, und Marianne hatte ein wenig ihrer früheren Stärke wiedererlangt, auch wenn sie sich noch schwach fühlte. Ihr Alltag hatte sie wieder eingeholt, und alles Geschehene schien zurückzuweichen, sodass sich so etwas wie Normalität einstellte.

Die schreckliche Diagnose, die sie erhalten hatte, schien nun eher zum Leben einer anderen Person zu gehören – wie ein Albtraum, der verblasst war. Eine weitere MRT wurde für den 22. Juli anberaumt. Sie würde zeigen, ob der Krebs, den die Behandlung zurückgeschlagen hatte, wieder aus seinem Versteck aufgetaucht war. Wie die vorhergehenden Untersuchungen lieferte auch diese MRT keinerlei Anzeichen für einen Tumor. Marianne beschloss, dass es nun an der Zeit war, die strenge Diät etwas aufzulockern, die sie seit sieben Monaten befolgte. Der Kampf hatte ihre Kräfte aufgesaugt, und sie hatte das Gefühl, dass ihr nur noch wenig Substanz blieb, um zu kämpfen. Sie beendete die kalorienreduzierte ketogene Diät nach ihrer MRT am 22. Juli.

Für den 9. Oktober, fast drei Monate, nachdem sie die RKD beendet hatte, wurde eine weitere MRT angesetzt. Dieses Mal gab es jedoch schlechte Neuigkeiten: Ihr Krebs war zurückgekehrt. „Die Ergebnisse lösten keine Furcht oder Sorge aus – sie fühlte sich nur traurig, weil sie ihre Familie verlassen musste", sagte Zuccoli. „Sie wusste, was Verlust war, ihr Vater wurde ihr von den Nazis genommen, als sie drei Jahre alt war."[3] Sie war sich im Klaren darüber, dass beim Wiederauftreten eines Glioblastoms keine Hoffnung mehr bestand.

Sie besprachen ihre Möglichkeiten. Sie konnte es erneut mit der Diät versuchen, wenn sie wollte, aber es war zu viel für sie. Ihr fehlte die Energie, um weiterzukämpfen. „Wahrscheinlich war sie nicht mehr motiviert, sich dagegen zu wehren. Möglicherweise hatte sie sich bereits dazu entschlossen, zu gehen. Sie fühlte, dass ihre Krankheit sehr aufreibend für die ganze Familie war", sagte Zuccoli. Er verschrieb ihr Avastin – eine Entscheidung, die er später bereuen sollte. „Jetzt wissen wir, dass Avastin das Überleben nicht verlängert. Es verändert das Erscheinungsbild des Tumors, aber anstatt das Tumorwachstum zu stoppen, veranlasst es ihn, in infiltrativen Mustern zu wachsen", sagte er. Und so wirkte sich die Chemotherapie kaum auf Mariannes Krebserkrankung aus, innerhalb weniger Wochen ging ihr Leben zu Ende.

Die Tatsache, dass die Rückkehr des Tumors unmittelbar mit der Lockerung der Diät zusammenfiel, konnte auf Zufall beruhen – oder auch nicht. Obwohl die Studie nur eine einzige Patientin umfasste, war das Ergebnis erstaunlich: Vor Therapiebeginn besaßen weder Seyfried noch andere Forscher Informationen über eine vollständige Rückbildung eines Glioblastoms innerhalb von zwei Monaten, sofern ausschließlich auf die Standardbehandlung gesetzt wurde. Dies wies darauf hin, dass die Diät den Tumor stark beeinflusste, indem sie seine einzige Energiequelle zum Versiegen brachte. Mariannes Glioblastom, eine der zähesten und widerstandsfähigsten Krebsformen, hatte sich aufgelöst und aus ihrem Gehirn zurückgezogen. Aber so überzeugend das Ergebnis auch gewesen sein mag, eine umfangreichere Studie würde es bestätigen müssen.

Im Jahr 2010, als die Ergebnisse der Untersuchungen von Kämmerer und Schmidt, Nebeling sowie Seyfried vorlagen, schien sich die kalorienreduzierte therapeutische Ketose als vielversprechender Ansatz im Kampf gegen den Krebs abzuzeichnen. Aber wie gut sie wirkt, welche Krebsformen am besten darauf ansprechen und wie man sie optimieren muss, waren Fragen, deren Beantwortung noch ausstand. Nur umfangreiche klinische Studien konnten hier weiterhelfen. Als Seyfrieds Labor die fieberhafte Suche nach Möglichkeiten fortsetzte, um den Krebs mithilfe des Stoffwechsels auszuzehren, zeichnete sich ein roter Faden ab: Die bisherigen Versuche gaben den Wissenschaftlern Anlass zu der Vermutung, dass RKD für sich allein genommen therapeutisch wirkte, aber mehr und mehr kristallisierte sich heraus, dass die wahre Stärke der Diät in einer Kombination lag. Wenn sie mit anderen Behandlungsformen kombiniert wurde, bereitete sie in spektakulärer Weise den Boden der therapeutischen Landschaft. Wie ein Verstärker, der die Leistung einer Stereoanlage in die Höhe treibt, schien die Diät die Wirkung einer Vielzahl anderer Therapien zu steigern. Darüber hinaus versetzte sie normale, gesunde Zellen in die Lage, mit den giftigen Nebenwirkungen der traditionellen Krebsbehandlungen besser zurechtzukommen.

Die grundverschiedene Wirkung der Diät auf normale Zellen und Krebszellen konnte durch eine Reihe von Studien bestätigt werden. So zeigte eine Untersuchung den Einfluss auf die genetische Ebene: Gesunde Zellen, kampferprobt durch Jahrmillionen der Anpassung, dirigierten zügig die Umstellung auf den Ketonstoffwechsel, indem sie die dafür notwendige enzymatische Maschinerie mobilisierten. Da sie unfähig waren, den Übergang zur Ketose zu vollziehen, waren Krebszellen einem immensen Druck ausgesetzt, als ihr bevorzugter Treibstoff durch eine Energieform ersetzt wurde, die sie nicht nutzen konnten. Seyfried schlussfolgerte, dass die fehlenden oder beschädigten Mitochondrien die Achillesferse der Krebszellen sein mussten; denn sie legten den Stoffwechsel lahm. Sein Team machte sich diese Schwäche zunutze, indem es die Krebszellen aus jedem metabolischen Winkel bombardierte und aus dieser Inflexibilität Nutzen zog.

Veech arbeitete eine biochemische Karte aus, die offenbarte, welch unterschiedliche Folgen der Eintritt in die Ketose für gesunde und kanzeröse Zellen hatte. Er zeigte, dass die ketogene Diät normale Zellen mit reichlich Energie ausstattete und ihre Gesundheit förderte. Ketonkörper tränken die Zellen nicht nur mit einem überaus wirksamen Treibstoff, sie präparieren sie auch, damit sie mit freien Radikalen besser zurechtkommen – den hyperaktiven Abrissbirnen, die für jede Krankheit (von Krebs über Neurodegeneration bis hin zur Mutter aller Leiden, dem Altern) verantwortlich gemacht werden. Ein sorgfältiger Blick auf die Etiketten in einem beliebigen Supermarkt hebt die Bedrohung durch freie Radikale hervor: Dass Lebensmittelfirmen die Nahrung mit Antioxidantien vollstopfen, wird stolz auf der Verpackung beworben.

Antioxidantien sind aufgrund ihrer Fähigkeit, sie unschädlich zu machen, die natürlichen Gegner der freien Radikale. Neben den Antioxidantien, die die Menschen zu sich nehmen, erzeugen ihre Zellen ein Antioxidans namens Glutathion, das verantwortlich dafür ist, dass die große Masse der von den freien Radikalen ausgehenden Angriffe abgewehrt wird. Glutathion ist so bedeutend für die „gute Seite“ des oxidativen Kampfes (der seit den Tagen der Ursuppe im Gang ist), dass die Forscher es zum „Master-Antioxidans“ ernannten. Veech hatte bemerkt, dass Ketonkörper das Verhältnis von reduziertem Glutathion (der antioxidativen Form) zur oxidierten Form verändern, so dass die Abwehrreaktionen der gesunden Zellen verstärkt werden, wenn sie zur Ketose übergehen. So wohltuend der Eintritt in die Ketose für gesunde Zellen auch sein mag, so abträglich ist er für die Tumorzellen, da er die therapeutische Kluft vertieft, die wir weiter oben angesprochen haben. Aufgrund ihrer Unfähigkeit zur Umstellung müssen sich Krebszellen auf einen anderen Stoffwechselweg verlassen, um Glutathion zu aktivieren – auf einen Stoffwechselweg, der auf Glukose beruht. Sowie die Glukosekonzentration im Blut durch den Übergang in die Ketose gesunken ist, wird die Krebszelle sowohl ihrer Energiequelle als auch ihrer Fähigkeit beraubt, Glutathion für den Kampf gegen die Angriffe freier Radikale zu rüsten.

Die RKD bewirkte bei Krebspatienten, dass gesunde Zellen gesünder und Krebszellen noch kränker wurden. Die durch die RKD geschaffenen therapeutischen Rahmenbedingungen machten andere Behandlungsformen noch effizienter und weniger giftig.

Das beste Pferd im Stall

Die Fähigkeit der kalorienreduzierten ketogenen Diät, den therapeutischen Boden zu bereiten, ist bemerkenswert. Sie ermöglicht eine Doppelstrategie, indem sie gesunde Zellen in die Lage versetzt, oxidativen Angriffen zu widerstehen, während Tumorzellen anfälliger dafür werden. Das Zusammenspiel von freien Radikalen und Antioxidantien ist vom therapeutischen Standpunkt aus vielleicht das beste Pferd im Stall. James Watson jedenfalls ist zu dieser Überzeugung gekommen. Sein Manifest aus dem Jahr 2012 – die Arbeit, die er als seine „bedeutendste seit der Doppelhelix"[1] bezeichnet – trägt den Titel „Oxidants, Antioxidants and the Current Incurability of Metastatic Cancers", ein beredtes Zeugnis für den neu entdeckten Stellenwert, den er dem sich duellierenden Paar beimisst. Der Artikel ist über weite Strecken der Beziehung zwischen Therapien, die freie Radikale erzeugen, und Antioxidantien in Krebszellen gewidmet, deren Bedeutung Watson zufolge gewaltig unterschätzt wird.

Der Zusammenhang ist aus zwei Gründen bedeutsam: Erstens stellt die Apoptose die wichtigste Möglichkeit dar, Krebszellen zu töten, und es spricht viel dafür, dass der programmierte Zelltod sehr oft durch eine rasche Abgabe von freien Radikalen ausgelöst wird. Zweitens erzeugen zahlreiche moderne Krebstherapien Schübe von freien Radikalen, um so die Apoptose einzuleiten.

Freie Radikale werden auch als reaktive Sauerstoffspezies (engl. Abk. ROS) bezeichnet. Forschungen haben ergeben, dass Krebszellen ungewöhnlich große Mengen an ROS beherbergen. Viele ROS entstehen als Nebenprodukt des Mitochondrienstoffwechsels, weshalb die Wahrscheinlichkeit hoch ist, dass aus den beschädigten Mitochondrien der Tumorzellen bedeutend mehr freie Radikale entweichen, sodass die betroffenen Zellen in einem heiklen Zustand des oxidativen Chaos zurückgelassen werden. Watson geht davon aus, dass möglicherweise eine weitaus höhere Zahl an Krebstherapien als bisher angenommen dadurch wirkt, dass sie die Tumorzellen in den oxidativen Abgrund stürzt, indem diese mit Sauerstoffradikalen überladen werden. So behauptet er, dass aller Wahrscheinlichkeit nach ganze Klassen von chemotherapeutischen Medikamenten ihre Wirkung dadurch entfalten, dass sie eine untragbare Menge an ROS erzeugen und dabei den Krebszellen den Garaus machen. Der erste Wirkstoff aus der Klasse der mitochondrialen Medikamente, Elesclomol, der von Synta Pharmaceuticals entwickelt worden war, zerstörte Krebszellen, indem er die Bildung von ROS förderte. Dass Elesclomol tatsächlich dazu führt, dass vermehrt freie Radikale hervorgebracht werden, kann einfach nachgewiesen werden. Wenn man die Zellen dazu bringt, mehr von dem körpereigenen Antioxidans Glutathion herzustellen, wird das „vorzugsweise Abtöten von Krebszellen durch das Medikament“[2] eingestellt, wie Watson berichtet.

Für ihn persönlich war dieses Aha-Erlebnis das bedeutendste seit seiner Entdeckung der DNS-Struktur: „All diese scheinbar zusammenhanglosen Tatsachen ergeben letztendlich einen Sinn, wenn man annimmt, dass nicht nur ionisierende Strahlung die Apoptose durch ROS herbeiführt, sondern dass auch die wirksamsten chemotherapeutischen Antikrebsmittel unserer Zeit auf dieselbe Weise vorgehen.“[3]

Allerdings hatte Watsons plötzliche Erleuchtung einen Haken. Falls er richtig lag, dann würden die Antioxidantien, von denen die Forscher behaupten, sie würden uns gesund machen, die Wirksamkeit der meisten Chemotherapieformen einschränken. Er merkte an, dass Antioxidantien sogar an der Entstehung von Krebs beteiligt sein könnten. Dieses Paradoxon inspirierte ihn zu folgenden Zeilen: „Angesichts der aktuellen Daten, die stark darauf hinweisen, dass Krebs im Spätstadium zu einem großen Teil deswegen unheilbar ist, weil die Tumoren mit zu vielen Antioxidantien ausgestattet sind, ist es an der Zeit, sich ernsthaft zu fragen, ob die Verwendung von Antioxidantien Krebs in höherem Maße verursacht, als ihn zu unterbinden.“[4] Ist es möglich, dass Antioxidantien – die angeblichen Heilsbringer aus der Nahrung – Krebs auslösen? Es gibt Belege, die Watsons Behauptung untermauern. Auf jeden Fall müssen die Forscher mit hoher Wahrscheinlichkeit damit rechnen, dass Antioxidantien das Potenzial besitzen, Krebszellen vor Therapien zu retten, die darauf abzielen, Tumoren mithilfe von freien Radikalen zu zerstören.

Die Tragweite dieses Paradoxons fügte sich nahtlos in den Stoffwechselansatz der Krebstherapie. Die Förderung der Sauerstoffradikale mit dem Ziel, das Todesurteil über die Krebszellen zu sprechen, passte zum biochemischen Mechanismus von Seyfrieds kalorienreduzierter ketogener Diät, der – sowohl theoretisch als auch durch Belege gestützt – dafür spricht, dass wir durchaus alles auf einmal haben können. Anstatt Antioxidantien in die Blutbahn zu schicken, von wo aus sie in Tumorzellen gelangen und dort die ROS ausbremsen, die zur Herbeiführung der Apoptose notwendig sind, bewirkt die kalorienreduzierte ketogene Diät das genaue Gegenteil: Sie verhindert, dass Krebszellen Glutathion, ihr wichtigstes Antioxidans, erzeugen können, sodass sie den meisten Krebstherapien schutzlos ausgeliefert sind. Weil die RKD Krebszellen und gesunde Zellen auf unterschiedliche Weise beeinflusst, besteht ein zusätzlicher Bonus darin, dass die Diät gesunde Zellen zur erhöhten Glutathionproduktion veranlasst, wodurch diese besser auf die zerstörerische Wirkung vorbereitet sind, die ROS erzeugende Therapien auch für gesundes Gewebe entfalten können. Die kalorienreduzierte ketogene Diät scheint dafür zu sorgen, dass Träume wahr werden: Sie macht Krebszellen für Sauerstoffradikale anfällig und bewirkt dadurch, dass sie sich gleichsam am Abgrund zusammenkauern, während sie den Rest des Körpers gegen ROS erzeugende Therapien wappnet und somit die Nebenwirkungen minimiert.

Zwei Fragen mussten noch durch experimentelle Beweise geklärt werden, bevor die Doppelstrategie der Diät als gesichert gelten durfte: Mildert erstens die kalorienreduzierte ketogene Diät die Nebenwirkungen, indem sie die Verträglichkeit von ROS erzeugenden Therapien erhöht, weil die gesunden Zellen auf den Kontakt mit Sauerstoffradikalen vorbereitet werden? Zweitens: *Steigert* die kalorienreduzierte ketogene Diät die Wirkung von ROS erzeugenden Therapien, zum Beispiel die der Bestrahlung? Experimentelle Belege deuten stark darauf hin, dass die Antwort auf beide Fragen „ja" lautet.

Valter Longo von der University of Southern California, ein Wissenschaftler italienischer Herkunft, ist leidenschaftlich daran interessiert, wie die Ernährung Krebs und Alterungsprozesse im Allgemeinen beeinflusst. Longo ist ein aufsteigender Stern auf dem Gebiet der Altersforschung, und so wie Seyfried führten ihn seine Forschungen zum Krebs. Um die erste Frage beantworten zu können, versuchte Longo Onkologen davon zu überzeugen, Patienten, die an unterschiedlichen Krebsformen erkrankt waren, vor, während und nach der Chemotherapie fasten zu lassen. Beim Fasten geschieht im Wesentlichen dasselbe wie bei der kalorienreduzierten ketogenen Diät: Es ist der schnellste Weg zur Ketose. Longo prägte eine eigene Bezeichnung für den therapeutischen Dualismus, der von der Ketose erzielt wird: Differenzielle Stressresistenz (DSR).

Longo wollte untersuchen, ob Fasten die hinlänglich bekannten Nebenwirkungen der Chemotherapie mildern konnte, stieß aber auf Widerstand, als er versuchte, Patienten für sein Vorhaben zu gewinnen. Obwohl er den Onkologen erklärte, dass Fasten zur DSR führe, den Behandlungserfolg für ihre Patienten erheblich verbessern könne und gleichzeitig die Nebenwirkungen mildere, zweifelten sie daran. Er schrieb: „Wie erwartet, zeigten sich viele Kliniker skeptisch hinsichtlich unserer Hypothese, dass die Krebsbehandlung verbessert werden könne – allerdings nicht durch ein ‚Wundermittel', sondern durch einen ‚wenig wundersamen DSR-Schutzschild'."[5] Die skeptische Haltung wurde von Leonard Saltz, einem Onkologen am Memorial Sloan Kettering Cancer Center, auf den Punkt gebracht. Als er gefragt wurde, ob sich seine Patienten an Longos Studie beteiligen würden, meinte er: „Sollte es mich vielleicht in Jubelstimmung versetzen, wenn meine Patienten dazu angehalten werden, für zweieinhalb Tage nichts zu essen? Nein."[6]

Schließlich gelang es Longo doch noch, zehn Onkologen zu überzeugen, ihren Krebspatienten – von Brustkrebs in Stadium 2 bis hin zu Speiseröhren-, Prostata- und Lungenkrebs in Stadium 4 – zu gestatten, 48 bis 140 Stunden vor und fünf bis 56 Stunden nach der Chemotherapie zu fasten und nur Wasser zu sich zu nehmen. Die fastenden Patienten berichteten übereinstimmend von weniger schwerwiegenden Nebenwirkungen in 14 verschiedenen Kategorien. Subjektive Nebenwirkungen wie Müdigkeit, Übelkeit, Kopfschmerzen, Schwäche, Gedächtnisverlust, Taubheitsgefühl, vermindertes Sinnesempfinden und Kribbeln wurden allesamt als weniger schlimm beurteilt. Dasselbe traf auf messbare Nebenwirkungen wie Erbrechen, Haarverlust, Durchfall und wunde Stellen im Mund zu. Die Studie stellte empirische Belege zur Verfügung, dass gesunde Zellen durch Fasten darauf vorbereitet wurden, mit den chemotherapeutischen Angriffen besser zurechtzukommen.

Die zweite Frage: Kann Fasten bzw. die kalorienreduzierte ketogene Diät Krebszellen sensibilisieren und sie anfälliger für ROS erzeugende Chemotherapien machen? Mehrere Beweislinien sprachen dafür. Eine Gruppe unter der Leitung von Adrienne C. Scheck vom Barrow Neurological Institute in Arizona wies nach, dass die RKD für sich genommen das Wachstum von Tumoren bei Mäusen verlangsamte; aber in Kombination mit einer Strahlenbehandlung verwandelten sich die guten Ergebnisse in herausragende. Viele Mäuse wurden vollständig geheilt. Das könnte ein Hinweis darauf sein, warum Marianne Zuccoli durch die Diät, die mit einer Bestrahlung kombiniert wurde, eine bemerkenswerte Remission erfuhr.

Seyfried wies die synergetische Wirkung zwischen der Diät und einer Substanz namens 2-Desoxyglukose (2-DG) nach – einem Molekül, das wie Glukose aussah, aber nicht weiter verstoffwechselt werden konnte und die Gärung zum Stillstand brachte. Die Diät bzw. der Wirkstoff für sich genommen verlangsamten das Tumorwachstum, aber Seyfried deckte auf, dass die Ergebnisse dieser Kombination für einen hochgradigen Synergieeffekt sprachen.

Darüber hinaus wies Longo nach, dass das Leben von Mäusen mit Gehirntumoren verlängert werden konnte, wenn sie fasteten, bevor ihnen Temozolomid verabreicht und sie bestrahlt wurden. Es sah so aus, als ob jede Methode, die einen Eintritt in die Ketose herbeiführte, den Erfolg anderer Therapien steigerte und gleichzeitig die toxischen Granatsplitter davon abhielt, gesundes Gewebe zu schädigen. Die RKD schien das Tumorwachstum zu verlangsamen, aber das allein war nicht die große Stärke der kalorienreduzierten ketogenen Diät. Die Art und Weise, wie sie den Boden der therapeutischen Landschaft bereitete, machte sie einzigartig. Die RKD kam dem gleich, was die Grundierfarbe für einen Maler oder der Dünger für einen Gärtner ist. Sie setzte veränderte Milieubedingungen für den Tumor fest, steigerte die Effizienz anderer Therapien und milderte die Nebenwirkungen ab.

Ein weiteres umwerfendes Konzept

Im Jahr 2011 wurde das Medikament Ipilimumab für die Behandlung von Melanomen im Spätstadium zugelassen. Es zählte zu den ersten Arzneimitteln einer neuen Klasse von zielgerichteten immunologischen Krebsmedikamenten, in die so viel Hoffnung gesetzt wurde, dass die Fachzeitschrift *Science* die neue Therapieform als „Durchbruch des Jahres 2013“[1] bezeichnete. Die Verwendung des Wortes „Durchbruch“ angesichts all der Jahre mäßig erfolgreicher, wenn nicht sogar regelrecht gescheiterter Versuche, Melanome im Spätstadium zu behandeln, lässt vermuten, dass die Medikamente sehr wirksam gewesen sein müssen.

Die Theorie hinter den Medikamenten beruhte auf einem hinreißenden Konzept: Sie entfalteten ihre Wirkung, indem sie die latente Kraft des Immunsystems nutzbar machten. Aber anstatt das Immunsystem zu stimulieren, enthemmte Ipilimumab eine Klasse von krebsabtötenden Immunzellen, die man als zytotoxische T-Lymphozyten (T-Zellen) bezeichnet. Einmal losgelassen, patrouillierten diese aggressiven Söldnerzellen rücksichtslos im ganzen Körper. Für Patienten, die an Melanomen im Spätstadium litten, bedeutete Ipilimumab eine Lebensverlängerung von durchschnittlich vier Monaten. Doch zytotoxische T-Zellen zu enthemmen hat seinen Preis. Bildlich gesprochen durchtrennt Ipilimumab die Bremskabel der aggressiven Immunzellen. Manchmal erreichen diese Zellen ihren zugedachten Bestimmungsort, manchmal krachen sie aber auch gegen einen unbeteiligten Zuschauer. Zusätzlich zu Störungen des Hormonhaushalts, Magenschmerzen, Durchfall, Fieber, Problemen beim Atmen und Wasserlassen, besteht die Gefahr eines plötzlichen Todes. Bei einer Studie an insgesamt 540 Patienten schwand der Tumor von drei Teilnehmern dahin, 14 fanden jedoch den Tod. Das heißt, das Sterberisiko der Patienten war fast fünf Mal so hoch wie die Wahrscheinlichkeit, geheilt zu werden. Dieses Spiel, dessen Einsatzhöhe mit russischem Roulette vergleichbar ist, kostet nebenbei bemerkt 120.000 Dollar pro Behandlungszyklus, der aus vier Infusionen besteht, die innerhalb von drei Monaten verabreicht werden.

Umweltdrücke & Katastrophen

Wer Dominic D'Agostino sieht, würde ihn kaum für einen Wissenschaftler halten; denn der Professor an der University of South Florida besitzt eine Leidenschaft für Fitness und Ernährung. Im Rahmen einer Wohltätigkeitsveranstaltung brach er den Guinness-Rekord für das insgesamt innerhalb von 24 Stunden in Kniebeugeposition gestemmte Gewicht (Er schaffte 175.500 Pfund in weniger als sechs Stunden, womit er den alten Rekord um mehr als 50.000 Pfund übertraf).

Wie Seyfried ist auch D'Agostino eine wandelnde Enzyklopädie auf dem Gebiet des Krebsstoffwechsels, und wie manch anderer bedeutender Wissenschaftler hatte er nicht geplant, sich diesem Gebiet zu widmen, sondern wurde durch seine Beobachtungen dorthin geführt. „Krebs zu erforschen war das Letzte, was ich tun wollte. Ich hatte den Eindruck, dass sich viele Leute mit Krebs beschäftigten, ohne ihn in den Griff zu bekommen"[1], erzählte er.

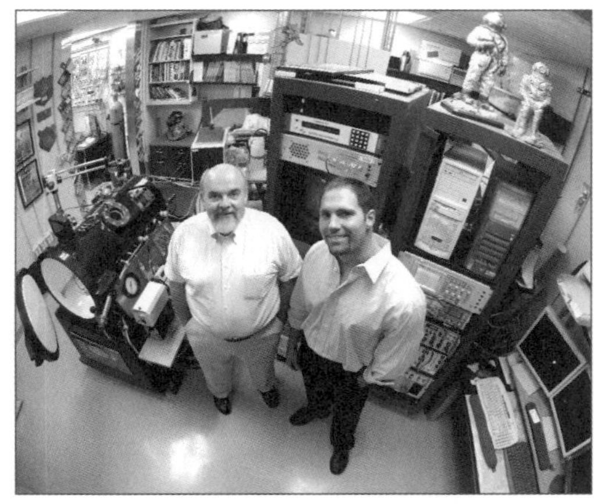

Pof. Dominic D'Agostino (l) mit dem Autor (r).

Nach seiner Promotion erhielt er ein Stipendium des Office of Naval

Research, um die zellulären und molekularen Auswirkungen der Sauerstofftoxizität zu untersuchen. Die Sauerstofftoxizität stellt eine Einschränkung für die Taucher der Navy SEALs dar, wenn sie Schwimmtauchgeräte mit geschlossenem Kreislauf benutzen. Im Rahmen der Forschungen konstruierte D'Agostinos Team ein kreatives Hilfsmittel: In einer hyperbaren Sauerstoffkammer wurde ein Rasterkraftmikroskop angebracht, um die Auswirkungen des Sauerstoffdrucks auf unterschiedliche Zelltypen in Echtzeit zu beobachten. Die experimentelle Anordnung war ein voller Erfolg. Aufgeregt dokumentierten D'Agostino und seine Studenten die Auswirkungen des erhöhten Sauerstoffdrucks auf die verschiedenen Zelltypen, von denen einer D'Agostinos Aufmerksamkeit auf sich zog: Die Probe erwies sich als besonders anfällig für die schädigende Wirkung hoher Sauerstoffkonzentrationen. „Die Zellen begannen zu brodeln und explodierten daraufhin", schilderte D'Agostino. „Ich wusste nicht einmal, woher diese immortalisierte Zelllinie stammte." Als er der Herkunft des Gewebes nachging, erfuhr er, „dass es sich um Glioblastomzellen eines 44-jährigen Patienten in Stadium 4 handelte".[2]

Diese Beobachtung lenkte D'Agostinos Karriere in eine neue Richtung. Er hatte die alimentäre Ketose schon früher ausgiebig erforscht, und zwar unter dem Gesichtspunkt einer Methode, um Krampfanfälle von SEALs-Tauchern und andere Begleiterscheinungen der Sauerstofftoxizität zu lindern. Weil er wusste, dass die Diät Neuronen vor einer Vielzahl plötzlich einsetzender Krankheitszustände schützte, fiel es ihm leicht, die Verbindungen herzustellen. „Wir führten ein Experiment durch, aus dem ersichtlich wurde, dass Ketonkörper an sich Krebszellen abtöten können"[3], sagte er. Diese aufwühlenden Beobachtungen führten ihn zu Seyfrieds Zeitschriftenartikel „Cancer as a Metabolic Disease" aus dem Jahr 2010. Die umfassende Theorie, die Seyfried vorgelegt hatte, verband alles, was D'Agostino unmittelbar beobachten konnte, zu einem einheitlichen Ganzen.

Während Seyfried in Boston mit der RKD experimentierte und Synergieeffekte mit den Sauerstoffradikale hervorbringenden Therapien erkannte, entdeckte D'Agostino das Potenzial der mit Sauerstoff gefüllten Druckkammern, Sauerstoffradikale hervorzubringen, um Krebszellen zum Platzen zu bringen. Abgesehen davon, dass eine hyperbare Oxygenierung unterversorgte Gewebepartien mit Sauerstoff sättigte, führte sie auch zur Bildung von Sauerstoffradikalen – laut Watson das entscheidende Element der meisten Krebstherapien. Es war nur ein Telefonanruf nötig. Sofort erkannten Seyfried und D'Agostino die vielversprechende Perspektive und schmiedeten Pläne für eine Zusammenarbeit.

Das gemeinsame Experiment war einfach aufgebaut. Sie maßen die Auswirkungen von RKD und hyperbarem Sauerstoff auf ein Mausmodell mit einem hochmetastatischen Gehirntumor. Die Ergebnisse, die im Sommer 2013 veröffentlicht wurden, bezeugten die Effizienz dieser schlichten Kombination. Für sich genommen verlangsamten RKD und hyperbarer Sauerstoff das Tumorwachstum, aber gemeinsam radierten sie ihn aus. Im Vergleich zu den Kontrollmäusen erhöhte allein die Diät das durchschnittliche Überleben um 56,7 Prozent; wurde sie mit hyperbarem Sauerstoff kombiniert, steigerte sie die mittlere Überlebensrate um 77,9 Prozent.

Weil sie von der Stoffwechseltheorie der Krebsentstehung überzeugt sind, sprechen sich Seyfried und D'Agostino für einen alternativen Ansatz in der Krebstherapie aus. Ihre Vision ist fast utopisch – die Behandlung gleicht weniger einem Kampf, sondern eher einer sanften Rehabilitation und Wiederherstellung der Gesundheit. Ihnen schwebt vor, Patienten mit einer „synergetischen Kombination aus alimentärer Ketose, Medikamenten, die auf den Krebsstoffwechsel wirken (wie 3-BP, DCA und 2-DG), sowie hyperbarer Sauerstofftherapie (HBOT) zu behandeln."[4] Ihr Konzept sieht kein Bombardement vor, wie es der „Wer überleben will, muss leiden" – Mentalität der Pioniere der frühen Chemotherapie, DeVita und Pinkel, entsprach. Sie vergleichen ihre Vorgehensweise mit dem Press/Pulse-Szenario (lange Zeit wirkende Umweltdrücke, die von katastrophalen Ereignissen abgelöst werden), das die ökologischen Phänomene beschreibt, die bei Massenaussterbeereignissen zum Tragen kommen. Ihre Beschreibung des Krebses als „Ökosystem" wird der komplexen Beschaffenheit der Krankheit gerecht. Krebs *ist* ein Ökosystem, das randvoll mit Beziehungsgeflechten und Darwinschen Selektionsdrücken ist. Wenn man ein Ökosystem umwandeln möchte, besteht die erfolgreichste Methode in einer Veränderung aller Umweltbedingungen, anstatt nur auf einen einzelnen Faktor abzuzielen, wie Ihnen jeder Ökologe bestätigen könnte. Genau das wollen D'Agostino und Seyfried realisieren. Ihr Hauptaugenmerk liegt auf einer Veränderung der gesamten Umgebung, in der sich der Krebs breit gemacht hat.

Die Diät übt sanften Druck auf den Krebs aus, schwächt ihn und macht ihn anfällig. Stoffwechseltherapien liefern den notwendigen Impuls, der den geschwächten Zellen den Rest gibt. Seyfried und D'Agostino bezeichnen ihren Ansatz als „Therapie zur Verbesserung der Mitochondrienfunktion".

Aus Sicht der Krebszelle verwandeln RKD und HBOT einen windstillen, sonnigen Tag in einen Orkan mit heftigen Windböen, Regengüssen wie aus Kübeln und überfluteten Straßen. Es ist leicht, sich für die Vision der Wissenschaftler zu begeistern. „Können Sie sich vorstellen, aus der Chemotherapie gesünder hervorzugehen, als Sie hineingegangen sind? Denn so sollte es sein, es sollte sich um eine Wiederherstellung der Gesundheit handeln!"[5], sagte Seyfried. Auch wenn die beiden Forscher darauf bedacht sind, keine zu hohe Erwartungshaltung aufkommen zu lassen, kann man sofort erkennen, wie viel Vertrauen sie ihrem Ansatz entgegenbringen und wie aufgeregt sie sind, wenn sie an die möglichen Auswirkungen denken. So sei es möglich, dass die Kombination von RKD und HBOT die Bestrahlung eines Tages vollständig ersetzen könne – insbesondere, wenn man berücksichtigt, dass HBOT (im Unterschied zur Bestrahlung) Krebs an jedem beliebigen Ort im Körper anpeilen kann. Sie fügten hinzu, dass die Kombinationstherapie „Krebszellen möglicherweise genauso effizient wie die Bestrahlung abtöten kann, allerdings ohne dass toxische Kollateralschäden an gesunden Zellen auftreten".[6]

Haben Seyfried und D'Agostino Recht? Sind RKD und HBOT gemeinsam genauso oder sogar noch effizienter als die Standardstrahlentherapie und könnte dies auch in klinischen Studien zweifelsfrei bewiesen werden? Falls es sich so verhält, würde die Welt über eine weitaus bessere Alternative verfügen – eine Alternative, die den Gesundheitszustand der Patienten im Verlauf der Therapie bessert. Als zusätzliche Warnung sei gesagt, dass die Behandlung im Vergleich zur Strahlentherapie spottbillig ist. Demnach wäre sie ein Wendepunkt und ein großer Schritt in Richtung einer erschwinglichen, ungiftigen und wirksamen Therapie. Für die Radioonkologie allerdings, die lukrativste Branche im Bereich der Medizin, hätte sie in den Krebszentren auf der ganzen Welt Kündigungsschreiben in einem nie dagewesenen Ausmaß zur Folge. Man muss also damit rechnen, dass sich Widerstand regen wird.

Dasselbe gilt auch für 3-BP. Falls 3-BP dem gerecht wird, was man sich von dem Wirkstoff verspricht und eine erfolgreiche Behandlung bei einer Vielzahl von Krebsformen möglich ist, käme es zu einer Revolution in der Krebstherapie. Wie bei RKD/HBOT scheint es sich um eine weitgehend ungiftige Therapie zu handeln, die das Potenzial besitzt, jeden PET-positiven Tumor anzusprechen, also 95 Prozent aller Krebsformen. 3-BP und RKD/HBOT sprechen Krebs als eine einheitliche Krankheit an, nicht als 200 verschiedene Leiden. Die Menge an 3-BP, die Yvars Krebs vernichtend schlug, kostete unter 100 Dollar. RKD würde eigentlich keine zusätzlichen Kosten verursachen, wenn man davon absieht, dass ein Krebszentrum Ernährungsberater weiterbilden müsste; HBOT ist ebenfalls verhältnismäßig preisgünstig. In Seyfrieds und D'Agostinos Vision sollte ein Krebszentrum eine Klinik sein, die Patienten aufsuchen, um ihre beschädigten Mitochondrien zu regenerieren oder deren Anzahl zu erhöhen, damit die erkrankten Zellen in der Folge auf eine nichttoxische und systematische Art und Weise abgetötet werden können. Dort gäbe es keine Eimer, in die man sich übergeben müsste, und auch keine kahlköpfigen Patienten mit leblosem Gesichtsausdruck – Hüllen ihres früheren Selbst. Es gäbe weder Privatinsolvenzen aus gesundheitlichen Gründen noch Familien, die sich abstrampeln müssen, um Medikamente bezahlen zu können, die für einen einzigen Behandlungszyklus 100.000 Dollar kosten und fast keinen Nutzen bringen. Auch gäbe es keine Strahlenverbrennungen und keine therapiebedingte Verwandlung gesunder Zellen in kanzeröse. Ebenso wenig würde die Krebsrate im späteren Lebensalter massiv ansteigen, weil einst ein Kampfgas in die Venen der Betroffenen geträufelt wurde.

Wenn Krebs als Stoffwechselkrankheit eingestuft wird, kehrt sich das gesamte Behandlungsparadigma um. Ärzte behandeln eine einzige Krankheit, und sie behandeln malade Zellen – nicht die unsterblichen Superzellen, als die sie die genetische Theorie darstellt. Ist diese Vision realistisch? Die Therapien stecken noch in ihren Kinderschuhen, der erste Akt der Behandlung von Krebs als einer Stoffwechselkrankheit hat gerade erst begonnen. Die Zukunft wird es zeigen.

Die präklinischen Experimente, die Fallstudien und die durchgeführten Versuche sind unglaublich vielversprechend; dasselbe gilt für die Einzelfallberichte aus dem ganzen Land. Das Geld ist das Problem. Weil die metabolische Krebstherapie so preisgünstig ist, gestaltet es sich paradoxerweise schwierig, Finanzierungsmöglichkeiten zu finden. Irgendetwas scheint falsch zu laufen, wenn ein Medikament wie Herceptin, mit dem nur ein Bruchteil der an einer einzigen Krebsform Erkrankten behandelt werden kann und dessen Nutzen gering ist, dazu angetan ist, Patienteninteressensvertretungen und andere Unterstützer scharenweise auf seinem Weg nach Hollywood zu vereinigen und gewaltige Mengen an Fremdkapital zu mobilisieren, während Therapien wie RKD, HBOT und 3-BP-Therapien, die das Potenzial haben, so vielen zu helfen – das Nachsehen haben. Warum drängen die Menschen nicht darauf, dass diese Behandlungsformen klinisch getestet werden?

Abrahams verfügt über Erfahrungen aus erster Hand, wenn es darum geht, eine unglaublich effiziente, kostenlose alimentäre Therapie für pädiatrische Epilepsie in den Krankenhäusern zu etablieren. „Ironischerweise besteht unser größtes Hindernis darin, dass die Diät gratis ist“[7], sagte er.

7 WIE GEHT ES WEITER?

Siddhartha Mukherjees „The Emperor of All Maladies" (dt.: „Der König aller Krankheiten") ist eine reichhaltige und ausführliche Erzählung, eine echte Biographie des Krebses. Er leitet die überwältigende Darstellung mit der Frage ein, ob „irgendwann in der Zukunft ein Ende des Krebses vorstellbar" sei. „Wird es möglich sein, diese Krankheit aus unserem Körper und unserer Gesellschaft endgültig auszumerzen?"[1]

Die Frage ist wichtiger denn je. Krebs ist auf dem Vormarsch und wird Herzkrankheiten bald als unsere häufigste Todesursache ablösen. „Nachdem sich der Anteil derer, die von Krebs betroffen sind, in manchen Nationen von jedem Vierten über jeden Dritten zu jedem Zweiten fortbewegt, ist Krebs tatsächlich auf dem Weg, unsere neue Normalität zu werden – das ist unausweichlich."[2], führt Mukherjee aus. 2014 veröffentlichte die WHO einen Bericht, der vor einer bevorstehenden Flutwelle an Krebserkrankungen warnte und verkündete, dass jährlich 14 Millionen Menschen mit Krebs diagnostiziert werden. Es wird prognostiziert, dass diese Zahl bis 2025 auf 19 Millionen ansteigen wird; für 2030 werden 22 Millionen und bis 2035 24 Millionen erwartet.

Kann der Krebs besiegt werden? Mukherjees Fazit ist düster, er gießt den Krebs in die Form eines unaufhaltsamen Verhängnisses, das mit dem Stoff unserer Existenz verwoben ist. So schreibt er:

> *„Krebs … ist unserem Genom eingewoben. […] Folglich können wir den Krebs nur so weit loswerden, wie wir uns von unseren physiologischen Prozessen befreien können, die wachstumsabhängig sind – Altern, Regeneration, Heilung, Fortpflanzung. […] Ob eine Intervention, die zwischen bösartigem und normalem Wachstum unterscheidet, überhaupt möglich ist, wissen wir nicht."*[3]

Ein Sieg über den Krebs, sagt Mukherjee, „wäre ein Sieg über unsere eigene Zwangsläufigkeit – ein Sieg über unser Genom".[4]

Wie die Mehrheit der zeitgenössischen Krebsforscher nimmt Mukherjee an, dass Krebs eine rein genetische Angelegenheit sei – auf zufälligen Mutationen beruhend, von denen unsere DNS zwangsläufig betroffen ist; dass er mit unserem Lebensfaden ein derart unentwirrbares Knäuel bilden würde, dass es unmöglich sei, das eine vom anderen zu trennen. Es handelt sich um eine Interpretation, die in eine Sackgasse führt, in der die unvermeidliche Krankheit nicht therapierbar ist. Mukherjees Schlussfolgerung beruht jedoch auf seiner *Lesart* der Wissenschaft, die die Natur des Krebses beschreibt. Krebs tritt uns allerdings nur dann als diese schicksalhafte Gestalt entgegen, wenn er in seinem Innersten tatsächlich von Mutationen der DNS ausgelöst und gesteuert wird. Die Antwort auf die oben gestellte Frage hängt von der Natur der Bestie ab – diese wissenschaftliche Detektivgeschichte harrt nach wie vor ihrer Auflösung.

Es ist ein seltsamer Zeitpunkt, um Grundlagenforschung zu betreiben. Eigentlich hätte das TCGA-Projekt unsere letzte Schlacht sein sollen, denn alle Wege schienen dorthin zu führen. Zu keinem Zeitpunkt in unserer Geschichte haben wir über solch hochentwickelte Instrumente verfügt, um den Krebs zu befragen. In der Vergangenheit haben Wissenschaftler versucht, sich die Handlung dieser verwickelten Detektivgeschichte zusammenzureimen, indem sie ein Hörspiel mithilfe eines knisternden, alten Radios mitverfolgten, das die längste Zeit keinen Empfang hatte, um dann wieder kurz zu senden und wenigstens flüchtige Einblicke zu gewähren. Heutzutage sehen Wissenschaftler die Geschichte von Anfang bis Ende in High Definition – zumindest, was genetische Mutationen betrifft. Dabei hat sich Krebs als Erkrankung biblischen Ausmaßes zu erkennen gegeben. Manch ein Wissenschaftler musste sich erst wieder sammeln, und der hervorragende Krebsforscher Vogelstein war gezwungen, die Verständnislücke mit einer noch unentdeckten, flüchtigen Dunklen Materie zu kaschieren, um so unserem Nichtwissen auf elegante Art und Weise Ausdruck zu verleihen. Gleichzeitig tauchen mehr und mehr Belege auf, die die Stoffwechseltheorie in ein neues Licht rücken und ihre Gültigkeit in einem Ausmaß untermauern, das weit über Warburgs isolierte Beobachtung hinausgeht.

Aus mehreren Gründen setze ich James Watsons Geschichte ein, die sich wie ein roter Faden durch dieses Buch zieht: zum Teil deshalb, weil er es war, der mit der DNS das Makromolekül entdeckte, dem eine zentrale Rolle für die Krebsentstehung beigemessen wurde; zum Teil auch wegen seines Kultstatus in der Gemeinde der Krebsforscher; in erster Linie jedoch aufgrund seiner Gedanken, die er sich über die Richtung gemacht hat, die die Krebsforschung nun einschlagen sollte: weg von der Genetik und hin zum Krebsstoffwechsel sowie zu Sauerstoffradikale erzeugenden Therapien. Ich hätte James Watson gerne zu einem Interview eingeladen oder ihm zumindest meinen Dank ausgesprochen, doch meine Bemühungen blieben ohne Antwort. Ich weiß nicht, was er mir über 3-BP erzählt hätte und ob sich seine Sicht der Dinge von derjenigen Pedersens oder Kos unterscheidet. Allerdings geht aus seinen Schriften eindeutig hervor, dass er das gewaltige Potenzial des Moleküls anerkennt.

Die meisten Wissenschaftler sind überzeugt davon, dass schon jahrzehntelang unverrückbar feststeht, dass es sich bei Krebs um eine genetische Krankheit handelt. Diese Auffassung erscheint nun zu vereinfachend, da sie Belege ausblendet, die durch die Erforschung der Krankheit in zwei oder drei verschiedenen Ebenen gesammelt wurden, die miteinander verwoben sind. Einige Wissenschaftler freunden sich mit der Vorstellung an, dass Krebs eine Stoffwechselkrankheit sein könnte – allerdings nicht, weil irgendjemand sie überreden musste, ihre Ansichten zu ändern. Stattdessen hat die Wissenschaft selbst sie dorthin geführt. Die Position, dass Krebs ausschließlich durch Mutationen von Schlüssel-Genen verursacht werde, lässt sich immer mühsamer aufrechterhalten. Zu zahlreich sind die Widersprüche, zu deutlich treten sie hervor. Heutzutage kann kein Forscher auf eine einzige Mutation oder eine Kombination von Mutationen verweisen und mit Bestimmtheit behaupten, dass sie die ausschließliche Ursache des Krebses sei. Dasselbe gilt für zelluläre Systeme, die durch Mutationen ihre Funktion eingebüßt haben.

Krebs wird als eine vorhersagbare Manifestation eines Universums angesehen, das zum Chaos tendiert – eines Universums, das die Unordnung der Ordnung vorzieht. Krebs wird als Zufallserscheinung wahrgenommen. Aber auch wenn Krebs einem chaotischen Entwicklungsverlauf entspringt, ist die Krankheit an sich alles andere als ungeregelt. Um das zu tun, was der Krebs vollbringt, ist bemerkenswert viel Abstimmung notwendig: Die kunstvolle Zweckmäßigkeit des Zellzyklus muss immer wieder fehlerlos durchlaufen werden. Um auf die Energieerzeugung durch Gärung umzustellen, muss die Zelle ihr enzymatisches Profil auf eine geregelte Art und Weise dramatisch verändern. Um das Wachstum neuer Blutgefäße zu dirigieren, damit sie die wachsenden Zellmassen versorgen können, ist eine ausgesprochen komplizierte Abfolge von Operationen notwendig. Krebs ist eine Krankheit, die Regeln folgt, und jeder einzelne seiner Schritte wird angeordnet und koordiniert.

Wissenschaftler, die für die SMT der Krebsentstehung eintraten, und solche, die sich für die Stoffwechseltheorie einsetzten, unterschieden sich hinsichtlich ihrer Stimmungslage deutlich: Im Lager der Genetik machte sich das Gefühl breit, nun beinahe an dem Punkt angelangt zu sein, die Niederlage eingestehen zu müssen – als ob man in einer Sackgasse steckte. Man bewegte sich unleugbar in einer Atmosphäre, die durchdrungen war von dem Verlust und der Frage, wie es denn nun weitergehen solle. In scharfem Gegensatz dazu strahlen die Vertreter der Stoffwechseltheorie des Krebses – Seyfried, Pedersen, D'Agostino, Ko und andere – Begeisterung aus. In ihren Laboren blubbert es wie in den Start-up-Unternehmen im Silicon Valley. Sie haben das Gefühl, dass sie einer großen Sache auf der Spur sind. Frage ich Wissenschaftler nach den Ungereimtheiten der genetischen Theorie, ernte ich meistens einen verstörten Blick, auf den die Feststellung folgt: „Na ja, Krebs ist komplizierter, als wir geglaubt haben." Die meisten Forscher zweifeln nicht an der SMT und sind sich dabei der tiefgreifenden Widersprüche, von der die Theorie betroffen ist, nicht bewusst.

Als Varmus und Bishop herausfanden, dass das Rous-Sarkom-Virus eine leicht verfälschte Version eines unserer eigenen Gene enthielt, erweckte das den Eindruck einer Finte. Konnte ein Virus tatsächlich ein einzelnes Gen gefangen nehmen, seinen heimtückischen Doppelgänger direkt in unsere DNS einsetzen und dadurch eine Krankheit auslösen, deren Markenzeichen Komplexität ist? Kann der Wegfall einiger Aminosäuren in einem Kinase-Protein eine Krankheit verursachen, die neue Blutgefäße wachsen lässt, um ihren Versorgungsbedarf zu decken, und die eine außergewöhnliche biochemische Umstellung im Glukosestoffwechsel vollzieht? Alles nur wegen ein paar fehlender Aminosäuren? Das erscheint mir nicht sehr wahrscheinlich.

Rous glaubte nie an die SMT der Krebsentstehung und argumentierte vehement dagegen. Aber Varmus und Bishop ließen Rous als Narr erscheinen, als sie darlegten, dass das Virus, das seinen Namen trägt, Verrat begangen habe, indem es die SMT zweifelsfrei bestätigte. „Die Natur scheint manchmal einen sarkastischen Sinn für Humor zu haben"[5], kommentierte Rous das gezinkte Kartendeck des Krebses. Befand er sich im Irrtum? Nachdem erwiesen war, dass sich die durch das Rous-Sarkom-Virus bedingten krankhaften Veränderungen in den Mitochondrien konzentrierten, tauchte eine neue Frage auf. Was verwandelte die Zelle wirklich? Das einzige veränderte Proteinprodukt des *src*-Gens oder ein Notruf schwer beschädigter Mitochondrien an zahlreiche Signalzentren, wodurch eine koordinierte Reaktion herbeigeführt und die vielfältigen Operationen der Krebszelle umgesetzt wurden? Bei der ersten Option handelte es sich um eine einzelne Mutation: eine Mutation aus einer fast unbegrenzten Anzahl an Kombinationsmöglichkeiten, die sich anscheinend in Gestalt derselben Krankheit manifestieren konnten. Die andere Option war ein in jeder Krebszelle aktiver Prozess, der unabhängig vom Gewebetyp ablief, worauf PET-Bilder hinwiesen.

Falls sich im Laufe der Zeit erweisen sollte, dass der Krebsstoffwechsel bedeutsamer ist, als man dachte – und vielleicht das auslösende bzw. Urknall-Ereignis ist, dem wir verzweifelt hinterherjagen –, dann hat uns die Natur, wie Rous nahelegte, schon wieder getäuscht. Aber ob nun Gott, Mutter Natur, die Evolution oder was auch immer die Welt geformt haben, in der wir leben: Wir müssen zugeben, dass Krebs auf dem Gebiet der Krankheiten das Meisterstück ist. Er ist der Bobby Fischer, George Patton, Mozart, Houdini und Einstein der Krankheiten. Die Art, wie uns die Natur mit scheinbaren Erkenntnissen geködert hat, um sie uns dann wieder wegzunehmen, ist schrecklich und – ich wage es zu sagen – schön zugleich. Krebs ist pathologische Kunstausübung. Auch Sherlock Holmes bezeugte dem Oberschurken, den er nicht fangen konnte, Respekt.

Kann es sein, dass wir uns ein falsches Bild von der wahren Beschaffenheit des Krebses gemacht haben? Falls es so ist, trägt Mutter Natur die Last der Schuld. Auf höchst irreführende Weise überdeckte sie eine Theorie durch die andere und verband sie kunstfertig miteinander, so dass beide nicht zu unterscheiden waren. Manche Krankheiten packt sie in sauber abgegrenzte Kategorien und stellt den zugrunde liegenden, ursächlichen Mechanismus zur Verfügung, damit wir alles deutlich sehen können, aber bei Krebs ist das nicht der Fall. Sein vermeintlicher Mechanismus besteht aus Verschleierungen, Stolperdrähten, Blendwerk und falschen Fährten. Krebs ist das Rätsel aller Rätsel. Die Geschichte ist voll von Beispielen brillanter Männer und Frauen, die auf die bedeutenden Fragen die falschen Antworten erhielten, obwohl sie den Indizien gefolgt sind und aus dem, was sie wissen konnten, ihre Schlüsse gezogen haben. In der gesamten Geschichte sind große Wissenschaftler zum Opfer der Umstände geworden.

Man muss nicht weiter als bis zu Rous zurückblicken, der sich mit seiner These, dass Krebs nicht durch DNS-Mutationen verursacht werde, scheinbar grundlegend irrte. Hätte er lange genug gelebt, wäre er vielleicht rehabilitiert worden. Theorien steigen auf und gehen unter. Sie sind flüchtige, vergängliche Gebilde, die sich verwandeln, wenn wir Mutter Natur aus unterschiedlichen Blickwinkeln betrachten. Sie tanzen und machen Pirouetten, wenn sie auf ihrem geschlängelten Pfad durch die Zeit reisen. Manche Menschen lassen sie als Narren erscheinen, während sie andere zu Helden machen. Alle guten Wissenschaftler müssen zustimmen, dass der Zeitpunkt, die Umstände und der blinde, glückliche Zufall eine große Rolle für den weiteren Verlauf einer Karriere spielen und auch für die Art und Weise, wie die Nachwelt ihre Leistungen beurteilen wird. Hätten Watson und Crick bei ihrem Versuch, die Struktur der DNS aufzudecken, getrödelt, wäre ihnen der Nobelpreis vielleicht von dem amerikanischen Wissenschaftler Linus Pauling weggeschnappt worden (der in seinem Labor ebenfalls Modelle bastelte und kurz davor war, den Aufbau der DNS zu enträtseln). Wäre Pauling ein bisschen schneller gewesen, würde heutzutage niemand mehr die Namen Watson und Crick kennen. Seyfried bekennt unumwunden: „In zehn Jahren könnten einige Forscher beweisen, dass ich völlig falsch lag."[6] Er hat Recht. Das stete Fortschreiten der Wissenschaft lässt dem Ego wenig Raum.

Das ist keine Pattsituation zwischen zwei Theorien. Die Natur ist nicht verpflichtet, Krebs entweder als eine ausschließlich genetische oder als eine reine Stoffwechselkrankheit zu präsentieren. Es könnte sein, dass die SMT der Krebsentstehung und die Stoffwechseltheorie ineinander verschlungen sind – eine Chimäre, die in zwei Bereichen gleichzeitig existiert. Die Natur muss keine einfache Antwort liefern. Während die Stoffwechseltheorie erneut aus der Asche emporsteigt, erscheint ihre Überlappung mit der SMT wie eine Falle. Anstatt einen scharfen Kontrast zu bilden, sind beide Theorien Nuancen derselben Farbe. Sie verstecken und verdecken einander, wie schelmische Kinder, die sich vergnügt am Verwirrspiel erfreuen.

Falls andere Erkrankungen mit Einzelbildern vergleichbar sind, entspricht Krebs einem abendfüllenden Film. Der wissenschaftliche Iterationsprozess hat es Forschern ermöglicht, Standbilder dieses Films einzufangen, um sie dann in zwei Dimensionen untersuchen zu können. Obwohl der Krebsgenomatlas einen großen Zwischenraum ausfüllt, müssen wir den Film noch von Anfang bis Ende betrachten. Die Wissenschaftler müssen erraten, was sich in den Leerstellen befindet, und eine Theorie darüber entwerfen, wie das Gesamtwerk aussehen wird. Einstein machte von Gedankenexperimenten Gebrauch, um die Fragen der Physik zu lösen. Im Alter von 16 stellte er sich stunden- oder sogar tagelang die Gesetze der Physik vor, indem er im Geist auf einem Lichtstrahl reiste. Aus dieser einzigartigen Perspektive war er in der Lage, die grundlegenden Prinzipien der Relativitätstheorie zu entwerfen. Ich stelle mir vor, wie es wäre, wenn man den Film über den Krebs von Anfang bis Ende erleben könnte. Wenn man davor sitzen und zusehen könnte, wie alle Zwischenräume ausgefüllt werden.

Wie Krebs auch immer beschaffen sein mag, Stoffwechselansätze und genetische Theorien legen beträchtlich verschiedene Therapieszenarien nahe. Warburg, Pedersen, Ko, Seyfried, D'Agostino und andere Forscher berufen sich auf ein Erscheinungsbild der Krebserkrankung, in dem kein Platz ist für eine Unabwendbarkeit, die in Stein gemeißelt ist. Sie betrachten Krebs als eine Erkrankung mit einer einzigen, nachvollziehbaren Schwachstelle. Die Stoffwechseltheorie beleuchtet die Verwundbarkeit des Krebses und verdeutlicht seine Achillesferse. Krebszellen sind keine unsterblichen, zähen, anpassungsfähigen Superzellen. Vielmehr trifft das auf gesunde Zellen zu, die durch harte, Jahrmillionen andauernde Umweltbedingungen hervorgebracht wurden. Seyfried sagte einmal, während er auf eine Folie zeigte, auf der gesunde Zellen zu sehen waren: „Diese Zellen haben es sich verdient, auf dem Planeten zu existieren!" Dann wies er auf Krebszellen und sagte: „Diese Zellen nicht!" Die gesunden Zellen in unseren Körpern sind entschlossene Überlebenskünstler. Sie überleben den toxischen Schlamm, der meist mit einer Chemotherapie verbunden ist, und lassen sich nicht unterkriegen, während viele Krebszellen absterben. Gesunde Zellen können sich umstellen und zur Ketose übergehen, während Krebszellen nichts anderes übrig bleibt, als in ihrer Inflexibilität zu schmoren.

Wir befinden uns noch nicht lange in dieser Situation. Die erste Chemotherapie wurde inmitten des Zweiten Weltkriegs entwickelt. Dadurch, dass man hochtoxische Substanzen durch die Venen der Patienten fließen lässt, werden vorzugsweise (in geringem Ausmaß) Krebszellen abgetötet, was verdeutlicht, dass sie anfälliger als gesunde Zellen sind. Falls die Wissenschaft den Ursprung des Krebses falsch gedeutet hat, haben wir drei Jahrzehnte verloren, weil wir versucht haben, Mutationen ins Visier zu nehmen, die eher eine Begleiterscheinung als die treibende Kraft der Krankheit sind. Und falls Krebs eine Stoffwechselerkrankung ist, haben wir gerade erst begonnen und echter Fortschritt sollte bald folgen. Uns werden noch weitere Möglichkeiten einfallen, um die kranken Zellen in den Abgrund zu stoßen.

Wie wird die Zukunft der Krebsbehandlung aussehen? Die SMT der Krebsentstehung teilt uns mit, dass Krebs unwiderruflich mit uns verbunden ist. Sie sagt uns, dass wir uns, wenn wir den Krebs besiegen wollen, gegen einen unendlich komplexen Feind wenden müssen, der sich andauernd weiterentwickelt und uns immer einen Schritt voraus ist. Die Forscher müssen ein gewaltiges Arsenal an zielgerichteten Medikamenten entwickeln, um hunderte verschiedener Driver-Mutationen ins Visier zu nehmen. Die Erfahrung sagt uns, dass es manchmal nicht ausreicht, die Gründerpopulation an genetischen Veränderungen zu bekämpfen, von der man annimmt, dass sie Krebs verursacht. Stattdessen ermahnt sie uns, dass die intratumorale Heterogenität ein Schachmatt für die Therapie bedeutet; denn sogar im Primärtumor tauchen an voneinander entfernten Stellen neue Driver auf, die angesprochen werden müssen. Falls ein Arzt das Glück hat, im Besitz eines Medikaments gegen die neu aufgetretene Mutation zu sein, sind er und sein Patient auf dem Schlachtfeld einen Schritt vorwärts gerückt. Aber woanders, in einer mikroskopisch kleinen Ecke, entwickelt sich ein neuer Driver. Im Laufe der Zeit wird er zu einem eigenständigen Tumor aufflammen, der ebenfalls sequenziert und anvisiert werden muss. Es ist ein permanentes Fangspiel. Die Therapie bestünde in einer Sequenzierung, der sich eine Chemo anschlösse, gefolgt von einer weiteren Sequenzierung und dem Versuch, den Feind zu erwischen. All das setzt voraus, dass Driver-Mutationen die Krankheit überhaupt erst auslösen und am Leben erhalten.

Falls Warburg Recht hatte und Krebs infolge beschädigter (Zell)atmung entsteht, müssen therapeutische Strategie und Medikamentendesign völlig umgestaltet werden. Anstatt ein unklares, sich verwandelndes Ziel angreifen zu müssen, das aufgrund seiner Beschaffenheit nicht direkt getroffen werden kann, bietet sich Forschern eine einheitliche Angriffsfläche, die das gesamte Spektrum der Krankheit durchzieht. Das bedeutet, dass Krebszellen keine mutierten Zelltypen mit Superkräften sind, die von einem allwissenden Erzschurken programmiert wurden. Es handelt sich um beschädigte Zellen, die auf ihre eigene, fehlgeleitete Art und Weise versuchen, zu überleben. Sie können eingeschlossen, gelenkt, manipuliert und abgetötet werden.

Die hier in den Mittelpunkt gerückten Stoffwechseltherapien sind die ersten Versuche einiger Wissenschaftler, Krebs von einem neuen Standpunkt aus zu bekämpfen. Für einen ersten Versuch geben sie viel Anlass zur Hoffnung. Sie stellen eine scharfe Abkehr von den Praktiken der Vergangenheit dar, insofern die Krebstherapie eine sanfte Rehabilitation sein könnte. Wie Seyfried es formulierte, „sollte man gesünder herauskommen, als man hineingegangen ist.“[7]

Der Wissenschaftler ist in die Pflicht genommen, die Erwartungen zu mäßigen, bis klinische Studien die Wirksamkeit zweifelsfrei bewiesen haben. Er ist rasch zur Stelle, um darauf hinzuweisen, dass man abwarten müsse. Aber bevor Glivec klinischen Studien zugeführt wurde, hatte es eine einzige Veröffentlichung gegeben, die für die Wirkung des Medikaments sprach. Die Ergebnisse von fünf einfachen Experimenten an Mäusen bzw. in Petrischalen wiesen darauf hin, dass Glivec auch beim Menschen helfen könne. 3-BP ist weit darüber hinaus: Bei Tieren hat der Wirkstoff überwältigende Ergebnisse geliefert, die erfahrene Krebsforscher überraschen, *und* in einer menschlichen Einzelfallstudie hat es eine Unbarmherzigkeit an den Tag gelegt, wenn es darum ging, Krebs auszumerzen. Der Wirkstoff wurde in Rechtsstreitigkeiten verwickelt, aber das ist Vergangenheit. Um eine kleine Studie mit 3-BP zu starten, benötigt Dr. Ko ungefähr drei

Millionen Dollar. Studien für die Kombination RKD/HBOT erfordern ebenfalls ungefähr drei Millionen Dollar.

Das Schöne an RKD/HBOT ist, dass die Kombination als adjuvante Therapie angewendet werden könnte, weil sie nicht toxisch ist. Sie könnte auch nach Abschluss der konventionellen Behandlung zum Einsatz kommen, wenn die Patienten nach Hause geschickt werden – in eine Art Fegefeuer, durch das sie gehen müssen, wenn sie die Frage quält: „Ist der Krebs immer noch da? Wird er wieder wachsen?" RKD/HBOT würde sie in dieser unangenehmen Phase im Kampf unterstützen. Allerdings könnte sich die Kombinationstherapie sogar erfolgreicher als die meisten anderen Behandlungen erweisen, einschließlich der Bestrahlung, was Patienten eine viel bessere und erschwingliche ungiftige Alternative liefern würde. In Seyfrieds und D'Agostinos Vision von „Umweltdruck & Impuls" ist die Therapie eine Rehabilitation, bei der RKD/HBOT mit anderen Behandlungen (vielleicht mit 3-BP, DCA und weiteren Medikamenten, die den Stoffwechsel beeinflussen) verbunden werden. Im Unterschied zur konventionellen Chemotherapie, die häufig ausgesetzt werden muss, weil sich Anämie, eine geringe Anzahl weißer Blutkörperchen, Nierenversagen, Lebertoxizität und Nervenschäden einstellen, könnte RKD/HBOT ununterbrochen verabreicht werden. Die Forscher benötigen Unterstützung, um diese Therapien in klinischen Studien testen zu können. Ein größerer Wohltäter wäre nötig, um die Wirksamkeit der Behandlungen nachzuweisen, die der Menschheit möglicherweise eine bessere und erschwinglichere Medizin zur Verfügung stellen.

Krebs ist immer noch auf dem Vormarsch. Für unsere Freunde, Nachbarn und die Leute, die wir gern haben, wird die Krankheit immer mehr zu einer Last. Einige führende Wissenschaftler haben öffentlich verkündet, dass sie das TCGA-Projekt verlassen, denn es gebe nichts mehr in Erfahrung zu bringen. Vielleicht ist es für das NCI Zeit, sein Hauptaugenmerk auf die Stoffwechseltheorie des Krebses zu lenken. Und sei es, dass wir über die Wahrheit gestolpert sind, während wir versucht haben, das Wesen der Krebserkrankung zu ergründen: Es ist nicht zu spät. Die Wiederholung der Zellkerntransferexperimente könnte ein guter Ausgangspunkt sein. Die Krebsforschung könnte von der Physik lernen: „Dringe zum Kern der Theorie vor und höre auf, dir über die Peripherie Gedanken zu machen." Wir müssen Vogelsteins Dunkle Materie zum Leuchten bringen, wenn wir den Krebs verstehen und Therapien entwickeln wollen. Und die Stoffwechseltheorie ist möglicherweise der beste Ausgangspunkt für unsere Suche.

Wenn Sie dazu beitragen möchten, das Potenzial der Stoffwechseltherapien zu verwirklichen, besuchen Sie: SingleCauseSingleCure.org

ANHANG A

Damit Stoffwechseltheorien ihre Wirkung entfalten können

Die Wirkung der kalorienreduzierten ketogenen Diät (RKD) beruht auf einem einfachen Prinzip: Damit Krebszellen überleben können, sind sie auf Glukose angewiesen. Wird die Glukosezufuhr gedrosselt, ist der Krebs gezwungen, mit den gesunden Zellen um jedes verfügbare Glukosemolekül zu konkurrieren. Und während gesunde Zellen mühelos zur Verbrennung von Ketonkörpern übergehen können, stehen Krebszellen plötzlich unter gewaltigem metabolischem und oxidativem Stress, weil sie unfähig zur Umstellung sind. Die Methode ist einfach, elegant und nachvollziehbar.

Laut Seyfried und D'Agostino ist die kalorienreduzierte ketogene Diät die Basis der Stoffwechseltherapie. Sie übt auf die Krebszellen Druck mithilfe des Stoffwechsels aus, schwächt sie und macht sie anfälliger. In präklinischen Versuchen und in Einzelfallstudien wurde bewiesen, dass die Diät das Tumorwachstum verlangsamt. Wie wir erörtert haben, schafft sie außerdem beste Voraussetzungen für weitere Behandlungen. Präklinische Modelle haben gezeigt, dass die RKD Synergieeffekte mit einer Vielzahl anderer Krebstherapien erzeugt, wodurch sie deren Ergebnis verbessert und gleichzeitig die toxischen Kollateralschäden verringert, die mit vielen Standardbehandlungen einhergehen.

Die Umsetzung der kalorienreduzierten ketogenen Diät

Selbstverständlich sollte sich jeder, der die RKD ausprobieren möchte, von einem Gesundheitsexperten begleiten lassen. Wenn Ihr Arzt mit dieser Ernährungsweise nicht vertraut ist, so empfiehlt es sich, einen Arzt um Unterstützung zu bitten, der über einschlägige Erfahrungen verfügt (vgl. Anhang B).

Der beste Weg, um mit der Diät zu beginnen, besteht darin, 48 bis 72 Stunden zu fasten und nur Wasser zu sich zu nehmen. Dasselbe raten Ärzte auch ihren Epilepsiepatienten, weil es die schnellste Methode ist, in die Ketose einzutreten. Zuvor muss jedoch ermittelt werden, ob die gesundheitliche Verfassung des Patienten eine Fastenperiode zulässt. Manche Patienten beginnen lieber schrittweise und starten mit der Erhaltungsphase der RKD.

Die Diät an sich ist ziemlich einfach aufgebaut:

- Reduzieren Sie die Aufnahme von Kohlenhydraten auf unter 12 Gramm pro Tag.
- Verzehren Sie nur hochwertige Proteine im Ausmaß von 0,8 bis 1,2 Gramm pro Kilogramm Körpergewicht.
- Das Wichtigste zuletzt: Der Rest Ihrer Nahrung setzt sich ausschließlich aus Fetten zusammen. Treffen Sie deshalb eine gute Auswahl – beispielsweise Olivenöl, Kokosöl oder Sommerbutter (aus Milch von Weidekühen).

Es gibt kein einheitliches Rezept, nach dem alle Menschen vorgehen könnten; die RKD ist vielmehr eine Angelegenheit ständiger Beobachtung. Ihr Ziel besteht darin, das Glukose-Ketonkörper-Verhältnis zu kippen. Im Normalfall liegt der Nüchternblutzuckerwert gesunder Menschen bei unter 100 mg/dL, wobei keine Ketonkörper mit dem Blut zirkulieren. Im Rahmen der RKD soll der Blutzuckerspiegel auf ein ständiges Niveau von ungefähr 70-80 mg/dL abgesenkt werden, die Ketonkörper im Blut sollen einen Wert zwischen zwei und vier Millimol/L erreichen. Dr. Seyfried bezeichnet diese Bedingungen als „therapeutische Zone" – einen physiologischen Zustand, der für Krebszellen sehr feindlich, für normale Zellen dagegen höchst zuträglich ist. Er empfiehlt, den Blutzuckerspiegel und die Ketonkörper dreimal pro Tag zu messen. Zu diesem Zweck rät Dr. D'Agostino zur Verwendung des Medisense Precision Xtra Blood Glucose & Ketone Monitoring System (von Abbott Laboratories), das bei CVC oder Walgreens gekauft werden kann. Ihm zufolge handelt es sich dabei um das Gerät, das am einfachsten zu bedienen ist und die genauesten Ergebnisse liefert. Die Kontrollen sollten vor dem Frühstück und ungefähr zwei Stunden nach Mittag- und Abendessen durchgeführt werden. Vergessen Sie nicht, Aufzeichnungen anzufertigen. Auf diese Weise können Sie in Erfahrung bringen, welche Nahrungsmittel Sie vermeiden sollten, weil sie den Blutzuckerwert in die Höhe schnellen lassen.

Der Stoffwechsel jedes Menschen ist einzigartig, weshalb keine Diät der anderen gleicht. Einschränkung ist der wichtigste Aspekt der RKD: denn auch wenn die ketogene Diät ansonsten perfekt befolgt wird, führt zu viel Nahrung dazu, dass der Blutzuckerwert die „therapeutische Zone" verlässt. Damit die Diät die erwünschte Wirkung entfaltet, ist die Verringerung der Gesamtkalorienzahl von größter Bedeutung. Aber während eine Reduktion auf 1.200 Kilokalorien bei dem einen Patienten ausreicht, kann es für einen anderen notwendig sein, sich mit 800 Kilokalorien zu begnügen. Der Bedarf kann nur durch ständige Beobachtung ermittelt werden.

Die Kernpunkte der RKD:

- Falls Ihr Arzt die Unbedenklichkeit festgestellt hat, ist eine 48- bis 72-stündige Fastenkur, bei der Sie ausschließlich Wasser zu sich nehmen, die beste Methode, um die RKD aufzunehmen.
- Versuchen Sie, ein 4:1-Gewichtsverhältnis von Fett zu Proteinen einzuhalten; das Gesamtgewicht der Kohlenhydrate sollte weniger als 12 Gramm pro Tag betragen.
- Reduzieren Sie die Gesamtkalorien, bis Sie die „therapeutische Zone" erreicht haben.
- Messen Sie Blutzucker und Ketonkörper bis zu dreimal pro Tag.
- Probieren Sie die RKD nur in Absprache mit Ihrem Arzt aus.
- *Vergessen Sie nicht, dass der wichtigste Faktor der Diät die Verringerung der Gesamtkalorienzahl ist.*

Dr. George Yu ist Onkologe auf dem Gebiet der urologischen Chirurgie sowie Professor am Klinikum der George Washington University. Was eine schlichte Kalorienreduktion (1.200 bis 1.500 Kilokalorien pro Tag in Form nährstoffreichen Essens, das ohne Zucker, Obst und Milchprodukte auskommt) bei Krebspatienten zu leisten vermag, erlebt er seit 13 Jahren. „Bei ungefähr einem Drittel der Patienten kommt es zu beeindruckenden Regressionen, bei manchen sogar zu einer vollständigen Rückbildung", meint Dr. Yu. „Die übrigen zwei Drittel erfahren Besserungen, aber dann kommt es zu einem Rückfall, und sie sterben. Bei ihnen zögert die Diät zwar den Ausgang hinaus, kann ihn aber nicht abwenden. Dennoch steht fest, dass sogar in den aggressivsten Fällen die *Kalorienreduktion das Tumorwachstum abschwächt.*" Dr. Yus Variante der Kalorienbeschränkung unterscheidet sich von Dr. Seyfrieds ketogener Ernährungsweise; dessen ungeachtet beobachtete er beeindruckende Erfolge, die auf die Effizienz der Kalorienreduktion hindeuten. Dennoch könnte sich die RKD aus vielen Gründen vorteilhafter als eine reine Kalorienreduktion erweisen, bei der die Zusammensetzung der Nahrung eine geringere Rolle spielt. Erstens senkt die RKD den Blutzuckerspiegel. Zweitens wird die Herstellung von Ketonkörpern begünstigt, weil hochwertige Fette den überwiegenden Teil der Kalorien liefern. Und die Fähigkeit der Krebszellen, Ketone zu verwerten, ist – wie wir wissen – vermindert; darüber hinaus wurde nachgewiesen, dass Ketonkörper an sich giftig für Krebszellen sind; und schließlich lässt sich die Kalorienbeschränkung aufgrund der fettreichen Zusammensetzung der RKD (senkt das Hungergefühl) besser handhaben, sodass es einfacher ist, die Diätvorschriften einzuhalten.

Manchen Menschen mag die Vorstellung, zu fasten oder die Kalorienaufnahme sehr stark zu reduzieren, als kontraintuitiv erscheinen. Deshalb lautet Dr. Seyfrieds besondere Empfehlung, Herbert M. Sheltons Werk „Fasting for Renewal of Life“ zu lesen. Das Buch hilft dabei, Befürchtungen in Zusammenhang mit einer Kalorienbeschränkung zu zerstreuen, und betont die zahlreichen Vorteile, die sich daraus ergeben. Darüber hinaus wirbt der hervorragende Wissenschaftler Richard Veech in dem Werk für die zahlreichen Vorteile der Ketose. Der Mensch verfügt über die physiologischen Voraussetzungen, Phasen verminderter Kalorienaufnahme gut zu überstehen. Veech ist davon überzeugt, dass viele Zivilisationskrankheiten geheilt werden könnten, wenn wir nur weniger Nahrung zu uns nähmen.

Was darf ich essen? Eine gute Frage. Wir werden Ihnen sogleich mit ein paar Beispielen aufwarten, möchten jedoch zuvor darauf hinweisen, dass es eine Reihe von hilfreichen Informationsquellen gibt. Eine der besten wird von der Charlie Foundation zur Verfügung gestellt, die vor Kurzem ihren Namen geändert hat: Aus „The Charlie Foundation for Pediatric Epilepsy“ wurde „The Charlie Foundation for Ketogenic Therapies“. Die Namensänderung wurde durch die in letzter Zeit gestiegene Zahl der Anfragen inspiriert, bei denen Menschen um Unterstützung bei der Anwendung der Diät gegen Krebs und neurologische Erkrankungen gebeten hatten. „In der Vergangenheit benötigten die meisten Menschen Hilfe bei Epilepsie, heutzutage ist die Hälfte der Personen, die uns kontaktiert, daran interessiert, die Diät zu anderen Zwecken durchzuführen“, sagte Jim Abrahams, der Gründer der Charlie Foundation. Die Website der Stiftung enthält eine Fülle an Informationen, angefangen bei Nahrungsmitteltipps über Rezepte bis hin zu aktuellen klinischen Studien, die die Auswirkungen der ketogenen Diät auf Krebs untersuchen. (Zum gegenwärtigen Zeitpunkt werden Teilnehmer für neun Studien gesucht!)

Beth Zupec-Kania, die leitende Ernährungsberaterin der Charlie Foundation, fasst im Folgenden die wesentlichen Elemente der Diät zusammen, die sie im Rahmen ihrer Zusammenarbeit mit zahlreichen Krebspatienten entwickelt hat.

DIE KETOGENE ERNÄHRUNGSTHERAPIE

Die ketogene Ernährungstherapie bei Krebs lässt sich in eine Phase der aggressiven Behandlung und in eine Erhaltungsphase unterteilen. Die aggressive Phase beginnt mit einer Fastenperiode und geht in einen Ernährungsplan mit eingeschränkter Kalorienzufuhr über. Die Dauer beträgt mehrere Wochen bis zu zwei Monaten. In der Erhaltungsphase sollen dem Körper ausreichend Kalorien zur Verfügung gestellt werden, damit Sie eine schlanke Figur behalten, ohne abzumagern. Ein Ernährungstherapeut kann einen Diätplan für beide Phasen erstellen, der eine vorgeschriebene Menge an Fett, Kohlenhydraten und Proteinen enthält, um individuellen Bedürfnissen zu genügen, sowie Ergänzungsmittel festlegen, um Nährstoffmangel vorzubeugen.

Start der ketogenen Ernährungstherapie

Als Vorbereitung auf die ketogene Ernährungstherapie wird häufig eine Fastenperiode durchgeführt, die dabei helfen kann, die rasch verfügbaren Energiespeicher (das sogenannte Glykogen) zu erschöpfen und die Ketose voranzubringen. Sobald die Glykogenspeicher nahezu aufgebraucht sind, wird vermehrt Glukagon freigesetzt, das den Fettabbau und damit die Synthese von Ketonkörpern anregt.

Diese Stoffwechselumstellung kann sich auf Menschen unterschiedlich auswirken. Bei manchen Personen, zu denen kleine Kinder, Untergewichtige und Patienten zählen, die bestimmte Medikamente einnehmen (besonders Azidose verursachende), besteht ein erhöhtes Risiko für unerwünschte Nebenwirkungen.

Azidose und Dehydrierung sind zwei mögliche unerwünschte Folgen des Fastens, weshalb ärztliche Begleitung ratsam ist. Patienten mit einer Störung des Fettstoffwechsels sollten die ketogene Diät nicht ausprobieren.

Fasten

Fasten bedeutet, dass wir auf sämtliche Nahrungsmittel und Getränke ganz und gar verzichten und ausschließlich Wasser zu uns nehmen dürfen. Kohlenhydratfreie Elektrolytgetränke können allerdings konsumiert werden, um den Verlust an Mineralstoffen – das betrifft besonders Natrium und Kalium – sowie Azidose zu vermeiden. Um der Dehydrierung vorzubeugen, sollte man ausreichend Flüssigkeit zu sich nehmen; bei einem Erwachsenen sind das ungefähr 2 Liter.

Die Dauer des Fastens hängt von den dabei erzielten Ergebnissen ab, einschließlich prozentualem Gewichtsverlust und Blutzuckerwerten. Für Erwachsene ist ein Nüchternblutzuckerwert zwischen 60 und 80 mg/dL charakteristisch. Bei Kindern ist der Glukosewert normalerweise um zehn Einheiten geringer, wobei jedoch wenig bis gar nicht gefastet werden muss, um das gewünschte Ergebnis zu erzielen.

Beginn der Diät

Da der Fettanteil bei der ketogenen Diät sehr hoch ist, wird häufig eine allmähliche Annäherung an den vollständigen Ernährungsplan besser vertragen. Die mäßig umfangreichen, dafür aber fettreichen Mahlzeiten sollte man sich am besten langsam auf der Zunge zergehen lassen. Während der aggressiven Phase der Ernährungstherapie genügen bei den meisten Erwachsenen (nicht bei Kindern) zwei Hauptmahlzeiten mit ein bis zwei fettreichen Zwischenmahlzeiten. Die Ketose verringert den Appetit und damit auch das Verlangen, sich zu überessen. Die tägliche Kalorienaufnahme hängt von Körpergröße, Ausmaß körperlicher Aktivität, Alter und Geschlecht ab.

Kontrolle

Es ist unverzichtbar, Blutzucker- und Ketonspiegel während des Fastens und der Ernährungstherapie zu kontrollieren. Zu diesem Zweck sind tragbare Messgeräte erhältlich, die die Blutkonzentration beider Substanzen feststellen. Hohe Glukosekonzentrationen können eine zu hohe Kalorienaufnahme anzeigen, während niedrige Werte ein Indiz für zu wenige Kalorien sind. Allerdings können hohe Glukosewerte auch dann auftreten, wenn der Proteinanteil zu hoch ist. Ebenso kann ein hoher Blutzuckerspiegel bei einer untergewichtigen Person ein Hinweis auf den Abbau von Körperproteinen sein, was nicht gut wäre. Eine weitere wichtige Möglichkeit zur Kontrolle besteht darin, das eigene Körpergewicht alle paar Tage zu messen. Der Zustand der Ketose hat eine entwässernde Wirkung, was zum Gewichts-, aber auch zum Flüssigkeitsverlust führen kann, der fünf bis zehn Prozent des Körpergewichts ausmacht. Deswegen ist es unerlässlich, ausreichend Flüssigkeit zu sich zu nehmen.

MIRIAM KALAMIANS GESCHICHTE

Mit Miriam Kalamian machen wir mit einer weiteren Ernährungswissenschaftlerin Bekanntschaft, die über viel Erfahrung in der Umsetzung der kalorienreduzierten ketogenen Diät für Krebspatienten verfügt. Im Winter 2004 wurde Raffi, Miriams vierjährigem Sohn, die Diagnose Gehirntumor gestellt. Drei operative Eingriffe und genauso viele gescheiterte chemotherapeutische Behandlungen später wurde der Familie mitgeteilt, dass man nichts mehr für ihn tun könne. Nun, da sie nichts mehr zu verlieren hatte, entdeckte Miriam Dr. Seyfrieds Forschungen und sein einzigartiges Ernährungsprogramm. Unter Mithilfe des Kinderarztes und des Onkologen begann Raffi mit der kalorienreduzierten ketogenen Diät, die mit einer niedrigdosierten Chemotherapie kombiniert wurde (es handelte sich um dieselbe Behandlung, die zuvor wirkungslos geblieben war). Erstaunlicherweise schrumpfte der Tumor in den ersten drei Monaten um 15 Prozent! Im Dezember 2007 wurde die Chemotherapie ausgesetzt, während Raffi die ketogene Diät als einzige Therapieform drei weitere Jahre lang fortsetzte. Miriam war von den Ergebnissen überwältigt und weil es sie überraschte, dass andere Patienten oder Angehörige diese wirksame, nichttoxische Therapie nicht kannten, machte sie es zu ihrer Lebensaufgabe, andere bei der metabolischen Krebstherapie zu unterstützen. Mehr über dieses Thema können Sie in ihrem neuesten E-Book mit dem Titel „Get Started with the Ketogenic Diet for Cancer: A Step-by-Step Guide to Implementation" erfahren. Miriam hat in aller Kürze zusammengefasst, welche Nahrungsmittel Sie essen dürfen und welche Sie vermeiden sollten, wenn Sie die kalorienreduzierte ketogene Diät anwenden wollen, um Krebs zu behandeln.

Die ketogene Diät für Krebspatienten

Wenn Sie festgestellt haben, dass eine ketogene Diät für Sie in Frage kommt, ist es Zeit, Ihr Vorhaben in die Tat umzusetzen. Verbannen Sie zuerst alle Nahrungsmittel aus Ihrer Vorratskammer, die nicht ketofreundlich sind. Das gilt auch dann, wenn sich andere Familienmitglieder der neuen Ernährungsweise nicht anschließen. Sie mögen woandershin gehen, um Gelüste zu befriedigen, die von Ihrem Ernährungsplan abweichen. Kinder sind besonders versiert, wenn es darum geht, ein Versteck mit minderwertigen Nahrungsmitteln anzulegen. Glauben Sie also nicht, dass immer eine Tüte M&Ms herumliegen muss, damit ihr Leben in gewohnten Bahnen verläuft.

Wenn Sie ketofreundliche Nahrungsmittel einkaufen, werden Sie in unbekannte Ecken Ihres Supermarkts oder Bioladens vordringen. Konzentrieren Sie sich auf frische oder tiefgefrorene Waren. Sie müssen kein Sternekoch sein, um eine gesunde Mahlzeit zuzubereiten, die Sie satt macht. Wenn das Konzept neu für Sie ist, fangen Sie mit einfachen Gerichten an. Surfen Sie im Internet, um nach einigen ketofreundlichen Alternativen Ausschau zu halten, die Ihr Interesse wecken, machen Sie sich dann auf den Weg, um die Zutaten aufzutreiben, die Sie dafür brauchen. Besorgen Sie sich gleichzeitig spezielle Kochutensilien, die die Zubereitung erleichtern (beispielsweise Silikonspatel oder Schneebesen).

Beginnen wir mit den Lebensmitteln, die Sie essen dürfen! Bei den folgenden Nahrungsmitteln handelt es sich NICHT um eine vollständige Auflistung, vielmehr um einen Anfang. Verwenden Sie die Informationen auf den folgenden Seiten, um eine Einkaufsliste zu erstellen. Wählen Sie Lebensmittel aus, von denen Sie bereits wissen, dass Sie sie gerne essen, aber achten Sie auch darauf, pro Woche ein oder zwei unbekannte Zutaten auszuprobieren. So werden Sie im Laufe der Zeit sicherlich mit einigen neuen Lieblingsprodukten Bekanntschaft machen!

Gemüse

Der Schwerpunkt sollte hier auf *nicht stärkehaltigen* Alternativen liegen. Falls möglich, entscheiden Sie sich für Biogemüse.

- Spargel
- Brokkoli
- Rosenkohl (Kohlsprossen)
- Weißkohl

- Blumenkohl (Karfiol)
- Sellerie
- Gurken
- Blattgemüse (kurz anbraten)
- Grünkohl
- Pilze
- Salatgemüse
- Spinat
- Zucchini

Wenn Sie sich an die Keto-Diät gewöhnt haben, können Sie in beschränkten Mengen auf folgende Gemüsearten zurückgreifen:

- Knoblauch
- Zwiebeln
- Paprika und Chili
- Tomaten

Obst

Obwohl man immer wieder von den antioxidativen Eigenschaften von Obst hört, ist unser Körper nicht an die Aufnahme großer Mengen Fruktose (Fruchtzucker) angepasst. Für Menschen, die an Krebs leiden, ist dieser Sachverhalt noch problematischer. Obst führt zu einem Anstieg des Blutzucker- und Insulinspiegels und beeinträchtigt die Umstellung auf den Ketose-Stoffwechsel. Warten Sie so lange, bis Sie sich an die ketogene Diät gewöhnt haben, bevor Sie geringe Mengen Beeren oder andere Früchte, die wenige Kohlenhydrate enthalten, in Ihre Ernährung aufnehmen. Kombinieren Sie das Obst aber bitte auch dann immer mit Fetten und Ölen, um den Einfluss auf den Blutzuckerspiegel gering zu halten.

- Äpfel – ein paar (vier bis fünf) sehr dünne Scheiben
- Beeren – beispielsweise Brombeeren, Himbeeren oder Erdbeeren (Heidelbeeren haben einen höheren Zuckergehalt)
- Grapefruit – einige Segmente

Überprüfen Sie die Auswirkungen Ihrer Obstwahl, indem Sie ein tragbares Blutzuckermessgerät verwenden.

Proteine

Wann immer es möglich ist, wählen Sie Fleisch von auf der Weide (bzw. in Freilandhaltung) aufgezogenen Tieren. Dieses besitzt ein gesünderes Lipidprofil als Fleisch von Tieren, denen Getreide verfüttert wurde. Produkte aus ökologischer Landwirtschaft sind zu bevorzugen. Obwohl die meisten tierischen Proteinquellen keine Kohlenhydrate enthalten, sollten Kohlenhydrate aus Eiern und Meeresfrüchten als Teil Ihrer täglichen Kohlenhydratebilanz berücksichtigt werden. Bei Wurst und Speck ist zu beachten, dass diese Lebensmittel auch in ungepökelter Form für gewöhnlich Nitrate enthalten, wie sie auch in Selleriesaft vorkommen (oder in Rote-Bete-Pulver).

- Rindfleisch
- Lammfleisch
- Schweinefleisch (einschließlich Speck und Wurst in Maßen)
- Geflügel
- essbare Meerestiere (Fisch aus Wildfängen und Meeresfrüchte)
- Wild
- Eier (halten Sie nach Eiern mit einem hohen Anteil an Omega-3-Fettsäuren Ausschau)

Milchprodukte

Aufgrund ihres hohen Gehalts an Laktose (Milchzucker) ist Milch nicht ketofreundlich. Die übrigen Milchprodukte können entweder als FETTreich oder als PROTEINreich eingestuft werden. Milchprodukte mit einem hohen FETTanteil (Sahne, Butter) enthalten Östrogen-Metabolite, die für Menschen mit hormonsensitiven Tumoren problematisch sein können. Milchprodukte mit einem hohen Anteil an PROTEINEN (Käse, Joghurt) können die Insulinproduktion stimulieren und zur Ausschüttung von IGF-1 führen, was das Wachstum der meisten Tumorgewebe ankurbeln kann. Schränken Sie den Verzehr von Milchprodukten ein und wählen Sie Produkte von Tieren aus Weidehaltung. Auch hier ist ökologische Landwirtschaft zu bevorzugen. Die meisten Milchprodukte enthalten etwas Kohlenhydrat – berücksichtigen Sie dies bei der Berechnung Ihrer täglichen Kohlenhydrateaufnahme.

- Butter, Butterschmalz oder Butterfett (besteht hauptsächlich aus Fett, wird aber dennoch als Milchprodukt erachtet)

- Käse (Hartkäse wie Cheddar oder Parmesan ODER fettreiche Weichkäsesorten wie Brie)
- Schlagsahne mit einem hohen Fettgehalt
- Frischkäse
- Sauerrahm (mit Milchsäurebakterien versetzt , ohne zugesetzte Stärke oder Füllstoffe)
- Joghurt – FALLS Sie Joghurt in Ihren Ernährungsplan aufnehmen wollen, verwenden Sie bitte reines, ungesüßtes Joghurt mit normalem Fettgehalt, dem keine stärkehaltigen Füllstoffe oder Zusatzstoffe beigegeben wurden – gießen Sie eventuell vorhandene Flüssigkeit ab und konsumieren Sie nur geringe Mengen des „festen“ Anteils.

Nüsse und fetthaltige Samen

Orientieren Sie sich vorerst an dieser knappen Liste ketofreundlicher Nüsse und Samen. Berücksichtigen Sie auch, dass Sie höchstens 60 Gramm täglich zu sich nehmen sollten, da die meisten Nüsse und Samen hohe Mengen an entzündungsfördernden Omega-6-Fettsäuren beinhalten. Alle Nüsse enthalten einen gewissen Anteil an Kohlenhydraten und Proteinen. Finden Sie heraus, welche Nüsse Sie favorisieren, um die Vor- und Nachteile der Nüsse bzw. Samen Ihrer Wahl abwägen zu können.

- Mandeln
- Paranüsse
- Kokosnussfleisch – ungesüßt
- Haselnüsse
- Macadamianüsse (eine gute Wahl – der höchste Fettanteil, der niedrigste Anteil an Kohlenhydraten und Proteinen)
- Pekannüsse
- Walnüsse (eine gute Wahl – weniger Omega-6-Fettsäuren als die meisten anderen Nüsse)
- Chiasamen
- Leinsamen (reich an gesunden Omega-3-Fettsäuren und Fasern – zerquetschen bzw. mörsern Sie die Leinsamen und bewahren Sie sie im Kühlschrank auf.
- Hanfsamen bzw. Hanfherzen

Avocados und Oliven

Diese Nahrungsmittel verdienen besondere Erwähnung. Beide haben einen hohen Gehalt an gesunden, einfach ungesättigten Fettsäuren. Darüber hinaus können sie zur Erhöhung des Fettgehalts einer Mahlzeit beitragen. Beispielsweise liefert eine halbe Avocado der Sorte Hass von durchschnittlicher Größe zwei Teelöffel (ungefähr zehn Gramm) Fett und enthält dabei nur geringe Mengen Kohlenhydrate und Proteine. Eine Warnung: Falls Sie allergisch oder empfindlich auf Latex reagieren, kann es auch zu Kreuzreaktionen mit bestimmten Nahrungsmitteln kommen. Avocados stehen auf dieser Liste weit oben.

- Avocados der Sorte Hass (hauptsächlich aus Mexiko oder Kalifornien – sie sind kleiner als die in Florida kultivierte Sorte)
- Oliven (eher als Zutat verwenden)

Fette und Öle

Die Nahrungsmittel, die Sie während einer ketogenen Diät zu sich nehmen, haben einen hohen Fettgehalt, deshalb sind Qualität, Zusammensetzung und Ausgewogenheit von besonderer Bedeutung. Halten Sie Ausschau nach kaltgepressten Produkten aus ökologischer Landwirtschaft und schränken Sie den Verzehr von raffinierten (mit Lösungsmitteln behandelten) Ölen ein. Verwenden Sie niemals Sojaöl und verzichten Sie auf die meisten Pflanzenöle – sie haben einen sehr hohen Anteil an Omega-6-Fettsäuren. Wenn Sie Öl zum Anbraten verwenden, machen Sie das bei möglichst geringer Hitze. Nehmen Sie sich die Zeit, um mehr über Fette, Öle und ihre Zubereitung in Erfahrung zu bringen. (In meinem E-Book befindet sich ein umfangreicher Teil über Fette und Öle.)

- Tierische Fette und Schmalz
- Butter oder Butterfett (falls Sie während Ihrer Diät Milchprodukte zu sich nehmen)
- Kokosnussöl und MCT-Fette, die aus Kokosnussöl gewonnen wurden – stellen Sie ein ausgewogenes Verhältnis her
- Fischöle, die reich an Omega-3-Fettsäuren sind, entweder in Form frischen Fisches (beispielsweise Wildlachs) oder in purifizierten Nahrungsergänzungsmitteln
- Olivenöl (Extra Virgin für Dressings, Extra Light für Pfanne und Kochtopf)

- Salatdressings und Mayonnaise – bevorzugt hausgemacht, unter Verwendung von Olivenöl
- butterhaltige Aufstriche, beispielsweise von der Firma Earth Balance – vorzugsweise aus ökologischer Landwirtschaft
- andere Öle nach Ihrem individuellen Geschmack (z. B. Leinsamen-, Mandel-, Avocado- und Macadamia-Öl)

Süßstoffe

Ich erachte es als unerlässlich, dass Sie Ihren Bedarf an Süßigkeiten ein wenig herunterschrauben. Das hilft insofern bei der Einhaltung der Diät, als die Programmierung Ihres Gehirns, süßen Versuchungen nicht abgeneigt zu sein (was zu Kohlenhydrat-Fressattacken führen kann), gezügelt wird. Dadurch, dass Sie Ihr Verlangen nach Naschwerk drosseln, können Sie sich auch vor einem ungewollten Anstieg des Insulinspiegels schützen, der sich bereits bei der bloßen *Vorstellung*, etwas Süßes zu essen, einstellen kann.

- Stevia – in flüssiger Form
- Erythrit – kleine Mengen, so wie sie beispielsweise in Produkten der Marke Truvia vorkommen
- Sucralose (Handelsname: Splenda, Candys) in sehr beschränktem Ausmaß – NUR bis Sie zu Stevia wechseln oder auf Süßstoffe verzichten

Gewürze, Aromastoffe und Gewürzmischungen

Diese Produkte machen unsere Mahlzeiten abwechslungsreicher und raffinierter. Manche Gewürze und Aromen haben darüber hinaus positive gesundheitliche Effekte, indem sie beispielsweise entzündungshemmend wirken oder den Blutzuckerspiegel regeln.

- Basilikum, Schwarzer Pfeffer, Cayennepfeffer, Chilipulver, Schnittlauch, Korianderkraut und Koriandersamen, Zimt, Gewürznelken, Kreuzkümmelsamen, Curry, Dill, Ingwer, Senfkörner und zubereiteter Senf, Muskat, Oregano, Paprika, Petersilie, Pfefferminze, Rosmarin, Salbei, Thymian und Kurkuma (es handelt sich hierbei um Vorschläge, die Liste erhebt keinen Anspruch auf Vollständigkeit);
- Curry, Knoblauchpulver und Zwiebelpulver (auf die Kohlenhydrate achten);

- Salz – in jeder Form. Die meisten Menschen, die eine ketogene Diät verfolgen, müssen ihren Hauptmahlzeiten und Suppen Salz hinzufügen;
- traditionelle Gewürzmischungen – überprüfen Sie bitte auf den Etiketten, ob und wie viel Zucker bzw. Kohlenhydrate enthalten sind;
- Zitronensaft – bis zu einem Esslöffel täglich;
- Essig – destillierter Essig bzw. Apfelessig sind am besten, kein Balsamico oder Malzessig;
- Reinextrakte, beispielsweise Vanille-, Orangen- oder Pfefferminzöl auf ein paar wenige Tropfen beschränken ;
- zuckerfreie Süßungsmittel, beispielsweise Pancake Syrup – bitte sparsam verwenden, da häufig Zutaten von minderer Qualität enthalten sind;
- seien Sie vorsichtig, wenn Sie im Handel erhältliche Gewürzmischungen verwenden – hier werden häufig Zucker und Stärke hinzugefügt, lesen Sie deshalb die Etiketten sorgfältig;
- vermeiden Sie JEDE Gewürzmischung, die Natriumglutamat oder irgendeine Form von hydrolysiertem Pflanzen- bzw. Sojaprotein enthält, weil diese Substanzen für krebskranke Menschen besonders schädlich sein können;
- ungesüßtes Kakaopulver verdient hier durchaus Erwähnung, aber verwenden Sie es bitte sparsam.

Natron und Backpulver

Beide sind ketofreundlich und werden in der Regel zum Backen verwendet. BackPULVER enthält etwas Kohlenhydrat (und unter Umständen Aluminium). Natron oder BackSODA (enthält kein Aluminium) verringert möglicherweise die metastatische Ausbreitung bestimmter Krebsformen, *wenn man es in Wasser auflöst und zwischen den Mahlzeiten schluckweise trinkt* (diese Vorgehensweise kommt möglicherweise nicht für jeden Patienten infrage – berücksichtigen Sie die einschlägige Forschung).

- Natron (BackSODA)
- BackPULVER

Getränke

Die beste Flüssigkeit ist Wasser! Die Diät ist etwas dehydrierend, achten Sie also darauf, genügend zu trinken, um zu ersetzen, was Sie über den Tag an Flüssigkeit verlieren. Andere Getränke bringen Farbe in den Diätalltag. Vermeiden Sie Produkte, denen künstliche Süßstoffe hinzugefügt wurden.

- Wasser
- klare Brühe oder Bouillon
- entkoffeinierter Kaffee & Tee
- Kräutertee (überprüfen Sie bitte die Zutaten, um etwaige Aromastoffe aufzuspüren, die Kohlenhydrate enthalten);
- Mineralwasser, Sodawasser und begrenzte Mengen von mit Stevia gesüßten Getränken – lesen Sie die Etiketten, um sicherzugehen, dass das Produkt keine unerwünschten Zutaten wie Aspartam oder Sucralose enthält;
- ungesüßte Mandel- oder Leinsamenmilch – sie enthalten nur geringe Mengen an Kohlenhydraten und eignen sich hervorragend als Basis für Protein-Shakes;
- Ungesüßte Kokosmilch im Tetrapak – es handelt sich dabei NICHT um die Kokosmilch in Dosen, die in der asiatischen Küche Verwendung findet;
- Sind Sie koffeinsüchtig? Bevor Sie mit der Diät beginnen, drosseln Sie Ihren Kaffeekonsum auf eine halbe bis eine Tasse morgens oder streichen Sie den Kaffee zur Gänze. Koffein kann zu einer Erhöhung des Blutzuckerspiegels führen und darüber hinaus zum dehydrierenden Effekt der Diät beitragen.

Die Menüplanung ist für den Erfolg ausschlaggebend!

Diese „Vorlage“ kann Ihnen die Umstellung auf die ketogene Diät erleichtern, aber Menüplanung bedeutet mehr, als einfach nur die richtigen Nahrungsmittel zur Hand zu haben. Sie müssen ermitteln, wie viel Sie von jeder Kategorie brauchen. Krebserkrankungen bringen ihre eigenen Herausforderungen mit sich, weshalb sich die „Vorlage“ vom Standardplan der ketogenen Diät zum Zweck des Gewichtsverlusts unterscheidet. Ich empfehle Ihnen dringend, sich von einem Ernährungsberater anleiten zu lassen, der auf die ketogene Ernährungstherapie spezialisiert ist. Er kann Ihnen helfen, zu Beginn einen persönlichen Ernährungsplan aufzustellen und Fehler zu beheben, die insbesondere in den ersten Wochen und Monaten der Diät auftreten können. Ziehen Sie es in Betracht, mein E-Book „Get Started with the Ketogenic Diet for Cancer: A Step-by-Step Guide to Implementation“ als Hilfsmittel anzuschaffen.

Frühstück

1. Wählen Sie Ihren Favoriten aus (Eier? Speck? Käse? Protein-Shake?).
2. Welche Fette und Öle passen zu dieser Mahlzeit? (Butter? Kokosnussöl? Sahne?)
3. Gemüse (Spinat? Tomaten?), Beeren oder „Brot" bzw. „Brötchen" mit weniger als zwei Gramm Kohlenhydraten (auf der Basis von Mandeln, Lein, etc.).

Beispiel: Frühstück mit Eiern – zwei Eier mit einer Scheibe Speck (fügen Sie bereits den geschlagenen rohen Eiern Butter hinzu) UND eine Portion Gemüse, das kurz in Olivenöl angebraten wurde, ODER eine Viertel Tasse Beeren mit Sahne.

Mittagessen

1. Beginnen Sie mit zwei bis drei Tassen Salatblättern und/oder einer halben Tasse Avocado.
2. Fügen Sie Ihre Proteinnahrung hinzu (Huhn? Thunfisch? Sardinen?).
3. Servieren Sie die Mahlzeit mit Olivenöl und/oder Salatdressing und/oder Mayonnaise.

Beispiel: Caesar Salad mit Huhn – zwei Tassen Salatblätter mit einer halben Tasse Avocado und eine Portion (85 Gramm) gekochtes Huhn. (Es steht Ihnen frei, die Menge an Huhn zugunsten von etwas geriebenem Parmesan zu verringern.) Servieren Sie die Mahlzeit mit einem Olivenöldressing und Essig Ihrer Wahl (außer Balsamico-Essig).

Abendessen

1. Entscheiden Sie sich zuerst für eine Proteinquelle (Lachs? Huhn?).
2. Suchen Sie Gemüse und weitere Zutaten aus (Brokkoli? Sesam?).
3. Wählen Sie eine Kombination von Fetten und Ölen, die sich gegenseitig ergänzen (Butter? Olivenöl? Mayonnaise?).

Beispiel: Fischgericht: Gebackener oder pochierter Fisch (85 Gramm) mit Gemüse, beispielsweise Brokkoli oder Spargel (roh, ungefähr eine halbe Tasse), das kurz in Olivenöl angebraten wird. Servieren Sie die Mahlzeit mit Mayonnaise.

Zwischenmahlzeit: Ein Esslöffel Mandelbutter und zwei Teelöffel Kokosnussöl als Aufstrich für Sellerieschiffchen.

Falls Sie aus gesundheitlichen Gründen eingeschränkt sind (schwere Lebererkrankung, Schwäche des Gastrointestinaltrakts, schlechter Ernährungszustand, Schilddrüsenunterfunktion), *ziehen Sie bitte diese Veränderungen des zugrunde liegenden Menüplans in Erwägung:*

- Fügen Sie eine weitere Portion einer nicht stärkehaltigen Gemüsesorte und/ oder Avocado hinzu.
- Nehmen Sie Fette und Öle in einem Ausmaß zu sich, das keine Übelkeit und kein Erbrechen bei Ihnen auslöst.
- Teilen Sie Ihre Mahlzeiten in kleinere Portionen auf (und damit auch die Fette und Öle).

Sagen Sie „Nein" zu den folgenden Nahrungsmitteln und Zusatzstoffen

- KEIN ZUCKER – lesen Sie sorgfältig die Etiketten durch!

  Kein(e) Agavennektar, Honig, Melasse oder kondensierter Zuckerrohrsaft. Entlarven Sie weitere Zuckerquellen, indem Sie auf die Namensendung „-ose" achten (Saccharose, Dextrose, Maltose). Vermeiden Sie den Süßstoff Sucralose gleichermaßen. Diese Aufzählung ist nicht vollständig. Sollten Sie Zweifel haben, recherchieren Sie im Internet. (Sie können Ihre Nachforschungen mit dem Stichwort „Maltodextrin" beginnen, ein Inhaltsstoff, der in abgepackten Lebensmitteln nur allzu häufig enthalten ist.)

- KEINE GETREIDE- ODER PSEUDOGETREIDEKÖRNER

  Kein Weizen, Mais, Hafer, Roggen, Gerste, Dinkel, Triticale, Quinoa, Bulgur, Grütze. Es wird immer deutlicher, dass auch Menschen, die nicht an Krebs erkrankt sind, die Aufnahme von Getreide vermeiden oder zumindest einschränken sollten.

- KEIN STÄRKEHALTIGES GEMÜSE

  Kein(e) Kartoffeln, Süßkartoffeln, gekochten Karotten , Roten Bete, Pastinaken, Yams, Winterkürbisse, Erbsen.

- KEINE STÄRKEHALTIGEN ODER HOCHGLYKÄMISCHEN FRÜCHTE

  Keine Bananen, Zitrusfrüchte, Birnen, Ananas oder Trockenfrüchte aller Art. NACHDEM Sie sich an die ketogene Diät gewöhnt haben, ist es möglich, eine

Portion Gemüse pro Tag durch geringe Mengen ungesüßter Beeren (eine Viertel Tasse) oder sehr wenige Apfelscheiben zu ersetzen, FALLS dies nicht mit einer starken Erhöhung des Blutzuckerspiegels verbunden ist.

- KEINE HÜLSENFRÜCHTE

  Keine Erdnüsse, Sojabohnen, Kichererbsen, Bohnen, getrockneten Erbsen, Linsen. (Vegetarische und vegane Ernährungspläne müssen allerdings eine begrenzte Menge an Hülsenfrüchten enthalten, um den Proteinbedarf zu decken.)

- KEINE MILCH UND KEIN WEICHKÄSE bzw. FRISCHKÄSE – SIE ENTHALTEN KOHLENHYDRATE (LAKTOSE)

  Durch Fermentation und/oder Kultivierungsmethoden kann die Laktose auf ein ketofreundliches Niveau verringert werden, beschränken Sie die Aufnahme jedoch auf die abgefilterten Feststoffe. Hüttenkäse wird NICHT empfohlen, aber wenn Sie sich trotzdem zum Konsum entscheiden, gießen Sie ihn ab! Schränken Sie den täglichen Verzehr in dieser Kategorie auf zwei Esslöffel ein.

- KEIN ALKOHOL (ODER ZUCKERALKOHOL) WÄHREND DER ANFANGS- BZW. EINGEWÖHNUNGSPHASE DER KETODIÄT

  Keine Nahrungsmittel mit Zutaten, die auf „-ol“ enden (Sorbitol = Sorbit, Mannitol, Maltitol), da sie die Ketose beeinträchtigen. Ausnahme: Geringe Mengen Erythritol oder Xylitol (Xylit) scheinen dem Erfolg der Diät bei den meisten Menschen nicht abträglich zu sein.

- NAHRUNGSERGÄNZUNGSMITTEL, DIE ZITRONENSÄURE (CITRAT) ENTHALTEN, KÖNNEN DIE KETOSE BEEINTRÄCHTIGEN

  Eine begrenzte Menge an Zitronensäure, wie sie in oralen Nahrungsergänzungsmitteln (Vitamin C und bestimmte Magnesiumpräparate) vorkommt, scheint vertretbar zu sein. Beobachten Sie Ihre Reaktion darauf. Intravenös verabreichtes Vitamin C kann bei bestimmten Krebsformen positiv mit der Diät zusammenwirken. Hier sind jedoch noch weitere Forschungen und klinische Daten nötig.

Wie bei jeder Diät ist auch hier die Einhaltung der Vorgaben ein Problem, das allen bekannt ist, aber niemand anspricht. Die meisten Menschen mogeln, wenn sie einem Diätplan folgen, und reden sich ein, dass „ein bisschen mehr von diesem und jenem nicht schaden kann“. Falls die ketogene Diät aufgenommen wurde, um Krämpfe und Anfälle zu unterdrücken, können die Folgen der Missachtung der Diätregeln unmittelbar, erschreckend und offensichtlich sein. Wenn die kalorienreduzierte ketogene Diät jedoch praktiziert wird, um Krebs zu bekämpfen, treten die Folgen weder unverzüglich auf noch sind sie klar ersichtlich. Und es kommt noch schlimmer: Vom Zucker loszukommen, kann brutal sein. Hat man sein Leben lang Kohlenhydrate und Zucker konsumiert, ist das mit einer Sucht im wahrsten Sinne des Wortes zu vergleichen. Und wie bei allen Süchten kann es zu Entzugserscheinungen kommen. Viele Menschen verspüren für einige Tage Heißhunger nach Kohlenhydraten, Schwindelgefühle und erhöhte Reizbarkeit. Das geht jedoch vorüber.

Der „Impuls“ und das Synergiepotenzial

Wenn man die Diät aufgenommen hat, ist der Grundstein bereits gelegt. Die Krebszellen befinden sich in einer heiklen Situation: Sie sind energetischem und oxidativem Stress ausgesetzt. Nun besteht die Hoffnung darin, zusätzliche „Stressimpulse“ zu verabreichen, um die bösartigen Zellen zum Absterben zu bringen. Zahlreiche präklinische Daten, die sowohl an Tieren als auch am Menschen gewonnen wurden, deuten darauf hin, dass die kalorienreduzierte ketogene Diät den Erfolg *vieler* verschiedener Chemotherapien, auch bei gleichzeitiger Strahlenbehandlung, steigern kann, während unerwünschte Nebenwirkungen abgemildert werden. Die Diät entspricht dem stets vorhandenen „Umweltdruck“, während Bestrahlung und Chemotherapie den „Impuls“ liefern. Darüber hinaus gelang Seyfried und D'Agostino der Nachweis, dass die kalorienreduzierte ketogene Diät in Kombination mit hyperbarem Sauerstoff bei Mäusen mit hoch invasivem metastatischem Krebs überaus wirksam ist. Weil die hyperbare Oxygenierung bereits zur Milderung der schädlichen Nebenwirkungen der Strahlentherapie zugelassen ist, zögern Ärzte möglicherweise weniger, wenn es darum geht, diesen Schritt zu wagen und ihren Patienten die Methode vorzuschlagen, um Tumoren auf dem Stoffwechselweg zu bekämpfen. Falls Ihr Arzt die Studie von Seyfried und D'Agostino nicht kennt, finden Sie die Quellenangabe unten. Andere Stoffwechseltherapien wie die Anwendung von DCA und 3-BP sind noch nicht zugelassen. Wir hoffen, dass sich das bald ändern wird.

Poff, A. M.; Ari, C.; Seyfried, T. N.; D'Agostino, D. P.: „The ketogenic diet and hyperbaric oxygen therapy prolong survival in mice with systemic metastatic cancer" in: *Public Library of Science*, e65522, 05.06.2013, plos.org

ANHANG B

Unten finden Sie eine Liste von Ärzten, die mit Stoffwechselansätzen in der Behandlung von Krebserkrankungen vertraut sind und bereit sein könnten, Sie zu unterstützen:

Dr. Mark Renneker, University of California, San Francisco, CA (mark.renneker@ucsf.edu)

Dr. George Yu, George Washington Univ., Washington, D.C. (george.yu8@gmail.com)

Dr. Helen Gelhot, St. Louis, MO (helengelhot@charter.net).

Dr. Simon Yu, St. Louis, MO (simonyumd@aol.com)

Dr. Greg Nigh, Portland, OR (drnigh@naturecuresclinic.com)

Dr. Robert Elliott, Baton Rouge, LA (relliott@eehbreastca.com)

Dr. Kara Fitzgerald, Hartford, CT (kf@drkarafitzgerald.com)

Dr. Ian Bier, Portsmouth, NH (ian@hnnhllc.com).

Dr. Neal Speight, North Carolina (nespeight@gmail.com)

Dr. Ouriana Stephanopoulos, Univ. Kansas, Kansas City (ostephanopoulos@kumc.edu)

Die folgenden Ernährungsexperten bieten Unterstützung für Krebspatienten an, damit sie die ketogene Diät umsetzen können. Sie verfügen über gründliche Fachkenntnisse darüber, wie die ketogene Diät eingesetzt werden kann, um mit einer Krebserkrankung besser zurechtzukommen.

Miriam Kalamian, M. Ed., M. S., CNS (mkalamian@gmail.com). Darüber hinaus hat Miriam ein neues E-Book mit dem Titel „Get Started with the Ketogenic Diet" herausgebracht. Krebspatienten, die Hilfe bei der Durchführung der ketogenen Diät benötigen, sei dieses Buch wärmstens empfohlen. Es kann über die folgende Website bezogen werden: *dietarytherapies.com*

Beth Zupec-Kania (ketogenicseminars@wi.rr.com). Beth leitet die Charlie Foundation, die sich mit dem Nutzen der ketogenen Diät bei Epilepsie und anderen Krankheiten, einschließlich Krebs, beschäftigt.

Ellen Davis hat ebenfalls ein kurzes E-Book erstellt, das den Patienten dabei helfen kann, die ketogene Diät in Übereinstimmung mit den Vorgaben von Dr. Seyfried durchzuführen. Die Internetadresse, unter der man das E-Book käuflich erwerben kann, lautet: *ketogenic-diet-resource.com/cancer-diet.html*

NACHWORT

Nach der Erstveröffentlichung dieses Buches im Oktober 2014 ist der Krebs inzwischen auch in mein Leben getreten. Ein Freund sagte einmal zu mir: „Statistik entspricht den Tatsachen." Und es ist eine Tatsache, dass fast alle von uns irgendwann – der eine früher, der andere später – vom Krebs betroffen sein werden.

An einem heißen Juliabend des Jahres 2015 klingelte das Telefon.

„Hallo."

„Trav?"

„Ja, Mom?"

„Ich habe eine Biopsie hinter mir, und die Ergebnisse liegen jetzt vor. Ich habe Krebs."

„Du machst doch Witze!", sagte ich reflexartig.

„Im Gegenteil", antwortete sie.

Aufgrund von Blutungen hatte sie ihren Gynäkologen aufgesucht. Nach der Ultraschalluntersuchung war eine Biopsie vorgenommen worden und schließlich wurde eine aggressive Form eines Endometriumkarzinoms diagnostiziert. Glücklicherweise wurde die Krankheit frühzeitig entdeckt, und auch die Operation verlief gut. Die Chirurgin nahm uns viel von unserer Angst, als sie uns davon überzeugen konnte, dass sie „alles erwischt" habe. Nach langem Hin und Her entschloss sich meine Mutter, im Anschluss an die Operation eine lokale Strahlenbehandlung zu beginnen. Darüber hinaus setzten wir auf Methoden, die über die konventionelle Therapie hinausgingen.

Meine Mom, die mit ihren 73 Jahren noch voller Lebensfreude ist, stellte sich enthusiastisch auf die ketogene Ernährungsweise um, sobald sie sich nach der Operation kräftig genug fühlte. Akribisch hielt sie sich an das empfohlene Verhältnis der Makronährstoffe in ihrer Nahrung und überprüfte zweimal täglich den Ketonkörperspiegel. Darüber hinaus nahm sie eine hyperbare Sauerstofftherapie auf und setzte sich zweimal pro Woche 90 Minuten lang in die Sauerstoffkammer. Sie fühlte sich gut und erholte sich erstaunlich rasch von der Bestrahlung. Mittlerweile ist genügend Zeit verstrichen, in der sich das Leben wieder normalisieren konnte. Die Erinnerung an den Krebs verblasst mehr und mehr. Nur alle sechs Monate wird sie wieder wachgerufen, wenn es Zeit für die Kontrolluntersuchung ist. Ich klopfe auf Holz und behaupte, dass wir über den Berg sind – die Krankheit konnte uns nicht auf Dauer aus der Bahn werfen.

Seit das amerikanische Original dieses Buches* im Herbst 2014 herausgegeben wurde, haben sich zahlreiche wichtige Ereignisse zugetragen, viele bedeutende wissenschaftliche und therapeutische Fortschritte sind erzielt worden. Die metabolische Theorie der Krebsentstehung und der Tumorstoffwechsel insgesamt rücken immer mehr in den Mittelpunkt des Interesses. Ein Artikel des Wissen-

---

* Ich bedaure, dass der Titel dieses Buches im amerikanischen Original „Tripping Over the Truth" mitunter anders als von mir beabsichtigt aufgefasst wurde. Der erfahrene Wissenschaftsjournalist Ronald Piana verfasste eine in der *ASCO Post* veröffentlichte Rezension meines Buches und wies auf diese abweichende Wahrnehmung hin: „Die Regel, dass man ein Buch nicht anhand seines Umschlags beurteilen kann, trifft gewiss zu, doch sollten sich Autoren noch immer der Macht erster Eindrücke bewusst sein. Der Titel des Buches von Wissenschaftsautor Travis Christofferson – ‚Tripping Over the Truth: The Return of the Metabolic Theory of Cancer Illuminates a New and Hopeful Path to a Cure' (dt. in etwa: ‚Über die Wahrheit stolpern: Die Rückbesinnung auf die Stoffwechseltheorie des Krebses zeigt einen neuen und hoffnungsvollen Weg zur Heilung auf') – vermittelt dem flüchtigen Leser den Eindruck, dass die Gemeinschaft der Wissenschaftler und Onkologen, unbeholfen wie sie ist, aus irgendeinem Grund eine einmalige Gelegenheit für die Krebsforschung und -therapie ausgelassen habe, und dass ‚Tripping Over the Truth' nun die Theorie zur Verfügung stelle, die man verfolgen hätte müssen. Ein offenkundiges Problem dieses Titels besteht darin, dass der Wahrheitsbegriff einen Absolutheitsanspruch impliziert, wohingegen Theorien eine relative Gültigkeit besitzen. Diese in dem Oxymoron liegende Spannung sollte eigentlich den harten Kern der Leser anziehen – Personen, die sich der alternativen und komplementären Medizin verschrieben haben. Diese Zielgruppe könnte jedoch enttäuscht sein, falls eine Polemik gegen die Mainstream-Krebsforschung, Verschwörungstheorien, ein Leitfaden für ausgefallene Krebstherapien und ganzheitliche Arzneimittel erwartet werden. Stattdessen beginnt das Buch, indem es die Leser auf eine aufregende, hundertjährige Forschungsreise mitnimmt, die letzten Endes auf eine mutige Art und Weise unser gegenwärtiges Verständnis der Krebserkrankung und ihrer Therapien in Frage stellt."[24]

Ich stimme mit Ronald Pianas freimütiger Beurteilung von ganzem Herzen überein. Möglicherweise bestand der größte Fehler darin, das Wort „Wahrheit" überhaupt im Titel zu verwenden – ein klarer Widerspruch zu dem Eröffnungszitat von Albert Einstein, das ich angeführt habe: *„Niemals aber kann die Wahrheit einer Theorie erwiesen werden. Denn niemals weiß man, daß auch in Zukunft keine Erfahrung bekannt werden wird, die ihren Folgerungen widerspricht"*. Das ist eine demütige Feststellung. Alles, was eine Theorie ist oder jemals sein kann, ist unsere bestmögliche Annäherung an die Wahrheit zu einem gegebenen Zeitpunkt. Der Titel sollte nur den holprigen Weg beschreiben, auf dem sich Wissenschaft und Medizin häufig bewegen – und nicht Andeutungen auf Verschwörungstheorien in die Welt setzen.

schaftsjournalisten Sam Apple, der im Mai 2016 im *New York Times Magazine* veröffentlicht wurde, verdeutlicht, wie sehr Otto Warburgs bestechende Theorie an Beliebtheit gewonnen hat. Unter der Überschrift „An Old Idea, Revived: Starve Cancer to Death" [dt. in etwa: „Einer ergrauten Theorie wird neues Leben eingehaucht: Dem Krebs den Hungertod"] kann man im Untertitel lesen: „Im frühen 20. Jahrhundert vertrat der deutsche Biochemiker Otto Warburg die Meinung, dass Tumoren durch die Unterbrechung ihrer Energieversorgung behandelt werden könnten. Jahrzehntelang wurde seine Ansicht von der Hand gewiesen – bis jetzt."[1]

Sam Apple zeigt die Interessensverlagerung – weg von der somatischen Mutationstheorie und hin zur Stoffwechseltheorie – am Beispiel von James Watson auf, der im Rahmen eines Interviews erklärte, dass er, „nicht Molekularbiologie, sondern Biochemie studieren würde, wenn er sich heutzutage der Krebsforschung widmen wollte"[2]. Ein mutiges Bekenntnis.

Eine weitere Schlüsselrolle in der Abkehr von der somatischen Mutationstheorie kommt der Epigenetik zu, deren Bedeutung für die Entstehung und Fortentwicklung von Krebs immer stärker in den Mittelpunkt rückt. Parag Mallick, Ph.D., Krebsforscher an der Stanford University, stellte am 19. August 2016 fest, dass „jahrzehntelange Arbeit die Forscher davon überzeugt hat, dass Krebs durch genetische Mutationen in individuellen Zellen verursacht werde. Die Theorie besagt, dass ein Karzinogen, beispielsweise Asbest oder Zigarettenrauch, Mutationen in der DNS einer Zelle auslöse und sie schließlich in eine Tumorzelle verwandle. Diese bösartige Zelle vermehre sich und breite sich aus. Allerdings hat sich gezeigt, dass die meisten Stoffe, die zu Krebs führen – einschließlich Zigarettenrauch und Asbest –, gar keine Mutationen auslösen; denn anstatt die Basensequenz der Gene zu verändern, wirken Tabak und Asbest vermittels verschiedener Prozesse, die als ‚epigenetisch' bezeichnet werden, auf die Aktivität der Gene ein."[3]

Der Kosmologe Paul Davies, der vom NCI angeworben wurde, um dabei zu helfen, den Stillstand in unserem Verständnis der Krebserkrankung und deren Behandlung zu überwinden, hat sich öffentlich als scharfer Kritiker der somatischen Mutationstheorie zu erkennen gegeben – schlicht und einfach aus Gründen der Wahrscheinlichkeit. Als einem Physiker, dessen täglich Brot statistische Wahrscheinlichkeit ist, erscheint ihm die Annahme, dass Krebs – und zwar jedes Mal, wenn er zuschlägt – ausschließlich durch zufällige Mutationen „wiedererfunden" werden soll, in höchstem Maße unwahrscheinlich. Mit verstecktem Sarkasmus wertet er die unglaubliche Abfolge zufälliger Mutationen, von denen uns die Lehrbücher glauben machen wollen, dass sie die treibende Kraft hinter der Krebsentstehung wären, als einen „Traumlauf". Aus seiner Meinung über das gewaltige Sequenzierungsprojekt – den Krebsgenomatlas – und die gesamte somatische Mutationstheorie macht Davies kein Geheimnis: „Die tiefe Verwurzelung eines 50 Jahre alten Paradigmas, der sogenannten somatischen Mutationstheorie, behindert den Fortschritt maßgeblich. [...] Wenn Krebs durch Mutationen verursacht wird, dann – so wird argumentiert – lassen sich aus den Petabytes an verwirrenden Tumorsequenzdaten möglicherweise subtile Muster herauskitzeln. [...] Niemals hat es in der Wissenschaft ein eindeutigeres Beispiel dafür gegeben, dass der Wald vor lauter Bäumen nicht gesehen wird."[4], schrieb Paul Davies in seinem Beitrag für das Sammelwerk „This Idea Must Die. Scientific Theories That Are Blocking Progress", das 2015 im Harper-Perennial-Verlag erschienen ist.

Darüber hinaus vertritt Davies eine Ansicht, die sich zunehmender Beliebtheit erfreut – und zwar, dass Krebs hauptsächlich durch epigenetische Veränderungen vorangetrieben werde, insbesondere durch die Reaktivierung von Genen, die in der Embryonalentwicklung relevant sind. Demnach kann man sich Krebs als eine Krankheit vorstellen, die von einer einzelnen Zelle ausgelöst wird, in der das Programm für die Embryogenese ohne ersichtlichen Grund neu gestartet wird. Forscher haben seit langem beobachtet, dass sich Tumorzellen wie Zellen verhalten, die sich in einer frühen Entwicklungsphase befinden. Beide zeichnen sich durch etliche gemeinsame Merkmale aus: eine hohe Glykolyserate, Invasionsbereitschaft und ein geringer Differenzierungsgrad. Es ist nicht verwunderlich, dass Hexokinase II, das Enzym, dessen wesentliche Rolle für den charakteristischen Krebsmetabolismus im Kapitel „Schwelende Glut" dargestellt wurde, früh im Embryo exprimiert wird und im Laufe der Entwicklung zum erwachsenen Menschen an Bedeutung verliert – nur, um schließlich in Tumorzellen wieder exprimiert zu werden. Zweifellos sind in Krebszellen viele Gene aus frühen Entwicklungsphasen wieder aktiv, wobei der Grad an Reexpression mit der Aggressivität des Tumors korreliert. Wie Davies feststellt, „wird die Bedeutung des Wiedererwachens von Genen der Embryonalphase gewaltig unterbewertet, obwohl man meinen sollte, dass diese Hinweise himmelschreiend sind"[5].

Der Krebsgenomatlas (TCGA), das gewaltige Sequenzierungsprojekt, dessen Aufgabe darin bestand, somatische Mutationen in den Genomen von Tumorzellen aufzuspüren, wurde im Januar 2015 offiziell beendet. In den neun Jahren, die das Projekt andauerte, wurden 10.000 Tumorproben sequenziert. Dabei konnten nahezu zehn Millionen Mutationen identifiziert werden, die man mit Krebs in Zusammenhang brachte. Ein *Nature*-Artikel aus dem Jahr 2015, der den Titel „End of cancer-genome project prompts rethink" [„Das Ende des Krebsgenomprojekts gibt Anlass zu einem Umdenken"] trägt, zeigt einige Schwierigkeiten auf, die sich aus dem Unterfangen ergeben haben: „Ein weiteres Problem bestand in der Komplexität der Daten. Obwohl sich einige wenige Driver-Gene als mutmaßliche Förderer der Krebsentstehung abzeichneten, bildeten die meisten Mutationen ein verwirrendes Sammelsurium an genetischen Kuriositäten. Die Gemeinsamkeiten zwischen den Tumoren waren gering. Wirkstofftests, die sich gegen Driver-Gene richteten, zeigten alsbald eine weitere Schwierigkeit auf: Tumoren sind häufig sehr flink, wenn es darum geht, Resistenzen zu entwickeln. Das gelingt ihnen normalerweise dadurch, dass sie verschiedene Gene aktivieren, um den zellulären Prozess, der durch die Therapie beeinträchtigt wird, zu umgehen."[6]

Im Rahmen des Projekts wurde ein kolossaler Wust an Informationen angehäuft (20 Petabytes, also mehr Bytes, als es Sterne in der Milchstraße gibt!). Die Datenmenge ist so gigantisch und so schwer in den Griff zu bekommen, dass nur bestimmte Institutionen, die über gewaltige Rechenkapazitäten verfügen, darauf zugreifen können. Nun stellt sich die Frage, was man damit anfangen kann. Die übereinstimmende Meinung lautet: Man sollte tendenziell davon Abstand nehmen, die Daten als Modell für die Entwicklung neuer Therapien zu verwenden, und stattdessen versuchen, die klinischen Reaktionen mit der individuellen Mutationslast der Patienten in Beziehung zu setzen, um auf diese Weise herauszufinden, wer am besten auf eine bestimmte Behandlung anspricht.

Dr. Jean Pierre Issa, ein am MD Anderson Cancer Center tätiger Wissenschaftler, spielt eine wichtige Rolle bei dem Vorhaben, Behandlungsmethoden zu entwickeln, die sich gegen epigenetische Veränderungen in Zusammenhang mit Krebserkrankungen richten. Anlässlich eines Interviews mit *NOVA* meinte Issa: „Bis vor Kurzem stellte man sich vor, dass Krebs eine Krankheit sei, die auf genetischen Modifikationen beruhe. Die Gene selbst, ihr Aufbau, würden fehlerhaft werden. Im Laufe der letzten Jahre sind wir zu der Erkenntnis gelangt, dass möglicherweise viele Wege nach Rom führen – dass es abgesehen von genetischen Mutationen noch andere Veränderungen geben könnte, die für das bizarre Verhalten von Tumorzellen verantwortlich sind. Diese Veränderungen betreffen die Epigenetik."[7]

Interessanterweise haben Forscher nachgewiesen, dass durch die Methylierung der DNS – ein überaus bedeutender epigenetischer Mechanismus – ein gut vorhersehbares Muster an Abweichungen hervorgerufen wird, wenn wir altern. In diesem Zusammenhang ist von Bedeutung, dass sowohl die Promotorregionen von Genen, die die Differenzierung der Stammzellen steuern, als auch diejenigen von Tumorsuppressorgenen in adulten Stammzellen mit dem Alter allmählich hypermethyliert werden. Es ist nicht schwer, sich die Konsequenzen dieser Beobachtung auszumalen. Durch die Hypermethylierung der Promotorregion wird die Expression des Gens heruntergefahren. Das führt dazu, dass adulte Stammzellen gefangen sind in einem ewigen Kreislauf der Selbstperpetuierung (und dass sie dadurch die Voraussetzungen für eine Krebserkrankung schaffen), weil die Gene, die an der Differenzierung von Stammzellen beteiligt sind, gedrosselt oder ausgeschaltet wurden.

Wenn Forscher die epigenetischen Muster in Tumorzellen näher untersuchen, stellen sie fest, dass diese wichtigen Gene noch stärker methyliert sind. Die Hypermethylierung ist also weiter fortgeschritten, als man dem Alter der Patienten entsprechend erwarten würde. „Bei einem 60-jährigen Patienten könnten die epigenetischen Veränderungen seines Tumors beispielsweise ein Alter der DNS von 200 oder 300 Jahren widerspiegeln, abhängig davon, wie lange sich die Krebszellen in seinem Fall bereits ohne Unterlass teilen“[8], sagt Issa.

Die Verbindung zwischen Krebs und epigenetischen Modifikationen, die mit dem Altern in Zusammenhang stehen, ist einleuchtend. Das Alter ist der mit Abstand größte Risikofaktor, an Krebs zu erkranken und übertrifft sogar den Tabakkonsum. Obwohl diese „epigenetische Drift“ wichtig für die Entwicklung von Krebs zu sein scheint, wissen die Forscher nach wie vor nicht genau, warum sie überhaupt auftritt – allerdings haben sie eine vielversprechende Korrelation entdeckt.

Dazu meint Issa: „Obwohl es eigentlich immer noch ein Rätsel ist, könnte die Anzahl der Teilungen, die eine Zelle bereits hinter sich hat, das gemeinsame Kennzeichen sein, das diese epigenetischen Schäden (die Drift) erklärt. Wenn wir altern, teilen sich unsere Stammzellen immer öfter, um Gewebeschäden auszugleichen. Die Zellen innerhalb dieser Gewebe überleben nur ein paar Wochen, in manchen Fällen einige Monate. Sie müssen laufend ersetzt werden. Es hat sich herausgestellt, dass unsere Zellen in epigenetischer Hinsicht unvollkommen sind. Falls die Häufigkeit der Teilungen eine bestimmte Anzahl überschreitet – sagen wir, sie teilen sich hunderte Male –, dann ist das epigenetische Muster von einem schleichenden Wandel betroffen, der mit dem Alter stärker zutage tritt. Das Altern wird tatsächlich danach bemessen, wie oft sich unsere Stammzellen teilen mussten. Und da jedes Mal, wenn sich eine Stammzelle teilt, eine gewisse Wahrscheinlichkeit dafür besteht, dass irgendein epigenetischer Schaden auftritt, ist bei älteren Menschen eine Häufung dieser epigenetischen Vorfälle zu erkennen, was leicht in der DNS nachgewiesen werden kann."[9]

In gewisser Hinsicht ist die wachsende Erkenntnis, dass epigenetische Phänomene eine wichtige Rolle bei Krebs spielen, positiv zu sehen. Im Unterschied zu genetischen Mutationen ist das Epigenom flexibel, dynamisch und wandelbar. Verglichen mit dem herkömmlichen krebstherapeutischen Ansatz, der darin besteht, Tumorzellen anzuvisieren und zu töten, verwickeln epigenetisch ausgerichtete Therapien die Krebszellen in eine Art Dialog. Issa beschreibt die Vorgehensweise folgendermaßen: „Das Konzept der epigenetischen Therapie beinhaltet, dass vom Ausmerzen der Zelle Abstand genommen wird. Vielmehr sind wir darum bemüht, diplomatisch vorzugehen, indem wir die Instruktionen der Tumorzelle verändern. Ursprünglich sind Krebszellen nämlich ganz normale Zellen. Sie befolgen eine Reihe von Instruktionen, wie sie in all unseren Zellen vorkommen. Wenn sich eine gesunde Zelle in eine Tumorzelle verwandelt, werden viele dieser Instruktionen vergessen, weil bestimmte Gene, die das Verhalten der Zelle regulieren, durch epigenetische Mechanismen ausgeschaltet werden. Die epigenetische Therapie zielt nun darauf ab, der Zelle das Vergessene in Erinnerung zu rufen: ‚Aber hallo, du bist doch eine menschliche Zelle und eigentlich solltest du dich nicht so verhalten, wie du es gerade tust.' Wir versuchen einzugreifen, indem wir verstummte Gene reanimieren, sodass ihre Expression wieder einsetzt. Dann lassen wir diese Gene die Arbeit für uns erledigen."[10]

Mehrere epigenetische Medikamente, die erwiesenermaßen das Überleben verlängern und weniger toxisch sind als konventionelle Chemotherapeutika, wurden kürzlich von der FDA zugelassen. Dazu gehören Vidaza (Wirkstoff Azacitidin), Dacogen (Decitabin), Zolinza (Vorinostat) und Istodax (Romidepsin). Diese Arzneimittel entfalten ihre Wirkung, indem sie die Methylierung von DNS und bestimmte Histonmodifikationen (neben der Methylierung von Promotoren können epigenetische Veränderungen auch durch Markierungen auf den Histonen realisiert werden) unspezifisch unterdrücken. Auf diese Weise dämmen sie die Intensivierung der epigenetischen Muster, die man in Tumoren findet, ein (oder machen sie rückgängig). Mittlerweile haben Forscher damit begonnen, Medikamente zu kombinieren, die auf verschiedene Anteile des Epigenoms wirken. Und erst kürzlich sind vielversprechende Ergebnisse im Zusammenhang mit klinischen Studien vermeldet worden, bei denen DNS-Methylierungsinhibitoren und Histon-Deacetylase-Hemmer kombiniert wurden.

Issa weist auf den großen Unterschied zwischen dieser neuen Klasse von epigenetischen Medikamenten und konventionellen Chemotherapeutika hin: „Üblicherweise entwickelt man in der Onkologie Medikamente mit dem Ziel, sie in der höchstmöglichen Dosis zu verabreichen, die den Patienten nicht töten wird. Die wesentliche Erkenntnis war, dass dies bei epigenetisch wirkenden Medikamenten nicht notwendig ist. Um einen therapeutischen Effekt zu erzielen, reicht es aus, eine Menge anzuwenden, die das epigenetische Muster in Tumorzellen verändern kann. Aus diesem Grund haben wir einen kräftigen Rückzieher gemacht und verabreichen nun Dosen, die – und wir sind sehr glücklich, das sagen zu können – minimale Nebenwirkungen haben.“[11]

Vielleicht ist es nicht überraschend, dass sich die Wirkmechanismen von Stoffwechsel- und epigenetischen Therapien häufig überschneiden. Der Ketonkörper Beta-Hydroxybuttersäure (BHB) wurde – abgesehen von seiner Funktion als Energielieferant – als Histon-Deacetylase-Hemmer identifiziert. Dieser Umstand könnte die Fähigkeit von BHB erklären, das Wachstum von Tumorzellen in Petrischalen unabhängig von der Glukosekonzentration zu verlangsamen. Die epigenetische Wirkung von BHB könnte auch dafür verantwortlich sein, dass das Molekül viele wichtige Signalwege in Tumoren verändern kann.

Die Wirksamkeit der Ketonkörper verblüfft und verwirrt die Forscher nach wie vor. Nicht nur, dass BHB vor einer Vielzahl an Krankheitsprozessen schützt – eine Studie aus dem Jahr 2014 kam zu dem Ergebnis, dass der Ketonkörper auch die Lebenserwartung von *Caenorhabditis elegans* steigern kann: Die Fadenwürmer lebten dank BHB durchschnittlich um 20 Prozent länger. In einem weiteren Experiment, in dem die Forscher die Synthese des Enzyms Histon-Deacetylase unterbanden, konnte die Lebenserwartung ebenfalls erhöht werden, wobei die Zugabe von BHB jedoch keine zusätzliche Wirkung zeitigte. Dadurch ließ sich der Nachweis erbringen, dass die Lebensverlängerung auf epigenetischen Mechanismen beruhte – insbesondere auf der durch BHB ermöglichten Hemmung der Deacetylierung von Histonen.

Inzwischen ist die ketogene Ernährung vielerorts Gegenstand von Studien, darüber hinaus werden Medikamente, die auf den Tumorstoffwechsel wirken, unbeirrbar erforscht. Wie eh und je sind die Labors von Dominic D’Agostino und Thomas Seyfried von reger Betriebsamkeit erfüllt. Ihre einzigartige Botschaft und Sachkenntnis scheint auf der ganzen Welt auf große Resonanz zu stoßen: Beide werden fast täglich um Interviews gebeten oder eingeladen, einen Vortrag vor unterschiedlichen Zielgruppen zu halten, wobei sich der Bogen von angesehenen Institutionen wie Harvard und dem Moffitt Cancer Center über Biotechnologie-Unternehmen wie Genentech bis hin zu eher unkonventionellen Gruppen wie der Caloric Restriction Society und Yoga Workshops spannt. Im Jahr

2014 veröffentlichten die beiden Forscher eine gemeinsame Studie, durch die die Wirksamkeit der Stoffwechseltherapie erneut bekräftigt wurde. An dem Mausmodell VM-M3 mit metastatischem Krebs untersuchten sie die Kombination aus ketogener Ernährung, HBOT und Keton-Supplementierung. Bei den behandelten Mäusen verlangsamten sich das Tumorwachstum sowie die Ausbreitung der Metastasen auf Lungen, Nieren, Milz, Fettgewebe und Leber. Von noch größerer Bedeutung ist, dass die Mäuse darüber hinaus um 103 Prozent länger als die Kontrollmäuse überlebten, was wiederum für das Synergiepotenzial von Stoffwechseltherapien spricht. Nach wie vor vertreten sie die „Press-Pulse“-Strategie: Durch ketogene Ernährung üben sie Druck auf die Krebszellen aus und lassen daraufhin Impulse in Form von Stoffwechseltherapien folgen. Ein Artikel, der eine Zusammenfassung dieser Strategie enthält, wird derzeit von Fachkollegen begutachtet.

Das Potenzial, das in Kombinationstherapien steckt, ist in jüngster Zeit wieder ein heißes Thema. Die Synergien, die freigesetzt werden, wenn man verschiedene Chemotherapeutika kombiniert, wurden erstmals von Sidney Farber, Emil Frei, Emil Freireich, Vincent DeVita und Donald Pinkel in den 1950er und 60er Jahren dokumentiert. Als Varmus und Bishop Mitte der 1970er Jahre durch ihre mit dem Nobelpreis ausgezeichnete Versuchsreihe die moderne Version der somatischen Mutationstheorie begründeten, wurde die Phantasie von in medizinischer Forschung und Praxis tätigen Personen beflügelt und in den verführerischen Bann der „Zauberkugeln“ gezogen, wie im Kapitel „Alles war in Nebel gehüllt“ geschildert wird. Während der 80er und 90er Jahre geriet die enorme Wirkungssteigerung durch Medikamentenkombinationen in Vergessenheit. Doch das ändert sich gerade. Jeder Forscher, mit dem ich mich in den letzten Jahren unterhalten habe, ist der Meinung, dass brauchbare Ergebnisse nur durch eine Kombination von Behandlungen zu erreichen seien. Der international anerkannte Neuroonkologe Henry Friedman von der Duke University fängt die allgemeine Stimmung ein: „Wir sollten von Anfang an Kombinationstherapien zum Einsatz bringen. Behandlungen, die auf einem einzigen Medikament beruhen, sind bei einer Krankheit mit derart zahlreichen molekularen Störfaktoren wahrscheinlich ineffizient.“ Ins selbe Horn stößt die Krebsforscherin Adrienne Scheck vom Barrow Neurological Institute in Phoenix, Arizona: „Ich habe keinen Zweifel daran, dass diese Krankheit durch Kombinationstherapien behandelt werden muss.“

Dennoch begünstigen die von der FDA etablierten Rahmenbedingungen für klinische Studien das Erproben einzelner Wirkstoffe – und zwar jeweils einen zu einem gegebenen Zeitpunkt. Es handelt sich um einen langsamen und entmutigenden Prozess. Noch schlimmer wird die Situation dadurch, dass sich die pharmazeutische Krebsforschung mitten in einer Schaffenskrise befindet. Nur 6,7 Prozent der Medikamente, die in die Phase der klinischen Versuche eintreten, werden schließlich von der FDA zugelassen. Vincent DeVita fasste die schwierige Lage in seinem 2015 erschienenen Buch „The Death of Cancer" zusammen. „Wenn wir mehrere Kennzeichen [des Krebses] gleichzeitig bekämpfen wollen, müssen wir komplexe klinische Versuche einer neuen Kategorie durchführen ... Die neuartigen Studien müssen die biochemischen Zusammenhänge der jeweiligen Krebszelle berücksichtigen. Darüber hinaus müssen sie auf eine grundlegend andere Art als konventionelle Studien durchgeführt werden. So vielversprechend solche Versuche wären, angesichts der derzeitigen Regierungsvorschriften sind sie praktisch unmöglich zu realisieren."[12]

Welche Möglichkeiten stehen uns also offen? Wohltätigkeitsorganisationen und Stiftungen können einspringen, indem sie Studien finanzieren, für die die NIH keine Gelder bereitstellen. Meine eigene kleine Stiftung finanziert eine solche Studie, die in den Laboren von Thomas Seyfried am Boston College durchgeführt wird. Wie von Vincent DeVita vorgeschlagen, sind wir von einem Plan der Stoffwechselabläufe in der Krebszelle ausgegangen, um die Studie zu konzipieren. Im Rahmen der Studie werden mehrere Wirkstoffe eingesetzt, um den beeinträchtigten Stoffwechsel der Tumorzelle anzugreifen. Aller Wahrscheinlichkeit nach würden die NIH solche Tests niemals finanziell unterstützen. Doch Tom ist zuversichtlich, dass wir über die Kenntnisse verfügen, um eine erfolgversprechende Kombination aus Therapien zusammenzustellen, die die Krebszelle aus einer Fülle verschiedener Richtungen attackieren, wobei die Versorgung mit Glukose und Glutamin, den bevorzugten Energiespendern von Tumorzellen, abgewürgt wird. Auch wenn wir am Ende vielleicht nicht wissen werden, welche Substanz sich am besten bewährt oder welche Kombination die größten Synergieeffekte erzielt hat, so macht uns das nichts aus. Unser Ziel ist es, Krebs zu heilen.

Andere Krebstherapeuten verfolgen ähnlich aufregende Ansätze. Die CARE Oncology Clinic (im Besitz der SEEK Group) auf der Londoner Harley Street verschreibt auf der Grundlage der Stoffwechseltheorie des Krebses einen Cocktail an bewährten, aber umfunktionierten Medikamenten. Die Umwidmung (manchmal auch als Neupositionierung bezeichnet) von bereits bekannten und bewährten Medikamenten mit Anti-Krebs-Wirkung stellt eine Möglichkeit dar, den Stillstand zu beenden, der die Entwicklung der verzweifelt herbeigesehnten Therapien verzögert – noch dazu in einer Sparte, in der die Schere zwischen Preis und Leistung immer weiter auseinandergeht. Im Unterschied zur mühseligen Entwicklung völlig neuartiger Therapien, setzt die Neupositionierung auf bekannte

Pharmazeutika, die seit Längerem im klinischen Einsatz stehen. Die Verwendung von umgewidmeten Medikamenten verhilft Onkologen und Forschern zu einem Vorsprung, da schon riesige Datenmengen – veröffentlichte Informationen über Pharmakokinetik, Bioverfügbarkeit, Toxizität, bewährte Protokolle und Dosierung – zur Verfügung stehen. Der innovative Ansatz von CARE wurde entwickelt, um den Behandlungsstandard zu verbessern, was auch der Anspruch der „Druck & Impuls"-Strategie ist. Ihr Cocktail besteht aus vier umgewidmeten Medikamenten: einem cholesterinsenkenden Atorvastatin, Metformin, dem Antibiotikum Doxycyclin sowie dem Wurmmittel Mebendazol. Alle vier Wirkstoffe haben – abseits ihrer eigentlichen Bestimmung – Antitumorwirkung gezeigt, und es gibt Hinweise, die darauf schließen lassen, dass die Medikamente synergetisch wirken. Auf ihrer Website beschreibt CARE den Ansatz folgendermaßen: „Die Onkologie-Klinik CARE bietet Krebsbehandlungen an, die Standardtherapien ergänzen und erweitern können. Dadurch, dass Ihre Krebserkrankung zusätzlich zu der bereits bestehenden Therapie behandelt wird, könnte sich die Wirksamkeit steigern. Die Anwendung dieser Arzneimittel ist gut erforscht, sie haben geringe Nebenwirkungen und ermöglichen Ihnen eine akzeptable Lebensqualität."[13]

Die verblüffende Wirkung von Metformin stellt die Forscher weiterhin vor ein Rätsel, wie Sam Apple in seinem Artikel über Otto Warburg im *New York Times Magazine* darlegt: „Weil Metformin etliche Stoffwechselwege beeinflussen kann, ist der genaue Mechanismus, durch den es seine gegen den Krebs gerichtete Wirkung entfaltet, nach wie vor Gegenstand von Diskussionen. Doch die Ergebnisse zahlreicher epidemiologischer Studien sind beeindruckend. Diabetiker, die Metformin einnehmen, scheinen erheblich seltener Krebs zu entwickeln als Patienten, die auf den Wirkstoff verzichten, und auch weitaus seltener an der Krankheit zu sterben, falls sie sich doch noch einstellt."[14] Aufgrund dieser Studien hat die Erforschung der Wirksamkeit von Metformin in der Krebsvorbeugung und -behandlung explosionsartig zugenommen. James Watson wendet Metformin zur Krebsprävention an und meine Mutter macht es ihm gleich, in der Hoffnung, ein Wiederauftreten zu verhindern.

Eine unermüdliche Fürsprecherin des von CARE verfolgten Ansatzes ist Jane McLelland. 21 Jahre ist es nun her, dass ihr die Diagnose Gebärmutterhalskrebs (in Stadium 4) gestellt wurde. Ihre Chancen, die folgenden fünf Jahre zu überleben, wurden auf drei Prozent geschätzt. Der Rest an Hoffnung, der ihr geblieben war, ging verloren, als sich der Krebs in die Lunge ausbreitete. Doch irgendwie brachte sie, als sie sich auf dem Tiefpunkt befand, den Mut für den Gegenschlag auf. Sie arbeitete sich durch die einschlägige Literatur und stieß auf Überlebensberichte, durch die sie auf eine Kombination aus umgewidmeten Medikamenten aufmerksam wurde (ähnlich denjenigen, die von CARE verordnet werden), die Jane anschließend zur Ergänzung ihrer konventionellen Therapie einnahm. Heute besitzt Jane eine Facebook-Seite mit dem Titel „Jane McLelland's Off Label Drugs for Cancer" (dt.: „Jane McLellands zulassungsüberschreitende Krebsmedikamente"), auf der sich Patienten und Überlebende über die Verwendung von umgewidmeten Medikamenten austauschen können.

Matthew De Silva leistet Pionierarbeit, indem er einen noch raffinierteren Ansatz innerhalb der Neuanwendung von Medikamenten verfolgt. 2013 erhielt Matts Vater Nachrichten, wie sie schlechter nicht hätten sein können: Er litt an einem Gehirntumor, genauer an einem Glioblastom, wohl die aggressivste bekannte Krebsform. Es wurden ihm nur noch einige wenige Monate zu leben gegeben. Nach dem Tod seines Vaters gab Matt seine Arbeit als Hedgefonds-Manager für Pay-Pal-Gründer Peter Thiel auf, um fortan einer Beschäftigung nachzugehen, die Gehirntumorpatienten zu besseren Aussichten verhelfen sollte, als sie sein Vater hatte. Um die Firma Notable Labs zu gründen, tat sich De Silva mit seinem besten Freund Pete Quinzio zusammen, der damals seine vormedizinischen Kurse absolvierte. Anhand einer Liste von 80 von der FDA zugelassenen Medikamenten mit erwiesener Antikrebs-Wirkung hat Notable Labs ein Verfahren automatisiert, bei dem patientenspezifische Geräte und Software zum Einsatz kommen, um Medikamentenkombinationen an den Tumorzellen der Patienten zu erproben und auf diese Weise eine individualisierte Zusammenstellung von umgewidmeten Medikamenten für jeden Patienten ausfindig zu machen. Der Vorteil besteht darin, dass ein Arzt diese Medikamente unmittelbar verschreiben kann, da sie bereits zugelassen sind. Ich habe Matt im Januar 2016 anlässlich der Metabolic Therapeutics Concerence in Tampa getroffen. Hinter seinem unaufdringlichen Charme und seinem bescheidenen Auftreten liegt eine scharfe Intelligenz verborgen. Es ist keine Überraschung, dass Matt von Y-Combinator unterstützt wird, dem Gründerzentrum aus San Francisco, das einige der innovativsten Unternehmen Amerikas hervorgebracht hat. Wie bei CARE hat der bahnbrechende Ansatz von Notable Labs das Potenzial, das verzerrte Verhältnis von Preis und Leistung in der Onkologie wieder ins Lot zu bringen.[**]

** Wenn Sie mehr über den Einsatz von kombinierten umgewidmeten Medikamenten erfahren wollen, sehen Sie sich Dominic Hills kostenlos abrufbare Dokumentation „Surviving Terminal Cancer" („Krebs im Endstadium überleben") im Internet an. Dieser Film zeichnet die bemerkenswerte Geschichte von Ben Williams nach, einem emeritierten Professor für Experimentalpsychologie von der University of California in San Diego. Nachdem er 1995 mit der Diagnose

Die Geschichte von 3-BP (der das Kapitel „Das Gute, das Böse und das Hässliche" gewidmet ist), hat ihren dramatischen Lauf fortgesetzt. Seit Young Ko ihre Entdeckungen in Peter Pedersens Labor an der Johns Hopkins Universität gemacht hat, lässt der Wirkstoff mit dem ungeheuren Potenzial ungebrochen das Beste und das Schlechteste, das dem Menschen möglich ist, an die Oberfläche treten. Im Zusammenhang mit 3-BP haben wir von tiefgreifenden wissenschaftlichen Erkenntnissen, von harter Arbeit und Hoffnung erfahren, gleichzeitig gab es jedoch auch unschöne Episoden, in denen Gier, Selbstsucht und – vielleicht mehr als alles andere – Missverständnisse im Vordergrund standen. Der Sozialwissenschaftler Hugh Mackay sagte „Nichts ist vollkommen. Das Leben ist chaotisch. Die Zusammenhänge sind komplex. Es ist unsicher, was herauskommt. Die Menschen sind irrational."[15] Möglicherweise beschreibt das die unendliche Geschichte von 3-BP am treffendsten.

Vielleicht haben Sie von den tragischen Geschehnissen gehört, die sich kürzlich am Biologischen Krebszentrum, das von dem Heilpraktiker Klaus Ross im nordrhein-westfälischen Brüggen geleitet wird, zugetragen haben, als drei Patienten, denen 3-BP verabreicht worden war, gestorben sind. Obwohl bis jetzt noch niemand mit Sicherheit weiß, was diesen Patienten zugestoßen ist, wird viel spekuliert. Die unterschiedlichsten Ursachen werden ins Feld geführt: unvorhergesehene Wechselwirkungen mit anderen Substanzen, Fehler bei der Dosierung oder auch etwas, das mit 3-BP rein gar nichts zu tun hat. Unabhängig von der Ursache der Tragödie ist ein großer Schaden entstanden. Das Geschehene verbessert die Aussichten von 3-BP, weiterentwickelt zu werden, keinesfalls. Selbstverständlich können die Vorkommnisse niemanden wirklich überraschen; denn obwohl der Wirkstoff nicht zugelassen ist, hat er seinen Weg in etliche alternative Kliniken auf der ganzen Welt gefunden. Harry Verhoeven, Yvars Vater, zögerte keinen Augenblick damit, 3-BP zu verteidigen. Im niederländischen Fernsehen erklärte er: „Wenn man die Substanz nicht ordnungsgemäß anwendet, kann sie gefährlich sein." Und er fügte hinzu: „Es handelt sich um einen instabilen Stoff, der unter sehr kontrollierten Bedingungen verabreicht werden muss." Harry Verhoeven

---

„Glioblastom" konfrontiert worden war – der lebensgefährlichsten Krebsform, die der Medizin bekannt ist –, gab man ihm nur noch wenige Monate zu leben. Ben als Nonkonformist vor dem Herrn und gründlicher Wissenschaftler entschloss sich jedoch, den Löffel nicht kampflos abzugeben. 19 Jahre danach dient seine Geschichte als Motivation für Patienten auf der ganzen Welt, während die medizinische Gemeinschaft sein Fallbeispiel als einen statistischen Ausreißer abtut, von denen es nur eine Handvoll gibt.

kann die Wirksamkeit von 3-BP aus erster Hand bestätigen und ist nach wie vor ein überzeugter Verfechter der Substanz.

In einem Fall wie diesem ist es schwierig, eindeutige Schuldzuweisungen auszusprechen; denn die Ereignisse scheinen eher einer als ausweglos wahrgenommene Situation zu entspringen: Sie sind darauf zurückzuführen, dass bei verzweifelten Patienten alle anderen Möglichkeiten versagt haben. Ich denke, dass die meisten die Geschehnisse nicht entweder schwarz oder weiß sehen werden, sondern die verschwommenen Grenzen eines Graubereichs erfassen. Unbestritten wenden alternative Kliniken gar manche unerprobte Therapie an, und gewiss tun dies einige auf eine unverantwortliche und unethische Weise. Angeblich soll es sich an der Klinik in Brüggen so zugetragen haben. Doch dieser Vorfall sollte sich nicht darauf auswirken, wie das Potenzial von 3-BP beurteilt wird. Das wahre Vermögen des Medikaments kann nur in verantwortungsbewusst durchgeführten klinischen Studien erkannt werden. Ohne diese Studien bleiben viele wichtige Fragen unbeantwortet. Ohne sie kann niemand mit Gewissheit die optimale Dosierung herausfinden, den Grad an Toxizität, welche Verabreichungsform vorzuziehen ist, welche Krebsformen am besten darauf ansprechen, welche anderen Medikamente die Wirkung von 3-BP ergänzen und steigern können und, was am wichtigsten ist, seine Gesamtwirkung als Chemotherapeutikum beurteilen. Warum ist 3-BP bislang nicht in die Phase der klinischen Versuche eingetreten? Niemand kann das mit Sicherheit sagen. Zwar sind bereits private Geldgeber an Young Ko herangetreten, doch haben sich die Verhandlungen als zermürbend und schleppend erwiesen.

Es liegt an uns, nicht zu vergessen, dass die Medizin nicht nur eine Wissenschaft ist, sondern auch eine Fertigkeit – deshalb spricht man davon, dass Ärzte praktizieren. Das Erstellen einer Diagnose für einen Patienten ist zweifellos eine subtile und anspruchsvolle Tätigkeit, die sich auf jahrelange Erfahrung, gepaart mit Intuition und Instinkt, stützt. Auch mit der Behandlung verhält es sich nicht anders. Während ein Patient auf ein bestimmtes Medikament anspricht, hat es auf manche seiner Leidensgenossen möglicherweise gar keine Wirkung. Die meisten Entscheidungen in der Onkologie müssen durch ein Abwägen von beschränkten Informationen und der zu erwartenden Ergebnisse getroffen werden. Mit anderen Worten: durch eine wohlbegründete Vermutung. Die Onkologie gründet, so wie die meisten anderen Zweige der Medizin auch, auf endlichem Wissen. Beispielsweise handelt es sich bei dem Tumor, an dem meine Mutter litt, um eine äußerst seltene Krebsform – so selten, dass es keinen ausgewiesenen Behandlungsstandard gibt. Als ihre Tumorkonferenz einberufen wurde, kristallisierten sich drei verschiedene Meinungen heraus: Der erste Onkologe wollte eine Bestrahlung der gesamten Beckenregion durchführen, der zweite eine Chemo ohne Bestrahlung, der dritte wiederum sprach sich für eine lokalisierte Strahlentherapie aus.

Der Behandlungsstandard, der für die häufigsten Krebsformen gilt, stellt für Onkologen eine Art Schutzschild dar – etwas, das sie unangreifbar macht. Innerhalb der Grenzen des Behandlungsstandards zu bleiben, ist oft gleichbedeutend mit dem Weg des geringsten Widerstands. Was aber bedeutet dieses Sicherheitsdenken für die Patienten? Wenn eine Tumorkonferenz einberufen wird, besteht im Allgemeinen Einigkeit darüber, wie vorzugehen ist. Fast immer fällt die Entscheidung zugunsten des erprobten Behandlungsstandards: Man hat sich darauf verständigt, er hat sich bewährt und man geht kein Risiko ein, für gewissenloses Praktizieren zur Verantwortung gezogen zu werden. Wir alle wissen, dass die Standardbehandlung bei den meisten metastatischen Krebsformen häufig versagt. Wie also sollen sich Onkologen verhalten? Sollten sie aus ihrer Deckung gehen, sich auf ein Risiko einlassen und experimentellere Therapien ausprobieren? Aus Sicht der Onkologen gibt es viel zu verlieren und wenig zu gewinnen; aber man denke nur an den Hippokratischen Eid, den die Onkologen abgelegt haben: Sind sie nicht verpflichtet, im Interesse des Patienten zu handeln, der in großer Gefahr ist, sein Leben zu verlieren? Was kann ein Onkologe tun? Sehr viel. Nehmen wir Chloroquin als Beispiel, einen unbedenklichen und spottbilligen Wirkstoff, der zur Behandlung der Malaria eingesetzt wird. Wie sich gezeigt hat, kann Chloroquin das Leben von Patienten verlängern, die an einem Gehirntumor leiden, wenn die Standardbehandlung um diesen Arzneistoff ergänzt wird. Es gibt klare Anzeichen dafür, dass Chloroquin zur Verbesserung des Therapieerfolgs beiträgt. Weil an Chloroquin jedoch nichts verdient werden kann, gibt es für die großen Pharmaunternehmen keinen Anreiz, es auf den Markt zu bringen. Und solange der Wirkstoff nicht von der FDA zugelassen ist, fehlt Onkologen die Motivation, ihn zu verschreiben. Verschärfend kommt hinzu, dass ein Onkologe, der Chloroquin verordnet, verklagt werden kann, wenn etwas schiefgeht, weil dem Wirkstoff die FDA-Zulassung fehlt – auch dann, wenn das Ereignis rein gar nichts mit Chloroquin zu tun hat.

Angesichts der vorliegenden Daten sowie der Tatsache, dass es praktisch keine Nebenwirkungen gibt und der Wirkstoff äußerst günstig ist, lassen sich sehr schwer wirklich gute Gründe dafür finden, warum Chloroquin nicht ausprobiert werden sollte. Besteht eine schlechte Prognose, so ist wenig zu verlieren. Vergleichbare Beispiele gibt es zuhauf. Kommen wir auf die ketogene Ernährung zu sprechen: Es stehen eine Fülle an präklinischen Daten und einige klinische Belege zur Verfügung, die dafür sprechen, dass die Ketodiät das Tumorwachstum verlangsamt *und* die Wirksamkeit von Strahlen- und Chemotherapie erhöht, *während* sie die Nebenwirkungen mildert. Mit Sicherheit ist die Diät nicht einfach in die Tat umzusetzen, aber wie Jim Abrahams sagte: „Auf welcher medizinischen Fakultät gibt es Lehrveranstaltungen darüber, was man einem Schwerstkranken zumuten kann?"

Das ist ein sehr schwieriges Problem, und ich sympathisiere mit den Onkologen – sie befinden sich in einer misslichen Lage. Wiederum gilt: „Nichts ist vollkommen. Das Leben ist chaotisch. Die Zusammenhänge sind komplex. Es ist unsicher, was herauskommt. Die Menschen sind irrational."[16] Ich denke, dass die Menschen in den meisten Fällen ohnehin ihr Bestes geben.

Erinnern wir uns daran, dass es die Pionierleistungen von Querdenkern und risikofreudigen Forschern waren, die den Weg für die meisten der heute zugelassenen chemotherapeutischen Medikamente bahnten – Menschen, die vom Wunsch beseelt, den Patienten zu helfen, den damaligen Behandlungsstandard (Chirurgie und Strahlentherapie) weit hinter sich zurückgelassen haben. Dafür war viel Mut notwendig. Sie blieben ihrer Überzeugung treu, obwohl sie persönlichen Angriffen und erbittertem Widerstand aus der medizinischen Gemeinschaft ausgesetzt waren. „Es stand kein Patentrezept zur Verfügung, wie man einen bestimmten Krebs zu behandeln hatte. Wir stellten die Therapien zusammen, während wir die Entwicklung der Patienten verfolgten. Schrittweise – von Tag zu Tag, von Woche zu Woche – fanden wir heraus, wie wir mehr Menschen heilen konnten."[17], erinnerte sich Vincent DeVita. Sind Patienten gestorben? Ja. Haben Patienten unheilbare Schäden erlitten? Ja. Doch gab es auch viele, die geheilt werden konnten. Es war eine grausige, brutale und hässliche Prozedur. Der Weg nach vorne lag im Dunkeln, und sie wurden dämonisiert, doch am Ende stellte das Positive das Negative in den Schatten.

Zweifellos hat sich das Pendel, das den Grad der Reglementierung in der Onkologie angibt, inzwischen in die andere Richtung bewegt, und es gibt nicht wenige, die der Meinung sind, es habe zu weit ausgeschlagen. Denken Sie über diese eine Zeile nach: „Wir *fanden* heraus, wie wir mehr Menschen heilen konnten." Wie viel Fortschritt wäre wohl heute möglich, wenn wir einer Handvoll kluger, verantwortungsbewusster und dabei mutiger Onkologen unser Vertrauen schenken würden? Damals standen nur ein paar entsetzlich giftige Wirkstoffe zur Verfügung, und selbst angesichts eines derart eingeschränkten Arsenals gelang es den Forschern tatsächlich in vielen Fällen, Krebs zu heilen. Heutzutage ist die

Auswahl an Medikamenten, aus der man schöpfen kann, viel reichhaltiger, und darüber hinaus sind die Vorgänge in den Tumorzellen weit besser erforscht. Wie viele Krebskranke könnten zusätzlich geheilt werden, wenn man talentierten Onkologen die Möglichkeit gäbe, es *herauszufinden*?

„Die Kernaussage des Hippokratischen Eides lautet: Ich werde stets tun, was immer in meiner Macht steht, um einem Patienten zu helfen, der krank ist und mich aufsucht.“[18], sagt Emil Freireich in einer bahnbrechenden Dokumentation mit dem Titel „Surviving Terminal Cancer“ von Dominic Hill, die inspiriert wurde durch den Verlust seines Schwagers, der einem Glioblastom zum Opfer fiel. Hill hatte Freireich damals gefragt, ob man den Hippokratischen Eid nicht bräche, wenn man Krebspatienten im Endstadium die Behandlung mit experimentellen Methoden verweigerte. Freireich antwortete: „Ganz bestimmt. Ist eine Situation denkbar, in der einem Patienten eine Behandlung vorenthalten werden sollte, von der jemand glaubt, dass sie das Leben dieses Patienten retten könnte? Die Antwort lautet ‚nein‘. Wäre das, was wir in den 60er Jahren getan haben, heute vorstellbar? Ohne den geringsten Zweifel sage ich: Nein, nein und nochmals nein.“[19]

Vielleicht könnte die Krebsforschung von der Art und Weise lernen, wie AIDS sich in nicht viel mehr als einem Jahrzehnt von einer tödlichen in eine kontrollierbare Krankheit verwandelt hat. AIDS-Aktivisten erkannten früh, dass Placebo-kontrollierte Studien nicht auf unheilbare Krankheiten ausgelegt sind. Es war ihnen bewusst, dass die tödliche Viruserkrankung niemals geheilt werden würde, wenn man den von der FDA sanktionierten Weg – im Rahmen von langen und teuren klinischen Studien immer nur einen Wirkstoff auf einmal testen – verfolgen würde. Aus diesem Grund machten sich mutige Ärzte und verzweifelte Patienten daran, bereits bekannte Medikamente zu kombinieren – und zwar zu einem einzigen Zweck: dem Überleben. Dabei mussten die Klippen des Kontrollsystems geschickt umschifft werden. Die lebensrettende Kombination, die heute in Gebrauch ist, hat niemals eine von der FDA anerkannte Phase-III-Studie durchlaufen.

„Sie müssen nur erkennen, wie man den erwarteten Nutzen und die Risiken abwägt. Wenn neun Medikamente zur Verfügung stehen, die ein Glioblastom heilen könnten und es einen Patienten gibt, der hundertprozentig sterben wird, dann sollte man ihm diese neun Medikamente verabreichen. Wer kann dagegen sein?“[20], meinte Freireich.

Leider wurde das Kontrollsystem in dem Bemühen, die Patienten zu schützen, zunehmend restriktiv – so restriktiv, dass womöglich das genaue Gegenteil der ursprünglichen Absichten erreicht wird. Freireichs Zusammenfassung der aktuellen Lage sieht folgendermaßen aus: „Man kann nichts unternehmen, was gänzlich ohne Risiko ist. So etwas gibt es nicht; es ist unmöglich, eine Straße zu überqueren, ohne sich einer gewissen Gefahr auszusetzen; es ist möglich, dass man am nächsten Morgen nicht mehr aufwacht ... Ich denke, dass es gut ist, wenn man sein Bestes gibt, aber man sollte nicht schizophren handeln, und genau das machen wir im Moment, das Kontrollsystem ist schizophren. Sie versuchen, die Patienten zu schützen und beschwören dadurch ungewollt eine Situation herauf, in der sie die Patienten umbringen. Das ist nicht ihre Absicht. Wir sind leider alle nur Menschen. Es ist mehr als offensichtlich, dass wir hundertfache Fortschritte erzielen würden – so wie es uns in der Therapie von AIDS gelungen ist –, wenn wir die Erlaubnis der FDA hätten, in der Behandlung von Krebspatienten zweckrational zu handeln."[21]

Wir leben in einer Zeit voller Hoffnung. Unsere Kenntnisse über den Stoffwechsel und die epigenetische Landschaft von Tumorzellen steigen sprunghaft an. Vielleicht können die Heilungsraten, die nun beinahe ein Jahrhundert lang stagniert haben, angesichts des aktuellen wissenschaftlichen Aufschwungs einen bedeutenden Schritt in die richtige Richtung machen. Vielleicht können wir eines Tages in naher Zukunft die traditionelle Chemotherapie und die Bestrahlung hinter uns lassen – und so alle Behandlungsformen, die auch unseren gesunden Geweben Schaden zufügen, als um schließlich die Behandlungen, die auch unseren gesunden Geweben Schaden zufügen, als „obsolet" erachten.

Um das Krebsproblem wahrhaft zu lösen und diese tödliche Krankheit ein für allemal aus dem menschlichen Körper zu verbannen, werden wir womöglich eine neue und mutige Strategie verfolgen müssen: eine Strategie, die in den Alterungsprozess an sich eingreift. Vom epigenetischen Standpunkt aus erscheint Krebs als eine Begleiterscheinung des Alterns, wobei sich beide Phänomene zu einem unglaublich komplizierten Knoten verheddert haben.

Trotz dieses entmutigenden Bildes von der Krebserkrankung, haben wir allen Grund, der Zukunft optimistisch entgegenzublicken. Die wachsende Erkenntnis, dass das Altern wenigstens zum Teil auf einer „epigenetischen Drift" beruhen dürfte, eröffnet uns eine verheißungsvolle Möglichkeit: dass das Altern an sich umkehrbar sein könnte. Beispiele dafür gibt es sogar direkt vor unseren Augen. Mit jedem Baby, das empfangen wird, kommt es zu der Säuberung der epigenetischen Markierungen der DNS unserer elterlichen Keimzellen (Spermien und Eizellen), die sich mit der Zeit unaufhaltsam ansammeln. Auf diese Weise wird ein Neubeginn ermöglicht, sodass sich ein junges Lebewesen entfalten kann. Bei diesem Vorgang wird die Zygote, die aus der Verschmelzung unserer Keimzellen hervorgegangen ist, auf den Anfang zurückgesetzt. Dasselbe geht während eines Zellkerntransfers vor sich, beim Klonen also. Wiederum gilt, dass die gealterte DNS, die für den Prozess des Klonens herangezogen wird, eine Reise in die Vergangenheit durchmacht – bis zu ihrem Ursprung. Bemerkenswerterweise haben die Forscher gelernt, wie man adulte, ausdifferenzierte Zellen dazu bewegen kann, wieder zu Stammzellen zu werden. So wie bei der Befruchtung und beim Zellkerntransfer von somatischen Zellen wird bei diesem Prozess die epigenetische Uhr zurückgestellt. Die differenzierten Zellen, die manipuliert und zu Stammzellen umfunktioniert wurden, sehen aus wie junge Zellen und verhalten sich auch so – sogar ihre Telomere nehmen wieder ihre jugendliche Länge an. Diese Beispiele lassen die verblüffende Möglichkeit erahnen, dass das Altern selbst bis zu einem gewissen Grad umkehrbar ist.

In etlichen einschlägigen Überblicksartikeln lassen die führenden Forscher auf dem Gebiet diese Perspektive anklingen: „Demnach eröffnet sich die faszinierende und aufregende Möglichkeit einer ‚epigenetischen Verjüngung', wie sie neuerdings auch in einer Reihe von Studien angedeutet wird. Dabei könnte die altersbedingte Anhäufung von epigenetischen Veränderungen durch Methylierung der DNS (DNAm) zurückgespult und wieder auf Null gesetzt werden, um so den Methylierungsmustern von embryonalen Stammzellen zu ähneln."[22] Diese Zeilen stammen aus der Feder von Stephan Beck vom University College London. In einem Überblicksartikel mit dem Titel „Aging, Rejuvenation, and Epigenetics Reprogramming: Resetting the Aging Clock" („Altern, Verjüngung und epigenetische Reprogrammierung: Die biologische Uhr wird zurückgesetzt") stellt der Epigenetiker Thomas Rando von der Stanford University die immer brennendere Frage: „Haben wir einen Grund zu der Annahme, dass es möglich sein könnte, die Uhr des Alterns nicht nur anzuhalten, sondern auch zurückzudrehen?"[23]

Falls „epigenetische Verjüngung" möglich ist, könnten wir auf einen Streich gegen jedwede altersbedingte Krankheit einschreiten, einschließlich gegen Krebs. Aubrey de Grey, ein populärer, aber gleichzeitig umstrittener Altersforscher, sieht darin den einzig gangbaren Weg: Unser Krankheitsbegriff ist völlig falsch. Wir behandeln jede Krankheit individuell verschieden und geben gewaltige Geldmengen dafür aus, jede für sich zu heilen, obwohl sie in Wirklichkeit allesamt Begleiterscheinungen des Alterns sind. De Greys Strategie sieht so aus: Krebs, Morbus Alzheimer, Diabetes, Herzkrankheiten und hunderte andere Beschwerden sollten nicht als voneinander abgegrenzte Krankheitsbilder erachtet, sondern als Begleiterscheinungen des tödlich verlaufenden Alterungsprozesses an sich zusammengefasst werden. Wenn wir unsere Anstrengungen also einfach bündeln, um uns dem Altern zu widmen, können wir die verzweifelten Mühen und die Kosten, die dadurch entstehen, dass wir die komplexen Kräfte hinter hunderten verschiedenen Beschwerden analysieren und behandeln, mit einem Schlag vom Tisch wischen, indem wir das Problem neu definieren.

Warum eigentlich nicht? In einer Ära des atemberaubenden technischen Fortschritts, in einer Zeit fahrerloser Autos, künstlicher Intelligenz, in 3D ausgedruckter Häuser und Autos könnte sich die Medizin von morgen eines Tages auf Verjüngung konzentrieren und die nicht enden wollende Kette von reaktiven Eingriffen, die die Medizin der Gegenwart ausmacht, hinter sich lassen.

LITERATUR

ANSTELLE EINES VORWORTS

Quellenangaben

1. Rous, Peyton: „Surmise and Fact on the Nature of Cancer“ in: *Nature*, 183 (16.05.1959), 1357- 1361.
2. Hall, Stephen S.: „Merchants of Immortality: Chasing the Dream of Human Life Extension“, Boston/New York: Houghton Mifflin Company 2003.
3. Warburg, Otto: „The Prime Cause and Prevention of Cancer“, Vortrag anlässlich der Nobelpreisträgerversammlung in Lindau (Deutschland) am 30.06.1966.
4. Vogelstein, Bert (aus einem Interview mit dem Autor).

Weiterführende Literatur

Christofferson, Travis: „It is cancer biology's Most Fundamental question: What is the origin of cancer?“, veröffentlicht unter: http://robbwolf.com/2013/09/19/origin-cancer/.

Krebs, Hans: „Otto Warburg: Cell Physiologist, Biochemist, and Eccentric“ Oxford: Clarendon Press 1981; dt.: „Otto Warburg: Zellphysiologe, Biochemiker, Mediziner 1883-1970“, Stuttgart: Wissenschaftliche Verlagsgesellschaft 1979.

Marshall, Barry: „Helicobacter pylori: past, present and future“ in: *The Keio Journal of Medicine*, 2003, 52 (2): 80–85.
–: „Barry J. Marshall – Biographical“ in: Grandin, Karl (Hg.): *The Nobel Prizes 2005*, Stockholm 2006, http://tinyurl.com/m63f8uz.
–: „The pathogenesis of non-ulcer dyspepsia“ in: *Medical Journal of Australia*, 143, 7, 319.

The Cancer Genome Atlas, http://cancergenome.nih.gov/

Zur Lebenserwartung im Römischen Reich

Frier, Bruce W.: „More is worse: some observations on the population of the Roman empire“, in: Scheidel, Walter (Hg.): *Debating Roman Demography*, Leiden: Brill 2001, 144–145.

Die Lebenserwartung in Zahlen

CIA (Hg.): „Country Comparison: Life expectancy at birth“, in: *The World Factbook*, http://tinyurl.com/yrq7l8.

Galor, Oded; Moav, Omer: „The Neolithic Revolution and Contemporary Variations in Life Expectancy“, Arbeitspapier der Brown University, 2007, http://tinyurl.com/h6r6cav.

o.V.: „Health, history and hard Choices: Funding dilemmas in a fast changing world“, University of Indiana, August 2006.

Statistiken zum Thema Krebs

Leaf, Clifton; Burke, Doris: „Why We're Losing The War On Cancer“ in: *Fortune Magazine*, 22.03.2004, http://tinyurl.com/jkyqvtf.

1. Wie es dazu kommen konnte, dass Krebs als genetische Krankheit erachtet wird

Quellenangabe

1. Krebs, Hans: „Otto Warburg: Cell Physiologist, Biochemist, and Eccentric“ Oxford: Clarendon Press 1981; dt.: „Otto Warburg: Zellphysiologe, Biochemiker, Mediziner 1883-1970“, Stuttgart: Wissenschaftliche Verlagsgesellschaft 1979, 5.

Weiterführende Literatur

Mukherjee, Siddhartha: „The Emperor of All Maladies: A Biography of Cancer“, New York: Scribner 2010; dt.: „Der König aller Krankheiten: Krebs – eine Biografie“. Aus dem Englischen von Barbara Schaden. Köln: DuMont 2012.

Ich verwendete Mukherjees hervorragendes Buch als Hilfsmittel, um der Abfolge der wichtigen Ereignisse eine narrative Form zu geben. Hinsichtlich Potts Spaziergangs in die Londoner Innenstadt, Rous' Gedanken auf dem Viehtrieb und Warburgs berühmtem Lindauer Vortrag genehmigte ich mir ein gewisses Maß an künstlerischer Freiheit. Auch das Pint Bier anlässlich der legendären Verlautbarung im Eagle Pub habe ich ausgegeben.

Kaminkehrerjungen

Quellenangabe

1. „Biography of Percivall Pott“, www.whonamedit.com/doctor.cfm/1103.html.

Weiterführende Literatur

Zur Lebenserwartung während der Industriellen Revolution

Buer, Mabel C.: „Health, Wealth and Population in the Early Days of the Industrial Revolution“, London: George Routledge & Sons 1926, 30.

Krankheiten in den Städten zur Zeit der Industriellen Revolution

Marx, Robert E.: „Uncovering the Cause of ‚Phossy Jaw‘ Circa 1858 to 1906: Oral and Maxillofacial Surgery Closed Case Files—Case Closed“ in: *Journal of Oral and Maxillofacial Surgery*, 66 (11): 2356–2363.

Waldron, H. A.: „A brief history of scrotal cancer“ in: *British Journal of Industrial Medicine*, 1983, 40 (4): 390–401.

www.historylearningsite.co.uk.

http://ocp.hul.harvard.edu/contagion/tuberculosis.html.

CHAOTISCHE CHROMOSOMEN

Quellenangaben

1. Vgl.: Rines, George Edwin (Hg.): „Virchow, Rudolf", in: Encyclopedia Americana, 1920, Vol. 28, 109.
2. Bignold, Leon P. ; Coghlan, Brian L. D.; Jersmann, Hubertus P.A.: „David Paul von Hansemann: Contributions to Oncology. Context, Comments and Translations", Basel: Birkhäuser 2007.

IST KREBS ANSTECKEND?

Quellenangabe

1. Rous, P.: „A transmissible avian neoplasm. (Sarcoma of the common fowl)" in: *The Journal of experimental medicine*, 1910, 12(5): 696-705.

Weiterführende Literatur

Rous, P.: „A sarcoma of the fowl transmissible by an agent separable from the tumor cells" in: *The Journal of experimental medicine*, 1911, 13(4): 397-411.

Über Peyton Rous

www.nobelprize.org/nobel_prizes/medicine/laureates/1966/rous-bio.html.

WARBURGS KRIEG

Quellenangaben

1. Einstein, Albert: „The Collected Papers of Albert Einstein. The Berlin Years: Correspondence, 1914-1918", Vol. 8, herausgegeben von Robert Schulmann, A. J. Kox, Michel Janssen, und József Illy, Princeton: Princeton University Press 1999, 696; http://tinyurl.com/jdhforx.
2. Krebs, Hans: „Otto Warburg: Cell Physiologist, Biochemist, and Eccentric" Oxford: Clarendon Press 1981; dt.: „Otto Warburg: Zellphysiologe, Biochemiker, Mediziner 1883-1970", Stuttgart: Wissenschaftliche Verlagsgesellschaft 1979, 24.
3. Willstätter, Richard: „Aus meinem Leben", Weinheim: Verlag Chemie 1958, 200.
4. Krebs, Hans: „Otto Warburg: Cell Physiologist, Biochemist, and Eccentric" Oxford: Clarendon Press 1981; dt.: „Otto Warburg: Zellphysiologe, Biochemiker, Mediziner 1883-1970", Stuttgart Wissenschaftliche Verlagsgesellschaft 1979, 13.
5. Ebd.
6. Lenthal Cheatle, George: „An Address on THE PROBLEM OF CANCER" in: *The British Medical Journal*, 1928, 2(3522): 1-4.

Weiterführende Literatur

Cramer, W.: „The Origin of Cancer in Man in the Light of Experimental Cancer Research“ in: *Yale Journal of Biology and Medicine*, 1941, 14(2): 121-138.

Horsfall, Frank L. Jr.: „Current Concepts of Cancer“ in: *Canadian Medical Association Journal*, 1963, 89(24): 1224–1229.

Voegtlin, Carl: „Present Status of Research in Cancer“ in: *American Journal of Public Health*, 1942, 32(9): 1018-1020.

Warburg, Otto: „On respiratory impairment in cancer cells“ in: *Science*, 1956, 124(3215): 269 f.
—: „On the origin of cancer cells“, in: *Science*, 1956, 123(3191): 309-314.

o. V.: „Cancer“ in: *American Journal of Public Health*, 1930, 20(8): 860 f.

Über bekannte Karzinogene

National Toxicology Program: „ Report on Carcinogens“. 13. Ausgabe 2011. Research Triangle Parc (NC): US Department of Health and Human Services. Public Health Service, http://ntp.niehs.nih.gov/pubhealth/roc/roc13/ [05.04.2016].

Das Geheimnis des Lebens

Quellenangaben

1. Wade, Nicholas: „Scientist At Work: Sydney Brenner; A Founder of Modern Biology Shapes the Genome Era, Too“ in: *The New York Times*, 07.03.2000.
2. Crick, Francis: „On Protein Synthesis“ in: *Symposia of the Society for Experimental Biology*, 1956, 12: 139-163.
3. Horsfall, Frank L. Jr.: „Current Concepts of Cancer“in: *Canadian Medical Association Journal*, 1963, 89(24): 1224–1229.

Weiterführende Literatur

Watson, James: „The Double Helix“, New York: Touchstone 2001; dt.: „Die Doppelhelix“, Reinbek bei Hamburg: Rowohlt 2011.

Ein Thema, das ihm entglitten war

Quellenangabe

1. Krebs, Hans: „Otto Warburg: Cell Physiologist, Biochemist, and Eccentric“ Oxford: Clarendon Press 1981; dt.: „Otto Warburg: Zellphysiologe, Biochemiker, Mediziner 1883-1970“, Stuttgart: Wissenschaftliche Verlagsgesellschaft 1979, 98.

Weiterführende Materialien

Warburgs Lindauer Vortrag

http://tinyurl.com/jjwxlny (Video)

Über die Lindauer Nobelpreisträgerversammlung

http://tinyurl.com/hkj4ja4.

ALLES WAR IN NEBEL GEHÜLLT

Quellenangaben

1. Vgl.: Varmus, Harold E.: „Retroviruses And Oncogenes I. Nobel Lecture", 08.12.1989; http://tinyurl.com/jlzttq5.
2. –: „Nobel Lecture by Harold E. Varmus" (Video); http://tinyurl.com/hkum8sw.
3.–6. Ebd.
7. Shreeve, Jamie: „Free Radical" in: *Wired*, 06.01.2006.
8. Varmus, Harold E.: „Nobel Lecture by Harold E. Varmus" (Video); http://tinyurl.com/hkum8sw.
9. Mukherjee, Siddhartha: „The Emperor of All Maladies: A Biography of Cancer", New York: Scribner 2010; dt.: „Der König aller Krankheiten: Krebs – eine Biografie". Aus dem Englischen von Barbara Schaden. Köln: DuMont 2012, 452.
10. Crick, Francis: „What Mad Pursuit", o.O.: Basic Books 1988, 141.

2. CHEMOTHERAPIE UND DIE TORE ZUR HÖLLE

Quellenangaben

1. DeVita, Vincent T. Jr.; Chu, Edward: „A History of Cancer Chemotherapy" in: *Cancer Research*, 2008, 68 (21): 8643–8653.
2. Ebd.

Weiterführende Literatur

Tête, Annie: „Early Cancer Treatment Discovered During the Aftermath of the Air Raid on Bari" in: *The National World War II Museum Blog*, 03.12.2013, http://tinyurl.com/zhq062x.

Über die in Bari gesunkenen Schiffe

www.warsailors.com/singleships/bollsta.html.

Über den Inhalt der SS John Harvey

Orange, Vincent: „Coningham: A Biography of Air Marshal Sir Arthur Coningham, KCB, CBE, DSO, MC, DFC, AFC", London: Methuen 1990, http://tinyurl.com/jjjtbku, 176.

Sanders, D. M.: „The Bari Incident“ in: *United States Naval Institute Proceedings*, 1967, 93 (9): 35–39.

Über Lindskog

Mukherjee, Siddhartha: „The Emperor of All Maladies: A Biography of Cancer“, New York: Scribner 2010; dt.: „Der König aller Krankheiten: Krebs – eine Biografie“. Aus dem Englischen von Barbara Schaden. Köln: DuMont 2012.

Über die Wirkung von Stickstofflost

Rink, S. M.; Solomon, M. S.; Taylor, M. J.; Rajur, S. B.; McLaughlin, L. W.; Hopkins, P. B.: „Covalent structure of a nitrogen mustard-induced DNA interstrand cross-link: An N7-to-N7 linkage of deoxyguanosine residues at the duplex sequence 5'-d(GNC)“ in: *Journal of the American Chemical Society*, 1993, 115 (7): 2551–2557.

Über die Nebenwirkungen von Stickstofflost:

http://tinyurl.com/hazw4mm.

Über Sidney Farber

Miller, D. R.: „A tribute to Sidney Farber – the father of modern chemotherapy“ in: *British Journal of Haematology*, 2006, 134 (1): 20–26.

Mukherjee, Siddhartha: „The Emperor of All Maladies: A Biography of Cancer“, New York: Scribner 2010; dt.: „Der König aller Krankheiten: Krebs – eine Biografie“. Aus dem Englischen von Barbara Schaden. Köln: DuMont 2012.

Über 6-Mercaptopurin

Marx, Vivien: „6-Mercaptopurine“ in: *Chemical & Engineering News*, http://tinyurl.com/zbhbhkv.

Yin und Yang

Quellenangaben

1. Mukherjee, Siddhartha: „The Emperor of All Maladies: A Biography of Cancer“, New York: Scribner 2010; dt.: „Der König aller Krankheiten: Krebs – eine Biografie“. Aus dem Englischen von Barbara Schaden. Köln: DuMont 2012, 182.
2. Gladwell, Malcolm: „David and Goliath: Underdogs, Misfits, and the Art of Battling Giants“, New York: Little, Brown and Company 2013; dt.: „David und Goliath: Die Kunst, Übermächtige zu bezwingen“, Frankfurt am Main: Campus Verlag 2013, 120.

3.–5. Ebd.

Weiterführende Literatur

Frei, Emil III; Holland, James F.; Schneiderman, Marvin A. et. al.: „A comparative study of two regimens of combination chemotherapy in acute leukemia“ in: *Blood*, 1958, (12): 1126–4118.

Freireich, Emil J.; Frei, E. III: „Confrontation, passion, and personalization“ in: *Clinical Cancer Reserach*, 1997, Vol. 3, 2554–2562.

Freireich, Emil J.; Karon, M; Frei, E. III.: „Quadruple combination therapy (VAMP) for acute lymphocytic leukemia of childhood“ in: *Proceedings of the American Association of Cancer Research*, 1964, 5: 20.

Olson, James: „Making Cancer History. Disease and Discovery at the University of Texas M. D. Anderson Cancer Center“, o. O.: M. D. Anderson Cancer Center 2009.

Piana, Ronald: „Emil ‚Tom‘ Frei III, MD, Trailblazer in the Development of Combination Chemotherapy, Dies at 89“ in: *The ASCO POST*, 15.05.2013, http://tinyurl.com/hpsvk5v.

MOPP

Quellenangaben

1. Piana, Ronald: „ONI Sits Down with Dr. Vincent DeVita“ in: *Cancer Network*, 01.02.2008, http://tinyurl.com/hnafoy3.
2. DeVita, Vincent T. Jr.; Chu, Edward: „A History of Cancer Chemotherapy“ in: *Cancer Research*, 2008, 68 (21): 8643–8653.

Weiterführende Literatur

DeVita, V. T.; Serpick, A.: „Combination chemotherapy in the treatment of advanced Hodgkin's disease“ in: *Proceedings of the American Association of Cancer Research*, 1967, 8: 13.

DeVita V. T.; Serpick, A. A.; Carbone, P. P.: „Combination chemotherapy in the treatment of advanced Hodgkin's disease“ in: *Annals of Internal Medicine*, 1970, 73: 881–895.

Die Totale Therapie

Quellenangaben

1. Neth, Rolf; Zander, Axel: „Donald Pinkel“ in: *Science Connections Wilsede*, 2008, http://tinyurl.com/h9uk88n.
2. Homepage des Roswell Park Cancer Institute, www.roswellpark.org/donaldpinkel.
3. Ebd.
4. Ebd.
5. Vgl.: Pinkel, D.: „Treatment of childhood acute lymphocytic leukemia“ in: Neth, R.; Gallo, R. C., Hofschneider, P.-H., Mannweiler, K. (Hgs.): *Modern Trends in Human Leukemia III. Newest Results in Clinical and Biological Research*, Berlin/Heidelberg: Springer-Verlag 1979 (= Haematology and Blood Transfusion Vol. 23), 25–33.
6. Vgl.: DeVita, Vincent T. Jr.; Chu, Edward: „A History of Cancer Chemotherapy“ in: *Cancer Research*, 2008, 68 (21): 8643–8653.
7. DeVita, Vincent T. Jr.; Chu, Edward: „A History of Cancer Chemotherapy“ in: *Cancer Research*, 2008, 68 (21): 8643–8653.

„Dieser Hurensohn"

Quellenangaben

1. Mukherjee, Siddhartha: „The Emperor of All Maladies: A Biography of Cancer", New York: Scribner 2010; dt.: „Der König aller Krankheiten: Krebs – eine Biografie". Aus dem Englischen von Barbara Schaden. Köln: DuMont 2012, 272.
2. Ebd.
3. Nisbet, Robert: „Knowledge Dethroned: Only a Few Years Ago, Scientists and Intellectuals Had Suddenly Become the New Aristocracy: What Happened?" in: *The New York Times*, 28.09.1975.
4. http://cisplatin.org.
5. Topol, Eric; www.brainyquote.com/quotes/quotes/e/erictopol554705.html
6. Verghese, Abraham: „The Way We Live Now: 2-22-04; Hope And Clarity" in: *The New York Times Magazine*, 22.02.2004.
7. Leaf, Clifton: „The Truth in Small Doses: Why We're Losing the War on Cancer and How to Win It", New York: Simon & Schuster Paperbacks 2013.
8. Ebd.
9. Ebd.
10. Vgl.: Bhatia S.; Robison L.; Oberlin, O. et al.: „Breast Cancer and Other Second Neoplasms after Childhood Hodgkin's Disease" in: *The New England Journal of Medicine*, 1996, 334: 745–751.
11. Bishop, M.: „Nobel Laureate Revisiting Lecture by J. Michael Bishop", www.nobelprize.org/mediaplayer/index.php?id=1542 (Video).
12. Ebd.
13. Weinberg, R. A.: „A Molecular Basis of Cancer" in: *Scientific American*, 1983, 249: 126–143.
14. DeVita, Vincent T. Jr.; Chu, Edward: „A History of Cancer Chemotherapy" in: *Cancer Research*, 2008, 68 (21): 8643–8653.

Weiterführende Literatur

Ausschnitt aus Nixons Rede

www.youtube.com/watch?v=E2dzEDnGqHY.

Das NCI als Wirkstoffscreening betreibende Fabrik

DeVita, Vincent T. Jr.; Chu, Edward: „A History of Cancer Chemotherapy" in: *Cancer Research*, 2008, 68 (21): 8643–8653.

Statistiken

Cairns, J.: „The Treatment of Diseases and the War against Cancer" in: *Scientific American*, 1985, 253 (5): 51–59.

Bailar, J. C. III; Smith, E. M.: „Progress against cancer?" in: *The New England Journal of Medicine*, 1986, 314 (19): 1226–123.

Überlebensdaten

Bhatia S.; Robison L.; Oberlin, O. et al.: „Breast Cancer and Other Second Neoplasms after Childhood Hodgkin's Disease“ in: *The New England Journal of Medicine*, 1996, 334: 745–751.

3. Errungenschaften und Rückschläge

Auf die Müllhalde der Geschichte

Quellenangaben

1. Weinhouse, Sidney: „The Warburg Hypothesis Fifty Years Later“ in: *Cancer Research and Clinical Oncology*, 1976, 87(2): 115-126.
2. Ebd.
3. Krebs, Hans: „Otto Warburg: Cell Physiologist, Biochemist, and Eccentric“ Oxford: Clarendon Press 1981; dt.: „Otto Warburg: Zellphysiologe, Biochemiker, Mediziner 1883–1970“, Stuttgart: Wissenschaftliche Verlagsgesellschaft 1979, 41f.

Schwelende Glut

Quellenangaben

1. Pedersen, P. L. (aus einem Interview mit dem Autor).

2. – 9. Ebd.

10. Pedersen, Peter: „Foreword“ in: Seyfried, Thomas: *Cancer as a Metabolic Disease*, Hoboken: John Wiley & Sons 2012, xiii.
11. Pedersen, P. L. (aus einem Interview mit dem Autor).
12. Ebd.
13. Ebd.
14. Ebd.
15. Pedersen, P. L.: „Tumor mitochondria and the bioenergetics of cancer cells“ in: *Progress in Experimental Tumor Research*, 1978, 22: 190–274.
16. Pedersen, P. L. (aus einem Interview mit dem Autor).
17. Ebd.

Weiterführende Literatur

Bustamante, E.; Pedersen, P. L.: „High aerobic glycolysis of rat hepatoma cells in culture: role of mitochondrial hexokinase“ in: *Proceedings of the National Academy of Sciences of the United States of America*, 1977, 74: 3735–3739.

Bustamente, E.; Morris, H. P.; Pedersen, P. L.: „Hexokinase: the direct link between mitochondrial and glycolytic reactions in rapidly growing cancer cells“ in: *Advances in Experimental Medicine and Biology*, 1977, 92: 363–380.

Pedersen, P. L.: „Tumor mitochondria and the bioenergetics of cancer cells“ in: *Progress in Experimental Tumor Research*, 1978, 22: 190–274.

PET

Quellenangaben

1. Pedersen, P. L. (aus einem Interview mit dem Autor).
2. Ebd.

Weiterführende Literatur

Über PET

http://tinyurl.com/h9kndfz.

Eine neue Ära

Quellenangaben

1. Angier, Natalie: „Natural Obesssions: The Search for the Oncogene“, Boston/New York: Houghton Mifflin Company 1988.

2.–4. Ebd.

5. Bazell, Robert: „Her-2: The Making of Herceptin, a Revolutionary Treatment for Breast Cancer“, New York: Random House 1998.

6.–11. Ebd.

12. Altman, Lawrence K.: „Drug Is Shown to Shrink Tumors in Breast Cancer Characterized by Gene Defect“ in: *The New York Times*, 18.05.1998, http://tinyurl.com/gwd3emf.

13. King, Mary-Claire: „Introduction“ in: Bazell, Robert: *Her-2: The Making of Herceptin, a Revolutionary Treatment for Breast Cancer*, New York: Random House 1998.

14. Mukherjee, Siddhartha: „The Emperor of All Maladies: A Biography of Cancer“, New York: Scribner 2010; dt.: „Der König aller Krankheiten: Krebs – eine Biografie“. Aus dem Englischen von Barbara Schaden. Köln: DuMont 2012, 530.

15. Twain, Mark; http://tinyurl.com/nq2ay92.

16. Bazell, Robert: „Her-2: The Making of Herceptin, a Revolutionary Treatment for Breast Cancer“, New York: Random House 1998.

Weiterführende Literatur

Bazell, Robert: „Her-2: The Making of Herceptin, a Revolutionary Treatment for Breast Cancer“, New York: Random House 1998.

Clifford, A.; Hudis, M. D.: „Trastuzumab – mechanism of action and use in clinical practice“ in: *The New England Journal of Medicine*, 357 (1): 39–51.

Holtz, Andrew: „The Holtz Report. Herceptin: An Entirely New Weapon Against Cancer. Exclusive Report from the 1998 ASCO Meeting“, http://holtzreport.com/SHNASCOHerceptin.htm

Biographie von Paul Ehrlich

http://tinyurl.com/z68bwnj.

Überlebensstatistiken in Zusammenhang mit Herceptin

Osterwell, Neil: „Ten Years Later, Trastuzumab Survival Advantages March On“ in: *Medscape*, 07.12.2012.

Mit Herceptin erzielter Profit

www.gene.com/about-us/investors/historical-product-sales/herceptin.

WARBURG, PEDERSEN & KO

Quellenangaben

1. DePalma, Angelo: „Twenty-Five Years of Biotech Trends“ in: *Genetic Engineering & Biotechnology News*, 2005, 25(14).
2. Ko, Young und Pedersen, Peter (aus einem Interview mit dem Autor).
3. – 12. Ebd.

Weiterführende Literatur

Karam, Jose A.; Hsieh, Jer-Tsong: „Anti-Cancer Strategy of Transitional Cell Carcinoma of Bladder Based on Induction of Different Types of Programmed Cell Deaths“ in: Chen, George G.; Lai, Paul B. S. (Hgs.): *Apoptosis in Carcinogenesis and Chemotherapy*, o.O: Springer Netherlands 2009.

Okouchi, Masahiro; Ekshyyan, Oleksandr; Maracine, Magdalena et al.: „Neuronal apoptosis in neurodegeneration“ in: *Antioxidants & Redox Signaling*, Juli 2007, 9(8): 1059–1096.

Pedersen, P. L.: „Warburg, me and Hexokinase 2: Multiple discoveries of key molecular events underlying one of cancers' most common phenotypes, the ‚Warburg Effect‘, i.e., elevated glycolysis in the presence of oxygen“ in: *Journal of Bioenergetics and Biomembranes*, 2007, 39(3): 211–222.

Retzios, Anastassios D.: „Why Do So Many Phase 3 Clinical Trials Fail?“ in: *Bay Clinical R&D Services*, 2009.

Zur Klage von Young Hee Ko gegen die Johns Hopkins Universität

http://tinyurl.com/hnks68d.

Das Gute, das Böse und das Hässliche

Quellenangaben

1.–7. Ko, Young und Pedersen, Peter (aus einem Interview mit dem Autor).

8. PreScience Labs, www.presciencelabs.com/about-prescience-labs/about.php

9. Ko, Young und Pedersen, Peter (aus einem Interview mit dem Autor).

Weiterführende Literatur

Die Klage von Young Hee Ko gegen die Johns Hopkins Universität

http://tinyurl.com/hnks68d.

Ich habe weder Dr. Dang noch Dr. Watson interviewt und ihre Version der Ereignisse erfahren. Die Schilderungen der Ereignisse entstammen dem Gedächtnis von Dr. Pedersen und Dr. Ko sowie der öffentlich bei Gericht hinterlegten Klageschrift.

„Wenn ich es nicht mit eigenen Augen gesehen hätte, ich würde es nicht glauben"

Quellenangaben

1.–5. Verhoeven, Harrie (aus einem Interview mit dem Autor).

6.–8. Ko, Young (aus einem Interview mit dem Autor).

9. Verhoeven, Harrie (aus einem Interview mit dem Autor).

10.–11. Ko, Young (aus einem Interview mit dem Autor).

12. Vogl, T. (E-Mailaustausch mit dem Autor).

13. Ko, Young (aus einem Interview mit dem Autor).

14. Vogl, T. (E-Mailaustausch mit dem Autor).

15. Ko, Young (aus einem Interview mit dem Autor).

16. Ko, Young und Pedersen, Peter (aus einem Interview mit dem Autor).

17. Ko, Young (aus einem Interview mit dem Autor).

18. Ko, Young und Pedersen, Peter (aus einem Interview mit dem Autor).

19.–20. Ko, Young (aus einem Interview mit dem Autor).

Weiterführende Literatur

Ko, Y. H.; Verhoeven, H. A.; Lee, M. J.; Corbin, D. J.; Vogl, T. J.; Pedersen, P. L.: „A translational study ‚case report' on the small molecule ‚energy blocker' 3-bromopyruvate (3BP) as a potent anticancer agent: from bench side to bedside" in: *Journal of Bioenergetics and Biomembranes*, 2012, 44(1): 163–170.

Über Farrah Fawcett

http://tinyurl.com/os9fvt.

Statistiken zum Thema Krebs

http://tinyurl.com/ny5bw3.

Informationen über CML

http://tinyurl.com/od33fhd.

4. Dunkle Materie

Quellenangaben

1. Bishop, Michael J.: „Nobel Laureate Revisiting Lecture by J. Michael Bishop“ (Video), http://tinyurl.com/z74vvuq.
2. Greenspan, Alan: „The Challenge of Central Banking in a Democratic Society“ (Rede), 05.12.1996; http://tinyurl.com/5sje8.
3. Vgl.: Hall, Stephen S.: „Merchants of Immortality: Chasing the Dream of Human Life Extension“, Boston/New York: Houghton Mifflin Company 2003.
4. Kanigel, Robert: „The Genome Project“ in: *The New York Times Magazine*, 13.12.1987, http://tinyurl.com/ju4shb6.
5. Ebd.
6. Brown, Eryn: „ACLU argues Myriad Genetics DNA patent case - again“ in: *Los Angeles Times*, 20.07.2012, http://tinyurl.com/gtcuhrg.
7. Clinton, Bill: „June 2000 White House Event“ (Rede); www.genome.gov/10001356.
8. Vgl.: The Cancer Genome Atlas: „NIH Launches Comprehensive Effort to Explore Cancer Genomics“, 13.12.2005; http://tinyurl.com/j2azv2y.

Weiterführende Literatur

Wilmut, I.; Campbell, K., Tudge, C.: „The Second Creation. The Age of Biological Control by the Scientists Who Cloned Dolly“, o.O.: Headline Book Publishing 2000.

Bushs Rede über embryonale Stammzellenforschung

www.youtube.com/watch?v=EAiZp5jTo4I.

Zu den Hintergründen des Humangenomprojekts

Danchin, Antoine: „A Rattling Good History: The Story of the Human Genome Project“, http://tinyurl.com/h2j6k4f.

Informationen über das Humangenomprojekt

www.genome.gov/10001772.

Über die Kosten der Sequenzierung

Pollack, Andrew: „A Genome Deluge“ in: *The New York Times*, 01.12.2011, http://tinyurl.com/csfqaja.

„Ist es möglich, aus dieser Komplexität schlau zu werden?“

Quellenangaben

1. Wojcicki, Anne (am 20.02.2013 anlässlich der Pressekonferenz, auf der die Stiftung des Breakthrough Prize bekannt gegeben wurde).
2. Wood, Laura D.; Parsons, Donald W.; Jones, Siân; Vogelstein, Bert: „The Genomic Landscapes of Human Breast and Colorectal Cancers“ in: *Science*, 2007, 318(5853): 1108–1113.

Weiterführende Literatur

Jones, S.; Zhang, X.; Parsons, D. W. et al.: „Core signaling pathways in human pancreatic cancers revealed by global genomic analyses“ in: *Science*, 2008, 321: 1801–1806.

Mukherjee, Siddhartha: „The Emperor of All Maladies: A Biography of Cancer“, New York: Scribner 2010; dt.: „Der König aller Krankheiten: Krebs – eine Biografie“. Aus dem Englischen von Barbara Schaden. Köln: DuMont 2012.

Salk, J.J.; Fox, E. J.; Loeb, L. A.: „Mutational heterogeneity in human cancers: origin and consequences“ in: *Annual Review of Pathology*, 2010, 5: 51–75.

Sjoblom, T.; Jones, S.; Wood, L. D. et al.: „The consensus coding sequences of human breast and colorectal cancers“ in: *Science*, 2006, 314: 268–274.

Über Vogelstein

www.achievement.org/autodoc/page/vogoint-1.

www.hhmi.org/scientists/bert-vogelstein.

Über den Breakthrough Prize

http://tinyurl.com/jppbg5e.

Ein Paradigmenwechsel

Quellenangaben

1. Soto, A. M.; Sonnenschein, C.: Carcinogenesis: „Paradoxes in Carcinogenesis: There Is Light at the End of That Tunnel!“ in: *Disruptive Science and Technology*, 2013, 3: 154–156.
2. Jones, S.; Zhang, X.; Vogelstein, B. et al.: „Core signaling pathways in human pancreatic cancers revealed by global genomic analyses“ in: *Science*, 2008, 321: 1801–1806.
3. Ebd.
4. Salk, J.J.; Fox, E. J.; Loeb, L. A.: „Mutational heterogeneity in human cancers: origin and consequences“ in: *Annual Review of Pathology*, 2010, 5: 51-75.

5. Stephens, Philip J.; Tarpey, Patrick S.; Davies, Helen: „The landscape of cancer genes and mutational processes in breast cancer“ in: *Nature*, 2012, 486(7403): 400–404.
6. Salk, J.J.; Fox, E. J.; Loeb, L. A.: „Mutational heterogeneity in human cancers: origin and consequences“ in: *Annual Review of Pathology*, 2010, 5: 51–75.
7. Ebd.
8. Ebd.
9. Seyfried, T.: „Cancer as a Metabolic Disease: On the Origin, Management, and Prevention of Cancer“, Hoboken: John Wiley & Sons 2012.
10. Salk, J.J.; Fox, E. J.; Loeb, L. A.: „Mutational heterogeneity in human cancers: origin and consequences“ in: *Annual Review of Pathology*, 2010, 5: 51–75.
11. Loeb, L. A. (aus einem Interview mit dem Autor).
12. Vogelstein, B.; Papadopoulos, N.; Velculescu, V. E. et al.: „Cancer genome landscapes“ in: *Science* 2013, 339: 1546–1558.
13. Swanton, Charles (aus einem Interview mit dem Autor).
14. Ebd.
15. Vogelstein, Bert (aus einem Interview mit dem Autor).
16. Ebd.
17. Ebd.

Weiterführende Literatur

Fisher, Rosalie; Larkin, James; Swanton, Charles: „Inter and Intratumour Heterogeneity: A Barrier to Individualized Medical Therapy in Renal Cell Carcinoma?“ in: *Frontiers in Oncology*, 2012, 2: 49.

Parsons, D. W.; Jones, S.; Zhang, X. et al: „An integrated genomic analysis of human glioblastoma multiforme“ in: *Science*, 2008, 321: 1807–1812.

Swanton, Charles: „Intratumor Heterogeneity: Evolution through Space and Time“ in: *Cancer Research*, 2012, 72(19): 4875–4882.

The Cancer Genome Atlas Network: „Comprehensive molecular portraits of human breast tumours“ in: *Nature,* 2012, 490: 61–70.

Die Schildkröte und der Hase

Quellenangaben

1. Vogelstein, Bert (aus einem Interview mit dem Autor).
2. Vgl.: Pedersen, Peter: „NCI and NIH Mitochondria Interest Group Seminar: Johns Hopkins' Pedersen Addresses Role of Mitochondria in Cancer“; http://tinyurl.com/gr7l95u (Video).
3. Hanahan, D.; Weinberg, R. A.:„Hallmarks of cancer: the next generation“ in: *Cell*, 2011, 144: 646–674.

Weiterführende Literatur

Parsons, D. W.; Jones, S.; Zhang, X. et al.: „An integrated genomic analysis of human glioblastoma multiforme“ in: *Science*, 2008, 321: 1807–1812.

Vogelstein, B.; Papadopoulos, N.; Velculescu, V. E. et al.: „Cancer genome landscapes“ in: *Science*, 2013, 339: 1546–1558.

Über Metformin und Krebs

J. P.: „Metformin and Cancer“ in: *Healthy Fellow*, 03.08.2009; http://tinyurl.com/h33llg2.

Wang, Z.; Lai, S. T., Xie, L. et al.: „Metformin is associated with reduced risk of pancreatic cancer in patients with type 2 diabetes mellitus: A systematic review and meta-analysis“ in: *Diabetes Research and Clinical Practice*, 2014, 106 (1): 19–26.

Über Weinbergs Aufenthalt auf Hawaii

Mukherjee, Siddhartha: „The Emperor of All Maladies: A Biography of Cancer“, New York: Scribner 2010; dt.: „Der König aller Krankheiten: Krebs – eine Biografie“. Aus dem Englischen von Barbara Schaden. Köln: DuMont 2012, 485 f.

Weinbergs Kennzeichen des Krebses und deren Aktualisierung

Hanahan, D.; Weinberg, R. A.: „The hallmarks of cancer“ in: *Cell*, 2000, 100: 57–70.

–: „Hallmarks of cancer: the next generation“ in: *Cell*, 2011, 144: 646–674.

Whitehead Institute for Biomedical Research.: „Scientistis revisit ‚Hallmarks of Cancer‘“ in: *Science News*, 16.03.2011; http://tinyurl.com/hjus8nm.

5. Watson überdenkt die Lage

Quellenangaben

1. Watson, James: „To Fight Cancer, Know the Enemy“ in: *The New York Times*, 05.08.2009.
2. – 7. Ebd.
8. Leaf, Clifton; Burke, Doris: „Why We're Losing The War On Cancer“ in: *Fortune Magazine*, 22.03.2004, http://tinyurl.com/jkyqvtf.
9. o.V: „Nobel laureate James Watson claims antioxidants in late-stage cancers can promote cancer progression“ in: *The Royal Society*, 09.01.2013, http://royalsociety.org/news/2013/watson-antioxidants-cancer.
10. Watson, James: „Oxidants, Antioxidants, and the current incurability of metastatic cancer“ in: *Open Biology*, 2013, 3: 120–144.
11. Becker, Jedidiah: „Legendary DNA Discoverer James Watson Criticizes Current Cancer Research And Suggests A Novel New Direction“, veröffentlicht auf: *redOrbit.com*, http://tinyurl.com/ayzfs65.
12. Ebd.

13. Dross: „Scientists discover melanoma-driving genetic changes caused by sun damage“, veröffentlicht auf: *Cancer Focus*, 20.07.2012; http://tinyurl.com/jqdbqaa.
14. Lee, Laura: „Ralph Moss on Chemotherapy, Laetrile, Coley's Toxins, Burzynski, & Cancer Politics“ (Radiointerview), http://tinyurl.com/hep8n3p.
15. Kolata, Gina; Pollack, Andrew: „Costly Cancer Drug Offers Hope, but Also a Dilemma“ in: *The New York Times*, 06.07.2008; http://tinyurl.com/jcx9xxb.
16. Vgl. Watson, James: „To Fight Cancer, Know the Enemy“ in: *The New York Times*, 05.08.2009.
17. Watson, James: „Oxidants, Antioxidants, and the current incurability of metastatic cancer“ in: *Open Biology*, 2013, 3: 120–144.
18. Ebd.
19. Vogelstein, Bert (aus einem Interview mit dem Autor).
20. Watson, James: „Oxidants, Antioxidants, and the current incurability of metastatic cancer“ in: *Open Biology*, 2013, 3: 120–144.
21. Ebd.

Weiterführende Literatur

Mulcahy, N.: „Time to Consider Cost in Evaluating Cancer Drugs in United States?“ in: *Medscape*, 2009.

Yin, S.: „Experts question the benefit of high-cost cancer care“ in: *Medscape*, 2011.

Über David Agus

www.caaspeakers.com/david-agus/.

6. Mitochondrien: Eine alte Theorie wird wieder jung

Quellenangaben

1. Thomas, Lewis: „The Lives of a Cell“, New York: The Viking Press 1974.
2. Margulis, Lynn; Sagan, Dorion: „Origins of sex: Three Billion Years of Genetic Recombination“, New Haven: Yale University Press 1986.
3. Vgl. Seyfried, T.: „Cancer as a Metabolic Disease: On the Origin, Management, and Prevention of Cancer“, Hoboken: John Wiley & Sons 2012.
4. Vgl. Ebd.
5. Seyfried.T. (aus einem Interview mit dem Autor).

6.–15. Ebd.

16. Pedersen, Peter: „Tumor Mitochondria and the Bioenergetics of Cancer Cells“ in: Wallach, D. F. (Hg.): *Progress in Experimental Tumor Research*, 1978, Vol. 22 (= Membrane Anomalies of Tumor Cells): 190–274.
17. Vogelstein, Bert (aus einem Interview mit dem Autor).

18. Darlington, C. D.: „The Plasmagene Theory of the Origin of Cancer“, Rede anlässlich des Symposiums über Krebsgenetik an der John Innes Horticultural Institution, London, 24. und 25.06.1948.
19. Seyfried, Thomas: „Cancer as a metabolic disease: implications for novel therapeutics“ in: *Carcinogenesis*, 2014, 35(3): 515–52.
20. Vgl.: Israel, B. A.; Schaeffer, W. I.:„Cytoplasmic mediation of malignancy“ in: *In Vitro Cellular & Developmental Biology*, 1988, 24: 487–490.
21. Seyfried, T.: „Cancer as a Metabolic Disease: On the Origin, Management, and Prevention of Cancer“, Hoboken: John Wiley & Sons 2012.
22. Rous, Peyton: „Surmise and fact on the nature of cancer“ in: *Nature*, 1959, 183: 1357–1361.
23. Schaeffer, W. (aus einem Interview mit dem Autor).
24. Ebd.
25. Ebd.
26. Seyfried, T. (aus einem Interview mit dem Autor).

Weiterführende Literatur

Alvarez, R. H.; Kantarjian, H. M.; Cortes, J. E.: „The role of Src in solid and hematologic malignancies: development of new-generation Src inhibitors“ in: *Cancer*, 2006, 107(8): 1918–1929.

Chandra, D.; Singh, K. K.: „Genetic insights into OXPHOS defect and its role in cancer“ in: *Biochimica et Biophysica Acta*, 2010, 1807: 620–625.

Erol, A.: „Retrograde regulation due to mitochondrial dysfunction may be an important mechanism for carcinogenesis“ in: *Medical Hypotheses*, 2005, 65: 525–529.

Harman, Oren Solomon: „The Man who invented the Chromosome. A Life of Cyril Darlington“, Harvard University Press 2004.

Israel, B. A.; Schaeffer, W. I.: „Cytoplasmic suppression of malignancy“ in: *In Vitro Cellular & Developmental Biology*, 1987, 23: 627–632.

Shay, J. W.; Werbin, H.: „Cytoplasmic suppression of tumorigenicity in reconstructed mouse cells“ in: *Cancer Research*, 1988, 48: 830–833.

Sonnenschein, Carlos; Soto, Ana: „The Society of Cells: Cancer Control of Cell Proliferation“, New York: Taylor & Francis 1999.

Wallace, D: „The epigenome and the mitochondrion: bioenergetics and the evironment“ in: *Genes & Development*, 2010, 24(15): 1571–1573.

Woodson, J. D.; Chory, J.: „Coordination of gene expression between organellar and nuclear genomes“ in: *Nature Reviews Genetics*, 2008, 9: 383–395.

Über Mitochondrien

Shackelford, Rodney: „The Mitochondrial Theory of Aging“ in: *Humanity+*, 21.10.2011, http://tinyurl.com/6x9a2pr.

http://lpi.oregonstate.edu/f-woo/aging.html.

University of Leeds: „‚Nature's batteries' may have helped power early lifeforms" in: *Science Daily*, 25.10.2010, http://tinyurl.com/37awebr.

Es könnte alles auch ganz anders sein

Quellenangaben

1. Altman, Lawrence K.: „Cancer Doctors See New Era of Optimism" in: *The New York Times*, 22.05.2001.
2. Leaf, Clifton: „The Truth in Small Doses: Why We're Losing the War on Cancer and How to Win It", New York: Simon & Schuster Paperbacks 2013.
3. Mukherjee, Siddhartha: „The Emperor of All Maladies: A Biography of Cancer", New York: Scribner 2010; dt.: „Der König aller Krankheiten: Krebs – eine Biografie". Aus dem Englischen von Barbara Schaden. Köln: DuMont 2012, 541.
4. Leaf, Clifton: „The Truth in Small Doses: Why We're Losing the War on Cancer and How to Win It", New York: Simon & Schuster Paperbacks 2013.
5. Ko, Y. H.; Majkowska-Skrobek, G.; Augustyniak, D. et al.: „Killing multiple myeloma cells with the small molecule 3-bromopyruvate: implications from therapy" in: *Anticancer Drugs*, 2014, 25(6): 673–682.
6. Jolie, Angelina: „My Medical Choice" in: *The New York Times*, 14.05.2013.
7. Ebd.

Weiterführende Literatur

Bose, S.; Deininger, M.; Gora-Tybor, J. et al: „The presence of typical and atypical BCR-ABL fusion genes in leukocytes of normal individuals: biologic significance and implications for the assessment of minimal residual disease" in: *Blood*, 1998, 92(9): 3362–3367.

Read, A. P.; Strachan, T.: „Chapter 18: Cancer Genetics" in: *Human molecular genetics 2*, New York: Wiley 1999. /„P53"/

Seyfried, T.: „Cancer as a Metabolic Disease: On the Origin, Management, and Prevention of Cancer", Hoboken: John Wiley & Sons 2012.

Varley, J.M.: „Germline TP53 mutations and Li-Fraumeni syndrome" in: *Human Mutation*, 2003, 21(3): 313–320.

Varmus, H.: „The New Era in Cancer Research" in: *Science magazine*, 312 (5777), 1162–1165.

Supertreibstoff

Quellenangaben

1. Vgl.: Hippocrates: „On the Sacred Disease", Übersetzung von Francis Adams; http://tinyurl.com/jfg9u5l.
2. Abrahams, Charlie (aus einem Interview mit dem Autor).
3. Ebd.

4. Abrahams, Jim.
5. Harder, Ben: „Ketones to the Rescue. Fashioning therapies from an adaptation to starvation" in: *Science News Online*, http://tinyurl.com/jrjpw8h.
6. Ebd.
7. Vgl.: Taubes, Gary: „What if It's All Been a Big Fat Lie?" in: *The New York Times*, 07.07.2002.
8. Rous, Peyton: „The Influence of Diet on Transplanted and Spontaneous Mouse Tumors" in: The Journal of Experimental Medicine, 1914, 20(5): 433.
9. Warburg, Otto: „Über die letzte Ursache und die entfernten Ursachen des Krebses". Vorwort. Würzburg: Verlag K. Triltsch 1966. (Anm. der Übers.: Wir danken Ernestine Stösser-Jost von der Universitätsbibliothek Ulm für die Bereitstellung der zitierten Textstelle.)
10. Nebeling, Linda (aus einem Interview mit dem Autor).
11.–16. Ebd.
17. Friebe, Richard: „Can a High-Fat Diet Beat Cancer?" in: *Time*, 17.09.2007.

Weiterführende Literatur

Gasior, M.; Rogawski, M. A.; Hartman, A. L.: „Neuroprotective and disease-modifying effects of the ketogenic diet" in: *Behavioural Pharmacology*, 2006, 17: 431–439.

Henderson, S. T.; Vogel, J. L.; Barr, L. J. et al.: „Study of the ketogenic agent AC-1202 in mild to moderate Alzheimer's disease: a randomized, double-blind, placebo-controlled, multicenter trial" in: *Nutrition & Metabolism (London)*, 2009, 6: 31.

Hu, Z. G.; Wang, H. D.; Qiao, L. et al.: „The protective effect of the ketogenic diet on traumatic brain injury-induced cell death in juvenile rats" in: *Brain Injury*, 2009, 23(5): 459–465.

Hu, Z. G.; Wang, H. D.; Jin, W. et al.: „Ketogenic diet reduces cytochrome c release and cellular apoptosis following traumatic brain injury in juvenile rats" in: *Annals of Clinical & Laboratory Science*, 2009, 39(1): 76–83.

Krebs, Hans: „Otto Warburg: Cell Physiologist, Biochemist, and Eccentric" Oxford: Clarendon Press 1981; dt.: „Otto Warburg: Zellphysiologe, Biochemiker, Mediziner 1883–1970", Stuttgart: Wissenschaftliche Verlagsgesellschaft 1979.

Maalouf, M.; Rho, J. M.; Mattson, M.P.: „The neuroprotective properties of calorie restriction, the ketogenic diet, and ketone bodies" in: *Brain Research Reviews*, 2009. 59(2): 293–315.

Neal, E. G.; Chaffe, H.; Schwartz, R. H. et al.: „The ketogenic diet for the treatment of childhood epilepsy: a randomised controlled trial" in: *The Lancet. Neurology*, 2008, 7(6): 500-506.

Paoli, A.; Rubini, A.; Volek, J. S. et al: „Beyond weight loss: a review of the therapeutic uses of very-low-carbohydrate (ketogenic) diets" in: *European Journal of Clinical Nutrition*, 2013, 67(8): 789–796.

Rous, P.: „The Influence Of Diet On Transplanted And Spontaneous Mouse Tumors" in: *The Journal of Experimental Medicine*, 1914, 20(5): 433–451.

Seyfried, T.: „Cancer as a Metabolic Disease: On the Origin, Management, and Prevention of Cancer", Hoboken: John Wiley & Sons 2012.

Skinner, R.; Trujillo, A.; Ma, X. et al.: „Ketone bodies inhibit the viability of human neuroblastoma cells." in: *Journal of Pediatric Surgery*, 2009, 44: 212–216.

Siva, N.: „Can ketogenic diet slow progression of ALS?" in: *The Lancet. Neurology*, 2006, 5(6): 476.

Stafstrom, C. E.; Rho, J.M.: „The ketogenic diet as a treatment paradigm for diverse neurological disorders" in: *Frontiers in Pharmacology*, 2012, 3: 59.

Vanitallie, T. B.; Nonas, C.; Di Rocco, A. et al.: „Treatment of Parkinson disease with diet-induced hyperketonemia: a feasibility study" in: *Neurology*, 2005, 64(4): 728–730.

Veech, R.: „Ketoacids? Good medicine?" in: *Transactions of the American Clinical and Climatological Association*, 2003, 114: 149–163.

Veech, R.: „The therapeutic implications of ketone bodies: the effects of ketone bodies in pathological conditions: ketosis, ketogenic diet, redox states, insulin resistance, and mitochondrial metabolism" in: *PLEFA*, 2004, 70(3): 309–319.

Veech, R.; Chance, B.; Kashiwaya, Y. et al.: „Ketone bodies, potential therapeutic uses" in: *IUBMB Life*, 2001, 51: 241–247.

Wheless, J. W.: „History and origin of the ketogenic diet" in: Stafstrom, Carl E.; Jong, Rho M. (Hgs.): *Epilepsy and the ketogenic diet*, o.O: Humana Press 2004.

Zupec-Kania, B. A.; Spellman, E.: „An overview of the ketogenic diet for pediatric epilepsy" in: *Nutrition in Clinical Practice*, 2008, 23(6): 589–596.

Nemesis

Quellenangaben

1. Seyfried, T.: „Cancer as a Metabolic Disease: On the Origin, Management, and Prevention of Cancer", Hoboken: John Wiley & Sons 2012.
2. Zuccoli, G. (E-Mailaustausch mit dem Autor).
3. Ebd.

Weiterführende Literatur

Seyfried, T.; Zuccoli, G., Marcello, N. et al.: „Metabolic management of glioblastoma multiforme using standard therapy together with a restricted ketogenic diet: Case Report" in: *Nutrition & Metabolism (London)* 2010, 7: 33.

Stafford, P.; Abdelwahab, Mohammed G.; Kim, Do Young et al.: „The ketogenic diet reverses gene expression patterns and reduces reactive oxygen species levels when used as an adjuvant therapy for glioma" in: *Nutrition & Metabolism (London)*, 2010, 7: 74.

Veech, R.: „Ketoacids? Good medicine?" in: *Transactions of the American Clinical and Climatological Association*, 2003, 114: 149–163.

Veech, R.; Chance, B.; Kashiwaya, Y. et al.: „Ketone bodies, potential therapeutic uses" in: *IUBMB Life*, 2001, 51: 241–247.

Das beste Pferd im Stall

Quellenangaben

1. o.V: „Nobel laureate James Watson claims antioxidants in late-stage cancers can promote cancer progression" in: *The Royal Society*, 09.01.2013, http://royalsociety.org/news/2013/watson-antioxidants-cancer.
2. Watson, James: „Oxidants, Antioxidants, and the current incurability of metastatic cancer" in: *Open Biology*, 2013, 3: 120–144.
3. Ebd.
4. Ebd.
5. Raffaghello, Lizzia; Safdie, Fernando; Bianchi, Giovanna et al.: „Fasting and differential chemotherapy protection in patients" in: *Cell Cycle*, 2010, 9(22): 4474–4476.
6. Ebd.

Weiterführende Literatur

Abdelwahab, M. G.; Fenton, K. E.; Preul, M. C. et al.: „The ketogenic diet is an effective adjuvant to radiation therapy for the treatment of malignant glioma" in: *PLoS One*, 2012, 7: e36197.

Aykin-Burns, N., Ahmad, I. M., Zhu, Y. et al.: „Increased levels of superoxide and H2O2 mediate the differential susceptibility of cancer cells versus normal cells to glucose deprivation" in: *Biochemical Journal*, 2009, 418: 29–37.

Marsh, J.; Mukherjee, P.; Seyfried, T. N.: „Drug/diet synergy for managing malignant astrocytoma in mice: 2-deoxy-D-glucose and the restricted ketogenic diet" in: *Nutrition & Metabolism (London)*, 2008, 5: 33.

Seyfried, T.; Zuccoli, G., Marcello, N. et al.: „Metabolic management of glioblastoma multiforme using standard therapy together with a restricted ketogenic diet: Case Report" in: *Nutrition & Metabolism (London)* 2010, 7: 33.

Stafford, P.; Abdelwahab, Mohammed G.; Kim, Do Young et al.: „The ketogenic diet reverses gene expression patterns and reduces reactive oxygen species levels when used as an adjuvant therapy for glioma" in: *Nutrition & Metabolism (London)*, 2010, 7: 74.

Trachootham, D.; Alexandre, J.; Huang, P.: „Targeting cancer cells by ROS-mediated mechanisms: a radical therapeutic approach?" in: *Nature Reviews Drug Discovery*, 2009, 8: 579–591.

Watson, James: „Oxidants, Antioxidants, and the current incurability of metastatic cancer" in: *Open Biology*, 2013, 3: 120–144.

Ein weiteres umwerfendes Konzept

Quellenangabe

1. Coontz, Robert: „Science's Top 10 Breakthroughs of 2013" in: *Science*, 19.12.2013; http://tinyurl.com/h23xxdg.

Weiterführende Literatur

Couzin-Frankel, J.: „Immune therapy steps up the attack“ in: *Science*, 2010, 330: 440–443.

Seyfried, T.: „Cancer as a Metabolic Disease: On the Origin, Management, and Prevention of Cancer“, Hoboken: John Wiley & Sons 2012.

UMWELTDRÜCKE & KATASTROPHEN

Quellenangaben

1. D'Agostino, D. (aus einem Interview mit dem Autor).
2. Ebd.
3. Ebd.
4. Ebd.
5. Seyfried, T. (aus einem Interview mit dem Autor).
6. D'Agostino, D. (aus einem Interview mit dem Autor).
7. Abrahams, Jim.

Weiterführende Literatur

Poff, A. M.; Ari, C.; Seyfried, T. N. et al.: „The ketogenic diet and hyperbaric oxygen therapy prolong survival in mice with systemic metastatic cancer“ in: *PLoS One*, 2013, 8: e65522.

Seyfried, T. N., Flores, R. E., Poff, A. M. et al.: „Cancer as a metabolic disease: implications for novel therapeutics“ in: *Carcinogenesis*, 2014, 35: 515–527.

7. WIE GEHT ES WEITER?

Quellenangaben

1. Mukherjee, Siddhartha: „The Emperor of All Maladies: A Biography of Cancer“, New York: Scribner 2010; dt.: „Der König aller Krankheiten: Krebs – eine Biografie“. Aus dem Englischen von Barbara Schaden. Köln: DuMont 2012, 17.
2. Ebd., 566.
3. Ebd., 568.
4. Ebd., 569.
5. Rous, P.: „The challenge to man of the neoplastic cell“ in: Cancer Research, 1967, (11): 1919–1924.
6. Seyfried, T. (aus einem Interview mit dem Autor).
7. Ebd.

Weiterführende Literatur

Rous, P.: „ Surmise and fact on the nature of cancer“ in: *Nature*, 1959, 183(4672): 1357–1361.

Zur Krebs-Statistik der WHO aus dem Jahr 2013

http://tinyurl.com/z40xgps.

NACHWORT

Quellenangaben

1. Apple, S.: „An Old Idea, Revived: Starve Cancer to Death“ in: *The New York Times Magazine*, 15.05.2016.
2. Ebd.
3. „An emerging view of evolution is informing cancer research“, http://tinyurl.com/hetldb2.
4. Davies, P.: „The Somatic Mutation Theory of Cancer“ in: Brockman, J. (Hg.): This Idea Must Die. Scientific Theories That Are Blocking Progress, New York / London: Harper Perennial 2015, 234–236.
5. Ebd.
6. Ledford, H.: „End of cancer-genome project prompts rethink“ in: Nature, Vol. 517, 08.01.2015, 128–129.
7. „Epigenetic Therapy“, http://tinyurl.com/jlj2n9e.

8. – 11. Ebd.

12. DeVita, V.; DeVita-Raeburn, E.: „The Death of Cancer“, New York: Farrar Straus & Giroux 2015.
13. Care Oncology Clinic, http://careoncologyclinic.com.
14. Apple, S.: „An Old Idea, Revived: Starve Cancer to Death“ in: *The New York Times Magazine*, 15.05.2016.
15. MacKay, H.: „Life is about compromise“ in: The Age, 27.06.2005, http://tinyurl.com/jzzfjsm.
16. Ebd.
17. DeVita, V.; DeVita-Raeburn, E.: „The Death of Cancer“, New York: Farrar Straus & Giroux 2015.
18. Vgl. http://www.survivingterminalcancer.com.
19. Ebd.
20. Ebd.
21. Ebd.
22. Beck, S.; West, J.; Teschendorff, A.: „Age-associated epigenetic drift: implications, and a case of epigenetic thrift?“ in: Human Molecular Genetics, 2013, 15, 22(R1): R7–R15.
23. Rando, T.; Chang, H.: „Aging, Rejuvenation, and Epigenetic Reprogramming: Resetting the Aging Clock“ in: *Cell* , Vol. 148 (1), 46–57.
24. Piana, R.: „Things May Not Be What They Seem: Are Old Cancer Treatment Theories New Again?“ in: *The Asco Post*, 10.04.2016.

Index

C

D

E

F

G

H

L

M

N

O

P

R

Z

ÜBER DEN AUTOR

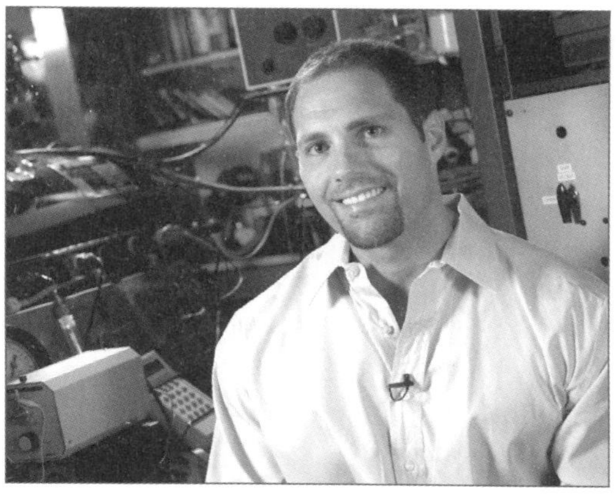

Travis Christofferson erhielt sein Vordiplom in Molekularbiologie an der Montana State University und seinen Master in Material Engineering and Science an der South Dakota School of Mines and Technology. Heute ist er hauptberuflich Author und unterhält eine Krebs-Stiftung.

Er lebt mit seiner wundervollen Frau, seinen zwei süßen Kindern, einem schlecht erzogenem Bernhardiner und zwei nicht sehr cleveren, orangen Katzen in den Bergen von South Dakota.